机械循环辅助装置
围术期管理进展与实践

Advances and Practices in the Perioperative Management of Mechanical Circulatory Support（MCS）Devices

安徽医科大学第一附属医院　龚　倩
安徽医科大学第一附属医院　孙静敏　编著

北京大学医学出版社

JIXIE XUNHUAN FUZHU ZHUANGZHI WEISHUQI GUANLI JINZHAN YU SHIJIAN

图书在版编目（CIP）数据

机械循环辅助装置围术期管理进展与实践 / 龚倩，孙静敏编著. ——北京 ：北京大学医学出版社，2025. 7.
ISBN 978-7-5659-3455-1

Ⅰ. R654.2

中国国家版本馆 CIP 数据核字第 2025UA0510 号

机械循环辅助装置围术期管理进展与实践

编　　著：龚　倩　孙静敏
出版发行：北京大学医学出版社
地　　址：（100191）北京市海淀区学院路 38 号　北京大学医学部院内
电　　话：发行部 010-82802230；图书邮购 010-82802495
网　　址：http://www.pumpress.com.cn
E-mail：booksale@bjmu.edu.cn
印　　刷：北京信彩瑞禾印刷厂
经　　销：新华书店
责任编辑：董　梁　　**责任校对**：靳新强　　**责任印制**：李　啸
开　　本：889 mm×1194 mm　1/16　　**印张**：8.75　　**字数**：251 千字
版　　次：2025 年 7 月第 1 版　2025 年 7 月第 1 次印刷
书　　号：ISBN 978-7-5659-3455-1
定　　价：58.00 元

序言一

自1963年首例左心室辅助装置（LVAD）应用于临床以来，机械循环辅助技术经历了从体外到体内、从短期过渡到长期替代、从单一功能到智能化整合的跨越式发展。近年来，随着材料科学、流体力学和人工智能技术的交叉融合，第三代全磁悬浮离心泵、微型化轴流泵等装置的问世，显著提升了设备的生物相容性及长期耐久性。2023年国际机械循环辅助注册研究（IMACS）数据显示，全球范围内接受MCS植入的患者五年生存率已接近70%，部分中心甚至达到与心脏移植相当的疗效。然而，尽管机械循环辅助装置在临床应用中的进展显著，国内关于这一领域的系统性研究和专业书籍仍然相对匮乏。许多相关的医学文献主要分散于各类期刊和会议论文中，缺乏一部全面、系统的参考书籍。这不仅给临床医师的学习和研究带来了困难，也限制了相关技术在更广泛范围内的推广与应用。

《机械循环辅助装置围术期管理进展与实践》一书正是为满足这一需求而编撰的。书中汇集了国内外多位在机械循环辅助领域具有丰富经验的专家学者的研究成果，涵盖了从装置的基础理论到临床实践、从围术期管理到患者随访的各个方面。希望通过这种系统化的整理与总结，帮助医务人员更好地理解和应用机械循环辅助技术，提高患者的治疗效果与生活质量。此外，书中不仅对当前的技术进展进行了详细的阐述，还对未来的研究方向和发展趋势进行了展望。随着生物医学工程的进一步发展，机械循环辅助装置将会在心血管疾病的治疗中发挥更加重要的作用。因此，理解其围术期管理的各个环节，特别是在术前评估、术中监测和术后管理中的具体应用，将对提升整体治疗水平具有重要意义。

在此，我们诚挚地推荐这本书，希望能够为广大的心血管内外科医生、重症医学科医生以及从事相关研究的学者提供有价值的参考。同时，我们也鼓励读者积极参与到这一领域的研究与实践中，共同推动机械循环辅助技术在国内的发展与应用。相信通过这本书的学习，读者能够在围术期管理中更加得心应手，从而为患者提供更加优质的医疗服务。

《机械循环辅助装置围术期管理进展与实践》不仅是一本专业书籍，更希望能成为国内心血管领域从业者的良师益友。通过系统的知识积累与经验分享，助力广大医务人员在机械循环辅助装置的应用中取得更大的成功。我们期待这本书能够激发更多的研究热情，推动相关技术的创新与临床应用，为患者带来更好的治疗选择和生活质量。

上海同济大学附属东方医院

张海涛

2025年2月

序言二

医学的发展史，是一部人类不断突破生命极限的史诗。从心脏直视手术的诞生到器官移植技术的成熟，每一次跨越都凝聚着无数医者的智慧与勇气。近年来，机械循环辅助（MCS）装置的临床应用，为终末期心脏病患者带来了新的曙光。然而，这一领域的技术革新速度之快，与国内系统性知识积累的滞后形成了鲜明对比。在此背景下，《机械循环辅助装置围术期管理进展与实践》一书的问世，恰如一场及时雨，填补了国内该领域系统性专著的空白，也为临床工作者提供了兼具理论深度与实践价值的指南。

机械循环辅助装置的发展，是心血管医学从“被动治疗”迈向“主动替代”的重要标志。从早期的主动脉内球囊反搏（IABP）到第三代全人工心脏，技术迭代不仅延长了患者的生存时间，更重塑了心衰治疗的格局。然而，国内在这一领域的学术体系建设却呈现出显著的“技术先行，理论滞后”现象。尽管三甲医院已广泛开展体外膜肺氧合（ECMO）、心室辅助装置（VAD）等技术的临床应用，但相关知识的传播仍以零散的病例报告、会议交流为主，缺乏系统化的理论框架。这种碎片化的知识传播模式，导致三大现实困境：其一，基层医院对MCS装置的适应证把握不准，存在“技术恐惧”与“过度应用”并存的现象；其二，围术期管理的标准化流程尚未形成，不同中心的并发症发生率差异显著；其三，多学科协作（MDT）模式缺乏理论指导，心内科、心外科、麻醉科、重症医学科等团队的配合常流于形式。本书的编撰团队敏锐地捕捉到这一点，以循环衰竭的病理生理演变为切入点，深入剖析不同MCS装置的作用机制与代偿限度。这种从基础到临床的递进式论述，不仅帮助读者理解“如何操作”，更揭示了“为何选择”，为个体化治疗方案的制订奠定了科学基础。

对于初涉该领域的住院医师，本书是构建系统认知的阶梯；对于资深专家，书中基于大数据的循证推荐与争议焦点分析，将为临床决策提供重要参考。

医学的进步，从来不是技术的独舞，而是知识传承与创新突破的和鸣。《机械循环辅助装置围术期管理进展与实践》的出版，恰似在时代的五线谱上落下了一个重音符。当越来越多的医者借此谱写出生命的华章时，我们终将见证：那些曾经遥不可及的生命奇迹，正在成为日常医疗中的常态风景。

首都医科大学附属北京安贞医院
侯晓彤
2025 年 2 月

前　言

随着医学技术的不断发展，机械循环辅助装置（mechanical circulatory support，MCS）在临床应用中的地位日益重要，尤其是在心脏重症治疗领域。这些装置不仅在短期内为那些急性心衰患者提供了生命延续的机会，更为长期心衰患者的治疗提供了新的希望。作为一位从事心脏重症专业 20 年的医生，我深知机械循环辅助装置在心脏内外科、心脏重症以及心脏移植等领域中的重要作用和迅猛的发展趋势。

近年来，随着科技的进步和医学研究的深入，机械循环辅助装置在全球范围内取得了显著的进展。美国和欧洲的许多临床中心已经成功地将这些装置应用于急性和慢性心力衰竭患者的治疗中。特别是左心室辅助装置和体外膜肺氧合系统，这些技术已经成为治疗重症心力衰竭患者的重要手段。根据最新的统计数据，全球范围内已经有数万名患者成功植入了左心室辅助装置，这不仅延长了他们的生命，还极大地提高了他们的生活质量。在国内，机械循环辅助装置的研究和应用也在快速发展。虽然起步较晚，但中国在这方面的进展同样令人瞩目。近年来，国内一些顶尖医疗机构已经开展了多项相关研究和临床试验，初步结果显示，这些装置在改善患者预后方面具有显著效果。值得一提的是，国内自主研发的机械循环辅助装置也正在逐步进入临床应用阶段，这不仅降低了相关治疗的成本，还为更多患者提供了新的希望。

尽管已有诸多研究和应用成果，机械循环辅助装置领域仍存在许多未知与挑战。例如，MCS 的长期效果、患者的生存质量和心理健康、MCS 设备的技术改进、对患者心脏结构和功能的长期影响、最佳的撤机时机和方法等方面，都需要我们进行更深入的研究。

本书的编写得到了国内许多心脏重症专家的倾心指导，张海涛教授、侯晓彤教授拨冗作序。在此特向各位专家和前辈表示深深的敬意和感谢！

在撰写这本书的过程中，我深感责任重大。感谢我的患者和他们的家属——是他们的信任、支持和配合，让我有机会在临床实践中积累了丰富的经验。他们的故事让我更加深刻地认识到机械循环辅助装置对于挽救生命的重要意义，也激励着我不断探索和创新。同时，感谢我的团队和同事们在研究和临床实践中给予的支持和帮助，他们的辛勤工作和无私奉献是这本书得以完成的重要保障。最后，感谢我的爱人、父母和孩子，他们在我忙于工作和写作的过程中给予了我无尽的关怀、支持和理解，是他们的默默付出让我能够全身心地投入到本书的创作中。

尽管我在撰写本书时尽了最大的努力，但由于机械循环辅助装置领域的知识更新迅速，且存在许多未知的领域，我心里充满了忐忑，深知本书可能存在一些不足之处，希望广大读者能够给予批评和指正。我也希望这本书能够为心脏病治疗领域的专业人员提供一些有益的启示和有价值的参考，也希望能够激发更多的研究和讨论，共同推动机械循环辅助装置的发展与创新。

安徽医科大学第一附属医院

龚　倩

2025 年 2 月

目录

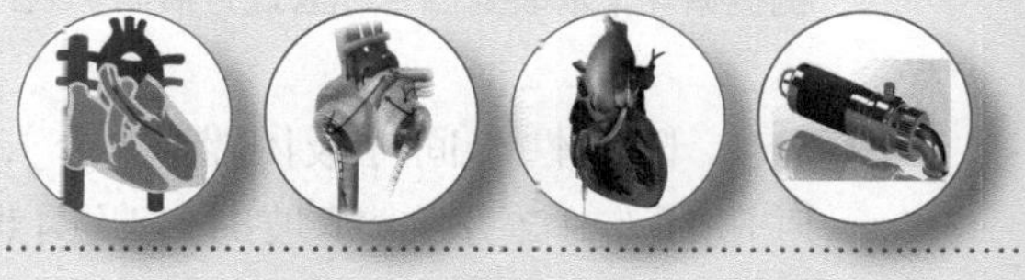

第一章

心力衰竭

心力衰竭是一种复杂的临床综合征，其特征为病理生理学的异质性和病因学的多面性。全球估计有超过 5600 万患者，心力衰竭构成了巨大的全球健康负担，与其导致的生活质量受损、频繁住院、医疗成本增加以及过高的过早死亡率相关。尽管治疗干预有所进展，但心力衰竭诊断后的 5 年生存率仍低于 50%，这一数字与许多类型的癌症相似。西方国家心力衰竭的患病率估计为 1% ～ 14%，反映了人口特征和流行病学趋势的差异。随着人口老龄化的转变以及由于新的治疗措施使心力衰竭诊断后的生存率略有提高，预计到 2030 年心力衰竭的患病率将增加高达 46%。这种增加预计将在所有年龄层中发生，并且很大程度上是由于高血压、肥胖、糖尿病和久坐生活方式等风险因素患病率的上升。

从历史上看，心力衰竭曾等同于射血分数降低的心力衰竭（heart failure with reduced ejection fraction，HFrEF）；然而，在过去的几十年中，射血分数保留的心力衰竭（heart failure with preserved ejection fraction，HFpEF）已成为一个主要且独特的流行病学实体。不同登记处 HFpEF 患病率的差异突出了疾病意识的重要性以及可能存在的诊断疏漏，强调了需要改进诊断标准和加强筛查工作。鉴于每种心力衰竭亚型都具有独特的流行病学特征和治疗挑战，全面、同期的流行病学监测对于预测未来趋势以及为医疗保健规划和资源分配提供依据非常重要。

第一节　心力衰竭的分类与定义

心力衰竭（heart failure，HF，简称心衰）由心脏结构或功能异常所致，致使在静息及体力活动时心脏容量负荷升高、心排血量不足或二者兼有。因此，此病的主要症状有呼吸急促、踝部水肿和疲劳等，通常还伴有临床体征，如颈静脉压升高、肺部啰音和外周水肿。心力衰竭的临床定义常规应用于临床实践。然而，在流行病学研究中，除了疾病阶段和左心室射血分数（left ventricle ejection fraction，LVEF）测量用于诊断和分类心力衰竭外，还使用经过验证和标准化的诊断标准，如弗雷明汉（Framingham）、波士顿（Boston）、哥德堡（Gothenburg）和欧洲心脏病学会（ESC）系统。这些标准结合了病史、症状、体格检查和胸部 X 线片的数据。

弗雷明汉诊断心力衰竭需符合两项主要的弗雷明汉标准，或一项主要加两项次要标准。主要标准包括夜间阵发性呼吸困难或端坐呼吸，颈静脉扩张，肺部湿啰音，心脏扩大，急性肺水肿，S3 奔马律，静脉压升高 ≥ 16 cmH_2O，外周循环时间 ≥ 25 s，肝颈静脉回流征阳性。次要标准包括踝部水肿，夜间咳嗽，劳力性呼吸困难，肝大，胸腔积液，肺活量较最大值减少 1/3，心率 ≥ 120 次 / 分。主要或次要标准包括治疗后的 5 天内体重减轻 ≥ 4.5 kg。

波士顿标准将影像学及超声心动图检查结果与临床症状相融合，提供了一个比弗雷明汉标准特异性更高的综合诊断架构。波士顿标准诊断明确的心力衰竭需要 8 ～ 12 分，可能的心力衰竭 5 ～ 7 分，不太可能是心力衰竭 ≤ 4 分。其一，病史包括静息时呼吸困难（4 分），端坐呼吸（4

分），阵发性夜间呼吸困难（3 分），平地行走时呼吸困难（2 分），爬坡时呼吸困难（1 分）。其二，体格检查包括心率异常（1～2 分），颈静脉压升高（1～2 分），肺部啰音（1～2 分），哮鸣音（3 分），第三心音（3 分）。其三，胸部 X 线检查包括肺泡性肺水肿（4 分），间质性肺水肿（3 分），双侧胸腔积液（3 分），心胸比≥ 0.50（3 分），肺上部血流重新分布（2 分）。

在流行病学研究中经常使用的哥德堡系统，除了临床症状外，还关注心电图变化和心脏扩大。哥德堡评分计算心脏和肺部评分，以区分心源性呼吸困难和肺源性呼吸困难。其一，心脏评分：心脏病病史（1～2 分，自我报告），心绞痛（1～2 分，自我报告），水肿（1 分，自我报告），夜间呼吸困难（1 分，自我报告），啰音（1 分，体格检查），心房颤动（1 分，心电图）。其二，肺部评分：慢性支气管炎或哮喘病史（1～2 分，自我报告），咳嗽、咳痰或哮鸣音（1 分，自我报告），干啰音（2 分，体格检查）。

相比之下，欧洲心脏病学会（European Society of Cardiology，ESC）系统除了心力衰竭症状和对治疗的反应外，还使用心脏功能障碍的客观证据。欧洲心脏病学会标准包括心力衰竭的症状（休息时或运动时），心功能障碍的客观证据（休息时），对针对心力衰竭的治疗的反应（在诊断有疑问的情况下），在所有情况下，前两个标准都应满足。

2001 年美国心脏病学会/美国心脏协会成人慢性心力衰竭评估和管理指南中提出的分期系统描述了心力衰竭的进展和严重程度。心力衰竭的发展分为四个不同的阶段。在临床前期阶段，A 阶段涵盖没有结构性心脏病或心力衰竭症状但有很高心力衰竭发病风险的个体，B 阶段涵盖有结构性心脏异常（如左心室肥厚）但没有症状性心力衰竭的患者，C 阶段是指有结构性心脏病和明显心力衰竭症状的患者，D 阶段代表晚期心力衰竭，或者终末期心力衰竭（advanced heart failure），患者可能需要专门的干预措施以改善症状。

除了这些阶段外，“终末期心力衰竭”一词用于那些尽管接受了优化的指南指导的药物治疗（guideline-directed medical therapy，GDMT），但仍有严重心力衰竭症状（如 NYHA 分级Ⅲ或Ⅳ级、LVEF ≤ 30%、右心室功能障碍或肺充血）的个体。特定阶段的特征描述了心力衰竭的症状范围和严重程度，这对于个体预后和疾病管理至关重要。然而，由于对非侵入性成像技术的日益依赖，以及在日常临床实践中对更高特异性和易用性的需求，基于 LVEF 的心力衰竭分类已成为最广泛采用的心力衰竭分类系统。

目前，根据美国心脏病学会/美国心脏协会和欧洲心脏病学会的指南，通过测量 LVEF 将心力衰竭患者分为三类。LVEF ＜ 40% 的患者被确定为射血分数降低的心力衰竭（HFrEF），LVEF 为 41%～49% 的患者被诊断为射血分数轻度降低的心力衰竭（heart failure with mildly reduced ejection fraction，HFmrEF），LVEF ≥ 50% 的患者被归类为射血分数保留的心力衰竭（HFpEF）。尽管 LVEF 是反映潜在病理生理学和指导治疗在临床上有用的表型标志物，但 LVEF 的测量方式存在固有局限性，包括缺乏一致的病理生理基础以及观察者内和观察者间的高度变异性。因此，澳大利亚国家心脏基金会或澳大利亚和新西兰心脏学会的心力衰竭指南未对 HFmrEF 类别予以认可。尽管如此，LVEF 在欧洲和北美仍然是主要的指标，并且是整个临床范围内心力衰竭评估和分类的基础。

第二节　心力衰竭的患病率

全球心力衰竭的患病率估计占总人口的 1%～3%，相当于 2019 年约 5620 万（95% 置信区间 4645 万～6779 万）人。总体而言，2010—2019 年间，全球心力衰竭患病率增加了 29%，其中东亚、北美和西欧的患病率最高。

一、欧洲和北美

欧洲和北美各国的心力衰竭患病率各不相同。在美国，通过 2015—2018 年的国民健康与营养检查调查获得的基于人群的数据表明，年龄≥ 20 岁的成年人中约有600万人患有心力衰竭，约占人口的2.5%。在加拿大，2022年年龄≥40岁的人群中心力衰竭的粗略患病率估计为3.9%，且在过去二十年中观察到患病率呈上升趋势。

在欧洲各国之间，心力衰竭疾病负担存在相当大的异质性。在2019年心力衰竭协会的一个项目中，13个欧洲国家的心力衰竭中位患病率约为每1000人17例（1.7%）。希腊、荷兰、西班牙和英国的患病率估计最低（＜每1000人15例；1.5%），而德国和立陶宛的患病率最高（＞每1000人30例；3.0%）。相比之下，在基于社区的队列研究中，西班牙心力衰竭患病率的估计值有所不同。在2008年的PRICE研究中，年龄≥45岁的1776名西班牙人队列中，心力衰竭的加权患病率为6.8%，这是欧洲心力衰竭患病率最高的数字之一。随后的估计表明，年龄为44～45岁或以上的西班牙人中心力衰竭的患病率为2.6%～2.7%。在西班牙的EPISERVE研究中，心力衰竭患病率为2%～17%，具体取决于护理环境。在德国的一项基于社区的队列研究中，报告的心力衰竭粗略患病率为4%。其他欧洲国家的估计值略低，英国心力衰竭患病率为2.1%～2.4%，法国为2.3%，意大利为1.3%～1.7%。

全球关于不同LVEF类别心力衰竭患病率的数据仍然有限。在美国，过去十年中注意到HFpEF的患病率有所增加，所有心力衰竭患者中约有一半患有HFpEF。例如，2014年发表的遵循指南心力衰竭（GWTG-HF）注册研究的数据显示，患者中47%患有HFpEF（LVEF≥50%），39%患有HFrEF（LVEF＜40%），14%患有HFmrEF（LVEF 40%～49%）。相比之下，在2007年发表的早期OPTIMIZE-HF注册研究中，只有24%的患者患有HFpEF，而49%的患者患有HFrEF，17%的患者患有HFmrEF（10%的数据不可用）。这些发现与在欧洲观察到的估计值一致。在瑞典心力衰竭（SwedeHF）注册研究中，只有23%的患者患有HFpEF，56%的患者患有HFrEF，21%的患者患有HFmrEF。此外，在欧洲心脏病学会心力衰竭长期（ESC-HF-LT）注册研究中，从20个欧洲国家、以色列和埃及获得的数据显示，HFpEF的比率非常低（16%），而HFrEF的患病率为60%，HFmrEF的患病率为24%。然而，该注册库基于专业心脏病学门诊的数据，并不一定反映未选择人群中心力衰竭亚型的患病率。2022年，葡萄牙一项为期20年的心力衰竭患病率真实世界分析报告了对比结果：HFpEF的患病率是HFrEF的4倍（65.4% vs. 16.3%），HFmrEF的患病率为16.1%（2.2%的患者无法根据LVEF亚型分层并被排除）。这一发现可能反映了诊断标准的差异、全球HFpEF实际患病率的低估或心血管风险因素负担的增加。

心力衰竭的患病率随年龄增长而增加。在美国，各年龄组的患病率如下：20～39岁为0.4%，40～59岁为1.7%，60～69岁为4.9%，70～79岁为7.0%，≥80岁为10.1%。尽管在过去十年中，老年人（年龄＞70岁）的心力衰竭患病率有所下降，但数据表明年轻人中的心力衰竭患病率却有所上升。2017年，全球患有心力衰竭的女性人数为3480万，而男性为2950万；西班牙的PRICE研究也注意到了这种差异（7.0%的女性患有心力衰竭，而男性为6.5%）。然而，在其他欧洲国家和北美观察到了不同的模式：例如，在加拿大，男性的心力衰竭患病率高于女性（4.2% vs. 3.5%），而在葡萄牙，男女患病率相同（4.3%）。

心力衰竭患病率在种族和民族方面存在明显差异。在国民健康与营养检查调查中，2013—2016年间，非西班牙裔黑人成年人的心力衰竭患病率最高（每10万人中有5017人，即5.02%；95%置信区间3755～6279人），其次是非西班牙裔白人成年人（每10万人中有2746人，即2.75%；95%置信区间2313～3179人）和墨西哥裔美国成年人（每10万人中有2508人，即2.51%；95%置信区间1154～3862人）。尽管非西班牙裔白人成年人和墨西哥裔美国成年人的心力衰竭年龄标准化率随时间保持稳定，但非西班牙裔黑人成年人的心力衰竭患病率有所增加：2001—2004年为每10万人3733人（3.73%），而2013—2016年为每10万人5017人（5.02%）。这一发现强调了迫切需要解决心力衰竭患病率这些差异的根本原因，这可能归因于社会经济因素以及社会弱势群体获得医疗保健的机会有限。

二、亚洲和澳大利亚

尽管80%的心血管疾病死亡发生在北美和欧洲以外的地区，特别是中等收入国家和中低收入国家，但这些地区或者国家的当代数据有限。这种数据缺乏对于南亚国家尤为突出，2020 年南亚国家占全球人口的 23%。关于南亚人群心力衰竭的大多数流行病学数据来自生活在侨居国的人群。更详细数据的缺乏归因于稀缺的监测系统和缺乏国家患者登记处。然而，总体而言，估计亚洲和大洋洲心力衰竭的年龄标准化患病率为每 10 万人 722 例。进一步的区域分层显示，2019 年，东亚是该地区年龄标准化心力衰竭患病率最高的地区（每 10 万人 1014 例），而南亚的比率最低（每 10 万人 390 例）。来自亚洲部分地区的有限证据表明，在中国台湾、印度尼西亚和中国大陆，心力衰竭的患病率分别为 6%、5% 和 1%。然而，日本、韩国和泰国是亚洲心力衰竭患病率最低的国家（＜ 1%）。在澳大利亚，患病率为 1% ～ 2%。

按 LVEF 评估数据显示，各地区心力衰竭的主要亚型各不相同。中国心脏研究报告称，40% 的患者患有 HFrEF，23% 患有 HFmrEF，36% 患有 HFpEF。相反，一项使用来自日本 10 家医院数据的多中心队列研究报告称，HFpEF 是主要亚型（43%），HFrEF 占 36%。然而，对于整个亚洲地区，来自 ASIAN-HF 注册库的 11 个亚洲国家的数据显示，81% 的患者有 HFrEF。这些差异强调了亚洲各地区心力衰竭的异质性，同时也突出了亚洲各国潜在病因、风险因素和医疗保健实践中可能存在的差异。

三、非洲和南美洲

1994—2014 年间从南美洲（主要是巴西）获得的数据表明，心力衰竭的患病率为 1%。非洲国家没有人口层面的估算数据。然而，来自 INTER-CHF 研究（该研究涵盖了莫桑比克、尼日利亚、南非、苏丹及乌干达这五个非洲国家的数据）的见解揭示了在不同 LVEF 范围内心力衰竭的患病率：53.7% 的患者是 HFrEF，30.1% 是 HFmrEF，16.2% 是 HFpEF。在这五个国家中观察地区之间的差异：尼日利亚的患者中 HFrEF 的患病率最高（79.5%），苏丹的患者中 HFmrEF 的患病率最高（27.5%），乌干达的患者中 HFpEF 的患病率最高（31.0%）。尽管这些数据有限，但它们为了解非洲不同 LVEF 类别中心力衰竭患病率的异质性提供了参考。

第三节　心力衰竭的风险因素

在全球范围内，不可改变的风险因素（如生理性别、年龄增长以及与心肌病相关的基因变异）和可改变的风险因素（如高血压、糖尿病、肥胖和吸烟）都与心力衰竭风险增加有关。这些风险因素通常因人口统计学特征和心力衰竭亚型而异。

一、年龄、性别和基因变异

心力衰竭患病率的估计值在性别之间、地理区域之间以及心力衰竭亚型之间有所不同。射血分数降低的心力衰竭（HFrEF）在男性中通常更为普遍，而射血分数保留的心力衰竭（HFpEF）在女性中更多见。女性中 HFpEF 患病率增加的趋势可能归因于男性和女性并发症的不同。高血压和糖尿病使女性患心力衰竭的风险比男性更高。此外，随着时间的推移，高血压的负担在不断增加，在过去十年中，血压控制已趋于平稳。年龄增长是心力衰竭发生和不良进展的主要风险因素。尽管在较年轻人群中观察到的心力衰竭发生率较低，但一些基于人群的研究发现，在过去十年中，年轻成年人心力衰竭的发病率和患病率呈上升趋势。这一发现可归因于该年龄组中心力衰竭可改变风险因素的增加。遗传学领域的进展已确定了心力衰竭风险的异质性遗传贡献。尽管获得性和遗传性心力衰竭之间的明确区分仍然具有挑战性，但某些形式的心肌病，特别是扩张型心肌病，主要是由基因变异引起的。家族性扩张型心肌病为常染色体显性遗传，突变通常发生在编码肌联蛋白的 *TTN* 基因中。临床证据表明，在 15% ～ 40% 的扩张型心肌病患者中，基因检测可以检测到潜在的基因变异。欧洲心脏病学会（European Society of Cardiology，ESC）现行的心力衰竭指南建议，当可检测突变的患病率足够高且一致，足以证明常规靶向基因筛查合理时，家族性扩张型心肌病患者的所有一级亲属都应进行基因检测。因此，应鼓励对家族性扩张型心肌病高风险个体进行心脏基因检测和咨询。

二、高血压

高血压是心力衰竭最常见的风险因素之一。长期血压升高会增加左心室的后负荷增加，导致左心室肥厚，进而可能引起舒张功能障碍。此外，高血压会促进内皮损伤和动脉粥样硬化，减少冠状动脉灌注，并可能导致缺血性心脏病。在弗雷明汉心脏研究（FHS）中，在长达 20 年的随访期间，91% 发展为心力衰竭的个体中，高血压被确定为一种前期病症。在心力衰竭的各亚型中，高血压在射血分数保留的心力衰竭（HFpEF）中最为普遍。在 SwedeHF 注册研究中，HFrEF 患者中有 56%、HFmrEF 患者中有 64%、HFpEF 患者中有 72% 患有高血压。在 ADHERE 研究中也观察到了类似的结果，其中 HFrEF 患者中有 69%、HFpEF 患者中有 77% 患有高血压。

在所有地理区域都观察到高血压和心力衰竭同时存在。在 INTER-CHF 研究中，在非洲患者中，35% 观察到高血压性心脏病；在南美洲患者中，21% 观察到；在中国、印度和东南亚患者中，14% ～ 15% 观察到；在中东患者中，10% 观察到。此外，在美国的医疗保险受益人中，高血压是心力衰竭中最常报告的并发症。抗高血压药物的使用降低了心力衰竭的发病率，这一观察结果可以证实上述发现。

三、糖尿病

估计有 40% 的 HFrEF 患者和 45% 的 HFpEF 患者会同时合并糖尿病。与不合并糖尿病的患者相比，糖尿病患者患心力衰竭的风险高出 2 倍以上，在女性中这种风险甚至更大。与该现象有关的生物学机制是多因素的。高血糖导致代谢紊乱，包括晚期糖基化终产物的积累和氧化应激增加，这会损害心肌细胞并随后损害心脏功能。胰岛素抵抗和高胰岛素血症导致不良的心脏重构和纤维化。在女性中，围绝经期和绝经后雌激素缺乏会通过促进胰岛素抵抗和动脉粥样硬化加剧这些风险。这可能导致糖尿病女性患心力衰竭的风险比男性高得多。在弗雷明汉心脏研究中，糖尿病使男性患心力衰竭的风险增加 2 倍，使女性患心力衰竭的风险增加高达 5 倍。在其他观察性研究中也报告了类似的发现，例如在 Cardiovascular Health 研究和动脉粥样硬化多种族研究（Multi-Ethnic Study of Atherosclerosis，MESA）中，糖尿病患者心力衰竭的调整后风险分别为 1.77（95%CI 1.38 ～ 2.19）和 1.99（95%CI 1.08 ～ 3.68）。在 CHARM（Candesartan in Heart Failure Assessment of Reduction in Mortality and Morbidity）项目中，心力衰竭患者中糖尿病的估计发病率为每 1000 人每年 21 ～ 28 例，这显著高于一般人群。在糖尿病患者中，随着年龄的增长以及冠状动脉疾病、肾病、肥胖和高血压的同时存在，发生心力衰竭的风险已被证明会增加。这些发现突出了代谢和心血管疾病之间多方面的关系，这需要对糖尿病作为心力衰竭风险因素的患病率和进展有细致的了解。

四、心房颤动

心房颤动将心力衰竭的发病风险增加了 3 倍。这种关系是双向的，因为心房颤动不仅会促使心力衰竭的发展，而且也常常是现有心力衰竭的一种并发症，从而形成一种复杂的临床相互作用。心房颤动可通过功能和结构变化导致心力衰竭的发展。在功能上，心房颤动导致心律不规则且快速，房室同步性丧失以及从心房到心室的血流有效性降低。在结构上，心房颤动诱导心房和心室中细胞和细胞外基质的逐渐重塑，进一步损害心脏功能。无论左心室射血分数（LVEF）如何，都可以观察到这种关系；然而，在肥胖或糖尿病患者中，心房颤动被假定为 HFpEF 的最早临床表现之一。在 ESC-HF-LT（the ESC Heart Failure Long-Term Registry）注册研究中，观察到 HFrEF 患者中心房颤动的患病率为 20%，HFmrEF 患者中为 22%，HFpEF 患者中为 32%。在美国的 OPTIMZE-HF 注册研究也注意到了类似的 HFpEF 数据（32% 的患者有心房颤动），而对于其他心力衰竭亚型，心房颤动的患病率高于 ESC-HF-LT 注册研究（HFrEF 患者中有 28%，HFmrEF 患者中有 33%）。

心力衰竭患者中心房颤动的存在与不良临床结果相关，包括住院风险增加和死亡风险增加。例如，在 SwedeHF 注册研究中，心房颤动使 HFpEF 患者的死亡风险增加 11%，HFmrEF 患者增加 22%，HFrEF 患者增加 17%。心房颤动的易感风险因素，如糖尿病、肥胖、高血压、阻塞性睡眠呼吸暂停、吸烟和冠状动脉疾病，在 HFrEF 和 HFpEF 中是一致的。这种风险因素的一致性强调了在所有心房颤动亚型中进行综合风险因素管理的整体作用，这对于降低心力衰竭患者心房颤动的发生率至关重要。

五、慢性阻塞性肺疾病

慢性阻塞性肺疾病（chronic obstructive pulmonary disease，COPD）会导致慢性全身性炎症，这是心力衰竭病理生理学中所涉及的关键机制。COPD 患者中 HFpEF 比 HFrEF 更常见，并且可能出现类似的症状和体征，如呼吸困难和运动能力下降。对来自英国的约 96 000 名 COPD 患者的分析显示，与无心力衰竭事件的患者相比，心力衰竭事件使 1 年死亡率增加 3 倍以上，使 5 年和 10 年死亡率增加 2 倍。由于临床症状相互重叠，射血分数保留的心力衰竭（HFpEF）患者中并发 COPD 的真实负担难以明确，但流行病学和注册研究表明其患病率高达 40%。因此，对患者进行全面评估以区分呼吸症状和心脏症状至关重要。这种精确诊断不仅对尽量减少 COPD 的急性加重至关重要，而且对改善该队列的临床结果也十分重要。

六、慢性肾病

慢性肾病（chronic kidney disease，CKD）和心力衰竭（HF）之间存在复杂的双向关系，彼此会导致对方的恶化和进展。慢性肾病和心力衰竭之间的相互作用由它们共同的病理生理学所驱动。慢性肾病通过肾素-血管紧张素-醛固酮系统活性增加导致低度炎症状态，并引发高血压、体液潴留和尿毒症毒素的积累，这些直接导致心脏压力和结构性心脏改变。肥胖引起的代谢和血流动力学变化促进了舒张功能障碍，这是 HFpEF 的一个决定性特征。大型观察性研究的数据证实了这些机制，例如在 Swede-HF 注册研究中，HFpEF 患者中的慢性肾病比 HFmrEF（48%）或 HFrEF（45%）患者更常见（56%）。同样，在 CRIC 研究中，在 2147 名既往无心力衰竭的慢性肾病患者中，在 10 年的随访期间，与 HFpEF 相关的事件比与 HFrEF 相关的事件更频繁发生（分别为 135 例和 104 例）。此外，数据库研究表明，17% ～ 50% 的 CKD 患者同时患有心力衰竭。肾功能下降不仅是心力衰竭发展的风险因素，也是心力衰竭患者不良临床结果的独立预测因素，如死亡风险增加、住院时间延长和再次入院的可能性更大。认识到慢性肾病是 HFpEF 的关键风险因素，强调需要采取综合护理方法，解决肾和心血管健康问题，以预防慢性肾病患者发生心力衰竭。

七、肥胖

全球肥胖的患病率呈持续上升趋势。预测表明，到 2025 年，全球 18% 的男性和 21% 的女性将患有肥胖。肥胖是心力衰竭发生和发展的独立风险因素。尽管在所有心力衰竭亚型中都很常见，但大多数基于社区的研究表明，肥胖与 HFpEF 的关联比与 HFrEF 更强。在 FHS 中，男性和女性的 BMI 每增加一个单位，患心力衰竭的风险分别增加 5% 和 7%。有趣的是，在心力衰竭确诊后，观察到 BMI 增加与心力衰竭预后之间存在一种反向关系，该现象被称为肥胖悖论（BMI 每增加 1 个单位，最高达 30 kg/m^2，死亡率降低 4%）。然而，最新数据表明，这一概念可能不一定适用于 HFpEF 患者，对 HFrEF 患者进行多变量调整后也可能观察不到这种反向关系。

八、吸烟

吸烟被认为是包括心力衰竭在内的心血管疾病的重要可改变风险因素。吸烟导致心力衰竭发生和加重的机制是多方面的，主要涉及通过释放炎症细胞因子和增加氧化应激导致内皮功能障碍。这一过程随后加速动脉粥样硬化并增加左心室后负荷。此外，吸烟与左心室质量增加、收缩功能障碍和肾功能恶化有关，所有这些都有助于心力衰竭的发病机制。

在一项针对 4129 名无心力衰竭或冠心病病史的黑人成年人的人群队列研究中，当前吸烟（HR

2.82，95%CI 1.71 ～ 4.64），曾经吸烟者的吸烟强度和吸烟负担是心力衰竭发病的重要预测因素。风险呈剂量依赖性，吸烟者的吸烟量越大，其风险越高。同样，在已有心力衰竭的患者中，吸烟与不良的长期心力衰竭结果相关，并降低心力衰竭治疗的疗效。关于吸烟与各种心力衰竭表型之间的关联存在相互矛盾的证据。在 PREVEND 研究中，吸烟与 HFrEF 风险增加有关，但与 HFpEF 无关。相反，在 FHS 中，当前吸烟与 HFpEF 发病有关。这些发现表明吸烟与心力衰竭病理生理学之间存在复杂的相互作用。尽管如此，证据表明戒烟是降低心力衰竭风险的重要策略，应作为综合心脏代谢风险因素管理的一部分并加以鼓励。

第四节　心力衰竭的病因学

一、缺血性心脏病

缺血性心脏病（ischaemic heart disease，IHD）被认为是心力衰竭（HF）的主要致病因素，全球约 40% 的心力衰竭病例由此引发。然而存在地域差异，在东欧、中东和东南亚，缺血性心脏病约占病例的 60%。相比之下，在非洲，缺血性心脏病在心力衰竭中的患病率较低，占比不到 15%。在 ESC-HF-LT 注册研究中，49% 的射血分数降低的心力衰竭（HFrEF）患者、42% 的射血分数轻度降低的心力衰竭（HFmrEF）患者和 24% 的射血分数保留的心力衰竭（HFpEF）患者中，缺血性心脏病是心力衰竭的主要病因。在 Swede-HF 注册研究中，缺血性心脏病的总体报告频率更高，且在 HFrEF 患者中比在 HFpEF 患者中更常见（60% vs. 52%）。在 ASIAN-HF 注册研究中，东南亚心力衰竭患者中缺血性病因的报告率为 62%，而南亚和东北亚分别为 35% 和 30%。尽管是心力衰竭的主要病因，但在过去十年中，观察到这种病因的患病率呈下降趋势。在对苏格兰 175 672 名急性心肌梗死且无心力衰竭病史的患者进行的纵向分析中，1 年内因心力衰竭住院的发生率从 1991 年的 59.3% 降至 2015 年的 31.3%，在急性心肌梗死后 5 年和 10 年观察到的这一趋势保持一致。值得注意的是，在美国，急性心肌梗死后 6 个月因心力衰竭再次入院的女性风险比男性高 13%。苏格兰的上述研究也报告了类似的趋势，即急性心肌梗死后发生心力衰竭在女性中比男性更常见。这些地域和性别特异性的脆弱性凸显了潜在因素（如缺血性心脏病）在心力衰竭进展中的复杂相互作用，并强调了需要量身定制的临床监测和管理策略。

二、风湿性和瓣膜性心脏病

风湿性心脏病（rheumatic heart disease，RHD）是心力衰竭中瓣膜性心脏病（valvular heart disease，VHD）的主要病因，特别是在非洲、太平洋岛国和亚洲等地区。尽管由于链球菌感染的预防和治疗的改善，高收入国家中风湿性心脏病的发病率有所下降，但在低收入国家和中低收入国家中，它仍然是瓣膜性心脏病的主要原因。在撒哈拉以南非洲地区，据报道，估计有 11.1% ～ 38.3% 的患者的心力衰竭病因是风湿性心脏病。在 INTERC-HF 注册研究中，在总体人群中，约 11% 的心力衰竭潜在病因为任何瓣膜性心脏病，其中南美洲（13%）、东南亚（12%）、非洲（11%）和中国（11%）的发生率最高。在日本，瓣膜性心脏病是心力衰竭的第二常见病因（15.2%）。在左心室射血分数（LVEF）的各个范围内都有这种患病率的报告。在 Swede-HF 注册研究中，21% 的 HFrEF 或 HFmrEF 患者和 28% 的 HFpEF 患者有潜在的瓣膜性心脏病。相比之下，在 ESC-HF-LT 注册研究中，4% 的 HFrEF 患者、10% 的 HFmrEF 患者和 20% 的 HFpEF 患者的心力衰竭病因为瓣膜性心脏病。这些不同的发现可能与诊断标准或人群人口统计学的差异有关。

尽管在医学和外科治疗方面取得了进展，但由于瓣膜性心脏病导致的心力衰竭的发病率和死亡率仍然很高。在 ARIC 研究中，左心室射血分数（LVEF）＜ 50% 的患者中，中重度二尖瓣反流与 1 年死亡风险增加 30% 相关。在 2015 年全球疾病负担研究中，风湿性心脏病分别与左心衰竭和右心衰竭死亡的25.5%和5.3%相关，突显了心力衰竭中瓣膜性心脏病和风湿性心脏病的复杂性。

三、心肌病

扩张型心肌病（dilated cardiomyopathy，DCM）是一种常染色体显性疾病，会导致左心室扩张和收缩功能障碍，是心力衰竭的病因之一。尽管扩张型心肌病的常见病因包括病毒感染、毒素、非法药物使用及自身免疫性疾病，但高达50%的扩张型心肌病病例为特发性的。高达40%的扩张型心肌病患者有致病基因变异，这些变异存在于家族性（60%～73%）和非家族性（＞20%的患者）扩张型心肌病中。家族性扩张型心肌病具有高度异质性，在普通人群中的估计患病率为0.04%（1/2500）。在OPTIMIZE-HF注册研究中，高达20%的患者的心力衰竭潜在病因为扩张型心肌病。在INTER-CHF研究中，中东患者中潜在扩张型心肌病的患病率相似（18%），而东南亚患者中的患病率非常低（3%）。值得注意的是，据报道，女性对扩张型心肌病治疗的反应比男性更好，因此，患有扩张型心肌病的男性心脏性猝死和心力衰竭相关死亡的风险增加。

肥厚型心肌病（hypertrophic cardiomyopathy，HCM），虽不如扩张型心肌病（DCM）常见，但也可导致心力衰竭。由于其临床表现和病程多样，肥厚型心肌病在心力衰竭管理中带来了独特的挑战，症状和并发症由疾病的梗阻性或非梗阻性形式引起。约50%的患者中，肥厚型心肌病作为孟德尔遗传性状遗传。肥厚型心肌病在普通人群中的总体患病率为0.2%～0.5%（1/500～1/200）。在Tufts-HCM数据库中，50%的患者有轻度至重度心力衰竭。在INTER-CHF研究中，作为心力衰竭潜在病因的肥厚型心肌病患病率在南美洲最高（3.4%），其次是印度（1.7%）和中国（1.6%）。EORP心肌病/心肌炎注册研究的数据强调，肥厚型心肌病患者中心血管风险因素（如高血压和肥胖）的患病率增加，这影响了肥厚型心肌病的外显率和表型表现。尽管肥厚型心肌病患者治疗管理的进步总体上提高了生存率，但中年女性的心力衰竭相关死亡率高于男性。这一发现强调了在肥厚型心肌病中，特别是在心力衰竭的背景下，需要有针对性地进行研究和制订管理策略，以解决这些差异并改善患者预后。

除扩张型心肌病和肥厚型心肌病，还有其他心肌病。放疗（特别是左乳照射）引起的心肌病会增加发生左心室功能障碍的风险。同样，化疗药物，尤其是用于治疗乳腺癌的蒽环类药物和曲妥珠单抗，也会导致左心室功能障碍。在曲妥珠单抗的试验中，1.7%～4.1%的患者出现了心力衰竭，7.1%～18.6%的患者出现了左心室功能障碍。此外，在癌症治疗的心脏毒性（Cardiotoxicity of Cancer Therapy，CCT）研究中，暴露于曲妥珠单抗或蒽环类药物多柔比星的患者中，左心室射血分数持续降低达4%，这种情况持续多年。进一步的证据表明，在接受乳腺癌放疗并发生心力衰竭的女性中，高达64%患有HFpEF。

在南美洲，Chagas病是非缺血性心肌病的最常见原因。Chagas病由原生动物寄生虫克氏锥虫引起，导致一种独特的心力衰竭临床形式，其特征为心室扩张、心律失常和传导异常。尽管在拉丁美洲流行，但全球移民导致Chagas病传播到其他地区，给医疗保健系统对这种疾病不太熟悉的国家带来了新的挑战。在玻利维亚（6.1%）、阿根廷（3.6%）和巴拉圭（2.1%）等流行国家报告的该病患病率最高，2009年，据估计，美国至少有30万人患有Chagas病（患病率约为0.1%）。尽管罕见，但Chagas心肌病比其他心力衰竭病因具有更高的死亡风险，特别是心脏性猝死。2021年发表的一项包括52项纵向研究的荟萃分析报告，慢性Chagas心肌病患者的年全因死亡率为7.9%，而该疾病患者的心力衰竭相关年死亡率和心脏性猝死年死亡率分别为3.5%和2.6%。

四、淀粉样变性

淀粉样变性是心力衰竭日益被认识到的一种病因，尤其在老年人中。这种全身性紊乱的特征是淀粉样原纤维在包括心脏在内的各种器官中沉积，导致心肌僵硬和舒张功能受损（这是HFpEF的一个标志）。据估计，在HFpEF患者中，淀粉样甲状腺素转运蛋白心肌病（amyloid transthyretin cardiomyopathy，ATTR-CM）的患病率为13%～17%，其中野生型ATTR是最常见的亚型。然而，芬兰的一项尸检研究表明，在老年人中患病率要高得多，在年龄≥ 85 岁的个体中，高达 25% 的人有心肌 ATTR 沉积。尽管流行病学趋势尚未明确，但心力衰竭人群中 ATTR-CM 的实际患病率可能高于报道的水平，因为非特异性临床症状，如疲劳、活动后呼吸困难和水肿，与其他 HFpEF 病因的临床症状难以区分，可能会被误诊。非侵入性诊断测试，如 99mTc 焦磷酸盐单光子发射计算机断层成像（焦磷酸盐扫描），能够根据临床和实验室评估，对高度怀疑患有 ATTR-CM 的患者进行及时诊断。需要进行有针对性的流行病学研究，以确定心力衰竭（特别是 HFpEF）中淀粉样变性的模式和患病率，以增进临床对 ATTR-CM 的了解，并为针对这种常常未被充分认识的疾病制订个性化的公共卫生和临床方面的应对措施提供指导。

第五节　心力衰竭的预后

一、心力衰竭死亡率的地区趋势

心衰相关死亡率存在地区差异，这体现了医疗保健的可及程度、经济资源状况、人口健康情况以及临床管理实践方面的差别。一般而言，临床试验队列中的死亡率往往低于观察性研究中的死亡率，这是因为临床试验中的患者通常更为年轻，且并发症更少。2020 年在美国，心衰被记录为 85 855 例死亡的根本原因，以及 415 922 例死亡的促成原因。这些估计数据是从死亡证明中获得的，由于未报告 72% ～ 79% 可能归因于心衰的死亡，人们认为这些数据大大低估了真正的心衰相关死亡率。因此，基于社区的研究能更准确地反映现实世界中心衰的真实负担。在一项涵盖 60 项研究（涉及 150 万心衰患者）的慢性心衰数据的系统评估中，1 年、2 年、5 年和 10 年的预估生存率分别为 87%、73%、57% 和 35%。在 GWTG-HF 注册研究中，涉及的美国 39 982 名因心衰住院的患者，中位生存期为 2.1 年，5 年死亡率为 75.4%。在 ESC-HF-LT 注册研究中，急性心衰的 1 年死亡率为 23.6%，慢性心衰的 1 年死亡率仅为 6.4%，这一发现可能反映了中心选择偏差。尽管心衰的负担随时间推移而增加，但由于治疗的进步，心衰死亡率似乎在下降。在一项对全球代表 1500 万急性心衰患者的 285 项研究的系统评价中，据报道，在 40 年的时间里，30 天全因死亡率（OR 0.74，95%CI 0.61 ～ 0.91）和 1 年死亡率（OR 0.86，95%CI 0.77 ～ 0.96）有所下降。这些趋势在各大洲都是一致的。同样，在一项丹麦的研究中，317 161 名心衰患者的 1 年死亡率从 1983—1987 年的 45% 下降到 2008—2012 年的 33%。在英国的一个队列中也观察到了心衰死亡率的下降，1 年死亡率从 2002 年的 32% 下降到 2013 年的 27%。在美国，心衰经年龄调整的死亡率（the age-adjusted mortality rate，AAMR）从 1999 年的每 10 万人 78.7 例下降到 2012 年的每 10 万人 53.7 例。然而，在 2012—2017 年期间，死亡率有所上升（每 10 万人 59.3 例；$P < 0.05$）。

在欧洲和北美以外的地区，关于心衰死亡率的全面、基于人群的纵向数据较为缺乏。在非洲、亚洲和南美洲，高发病率对医疗保健负担产生了重大影响。许多研究表明，亚洲的心衰相关死亡率高于西方国家。在 ASIAN-HF 注册研究中，从东北亚、南亚及东南亚招募的 6480 名心衰患者中，粗略的 1 年全因死亡率为 9.6%，其中东南亚患者的死亡率最高，达 13.0%。相比之下，INTER-CHF 研究报告称，1 年全因死亡率在非洲最高（34%），其次是印度（23%）和东南亚（15%），中国最低（7%）。在韩国心脏注册研究的 3466 名 HFrEF 患者中，住院死亡率为 6.6%，而 1 年全因死亡率为 9.2%。在日本急性失代偿性心衰患者的 ATTEND 注册研究中，1 年全因死亡率为 18.4%，心血管死亡率为 11.5%。在澳大利亚和新西兰的数据中观察到相对较高的死亡率，心衰住院后 1 年生存率为 70.5%，住院后 3 年生存率降至 48.3%、5 年生存率进一步降至 34.1%。非洲的心衰死亡率数据缺失，这阻碍了对该地区心衰情况的全面了解，并限制了制订有针对性、有效的公共卫生干预措施和医疗保健策略。

二、不同人口亚组的死亡率

有证据表明，男性和女性的心衰死亡率差异极小。2020 年在美国，以心衰为根本原因或促成原因的死亡总数，男性为 208 395 例，女性为 207 527 例（AAMR 每 10 万人中分别为 120.2 和 84.6）。在基于人群的队列研究中也未观察到显著差异。例如，在 GWTG-HF 注册研究中，HFrEF 患者的住院死亡率在性别上无显著差异（女性为 2.7%，男性为 2.9%），HFpEF 患者的住院死亡率在性别上也无显著差异（男性和女性均为 2.6%）。在 INTER-CHF 注册研究中也观察到了类似的结果，其中男性和女性的 1 年全因死亡率无显著差异。在 BiomarCaRE 联盟中，其数据包含来自 4 项基于社区的欧洲研究，新发心衰与两性死亡风险增加逾 5 倍相关，不过男性的风险确实高于女性。总体来说，这些发现表明，无论性别如何，所有心衰患者诊断后死亡的风险都很高，强调了需要为男性和女性提供全面护理和预防措施的策略。

在美国，1999—2012 年，所有年龄组的心衰相关死亡率均有所降低。然而，2012—2019 年期间，年轻人（15 ～ 44 岁）和老年人（≥ 75 岁）的死亡率均显著上升。在年轻人中，心衰经年龄调整的死亡率（AAMR）从 1999 年的每 10 万人中 2.36 增加到 2019 年的每 10 万人中 3.16。在老年人中，AAMR 从 1999 年的每 10 万人中 141.0 下降到 2012 年的每 10 万人中 108.3，之后在 2019 年增加到每 10 万人中 121.3。然而，总体来说，在美国，心衰相关死亡率随着年龄的增长而显著增加，估计在 25 ～ 54 岁和≥ 85 岁的人群之间增加了 4 倍，不论性别。相比之下，英国基于人群的数据表明，＜ 80 岁的心衰患者死亡率有所下降。这些对比鲜明的趋势突出了心衰的复杂性和多面性，以及医疗保健和生活方式的区域差异，以及早期干预策略在预防心衰相关死亡方面可能发挥的重要作用。

三、不同左心室射血分数的死亡率

了解以 LVEF 为特征的不同心衰亚型之间的死亡率差异至关重要，因为它们具有不同的病理生理机制和临床特征，需要相应的治疗和预后方法。目前，关于 HFrEF 患者和 HFpEF 患者死亡率差异的证据存在冲突。在美国，一项基于人群的研究表明，HFpEF 的死亡率有下降趋势，但 HFrEF 没有。美国心衰住院的数据表明，HFpEF 的住院死亡率有所下降（从 2008 年的 2.4% 降至 2018 年的 2.1%），但 HFrEF 没有（2008 年和 2018 年均为 2.8%）。然而，在美国的其他研究中，未报告 HFrEF 和 HFpEF 之间的死亡率有显著差异。

在 GWTG-HF 注册研究中，在 39 982 名因心力衰竭住院的患者中，HFrEF 和 HFpEF 的 5 年全因死亡率相似（分别为 75.3% 和 75.7%）。然而，这两个队列的主要死亡原因不同，HFrEF 患者比 HFpEF 患者更有可能被报告为心血管死亡（分别为 65% 和 52%）。同样，OPTIMIZE-HF 注册研究的数据显示，在 20 118 名 HFrEF 患者和 21 149 名 HFpEF 患者中，HFrEF 和 HFpEF 的 60 ～ 90 天死亡风险相似（分别为 9.8% 和 9.5%）。相比之下，一些欧洲注册研究的分析表明，HFrEF 的死亡率高于 HFpEF。例如，在 ESC-HF-LT 注册研究中，HFrEF 患者的 1 年全因死亡率为 8.8%，射血分数中间值型心力衰竭（HFmrEF）患者为 7.6%，HFpEF 患者为 6.3%。与美国的观察结果一致，HFrEF 患者中心血管死亡的比例高于 HFpEF 患者（分别为 53.5% 和 47.2%）。同样，在 ECHOES 研究中，10 年生存率在 HFrEF 患者中为 30.8%，HFmrEF 患者中为 47.7%，HFpEF 患者中为 76.1%。然而，在 SwedeHF 注册研究中，观察到 HFrEF 患者的 1 年全因死亡率低于 HFpEF 患者（分别为 15.4% 和 17.4%）。

尽管欧洲和北美以外地区按 LVEF 分类的死亡率数据稀少，但现有信息呈现出相互矛盾的结果。ASIAN-HF 和 China-HF 注册研究显示，HFrEF 患者的住院死亡率（China-HF：HFrEF 为 4.0%，HFpEF 为 2.4%）和 1 年全因死亡率（ASIAN-HF：HFrEF 为 10.6%，HFpEF 为 5.4%）显著高于 HFpEF 患者。ASIAN-HF 注册研究中按死亡原因分层显示，两种心衰亚型的心血管死亡率相似（HFrEF 为 54.0%，HFpEF 为 53.3%）；然而，HFpEF 的非心血管死亡率高于 HFrEF（分别为 23.3% 和 12.0%）。相比之下，日本的 JCARE-CARD 注册研究报告称，HFpEF 患者的住院死亡率高于 HFrEF 患者（分别为 6.5% 和 3.9%）。LVEF 范围内死亡率的观察变化可能归因于多种因素，包括潜在的病理生理学、患者的合并症以及每种心衰亚型可用治疗的有效性，从而突出了心衰流行病学的多因素性和多样性。

四、心力衰竭的住院率

在欧洲，心力衰竭是65岁以上患者最常见的住院原因，心衰占所有住院人数的1%～2%。在美国，国家住院样本的数据显示，粗略的心衰住院率从2002年的每1000名成年人5.26例下降到2013年的每1000名成年人3.96例。然而，在2018年观察到随后的增加，达到每1000名成年人4.9例住院。这种增加在年轻患者中最为明显。在一项针对18～45岁个体的详细分析中，心衰住院率最初从2004年的每10 000人2.43例下降到2012年的每10 000人1.82例。然而，随后有所上升，到2018年，该比率增加到每10 000人2.51例。其中，黑人患者的心衰住院比例最高（50.1%，相比之下，白人患者为31.9%，西班牙裔患者为12.2%）。在2012—2016年对Kaiser医疗北加利福尼亚系统中34 621名心衰患者的研究中也观察到了类似的结果，其中黑人患者的心衰住院的年发病率最高（每100人每年17.8例），高于其他种族或族裔群体。

在欧洲，据报道，每年每百万人口中因心衰住院的中位数数量为2671例（1771～4317）。这个数字在各国之间差异很大，拉脱维亚（Latvia）和北马其顿（North Macedonia）每百万人口的住院人数＜1000例，而德国、挪威和罗马尼亚每百万人口的住院人数＞6000例。这些差异可能归因于欧洲高收入国家和中等收入国家在医疗保健基础设施和资源方面的差异。然而，与美国观察到的趋势相反，据报道，欧洲因心衰住院的人数随着时间的推移有所下降。例如，在丹麦对317 161名因心衰住院的患者进行的一项基于人群的研究表明，在1983—2012年间，女性因心衰住院的人数下降了25%，男性下降了14%。同样，来自挪威的CVDNOR研究表明，年龄标准化的新发心衰住院人数，男性每年下降1.9%，女性每年下降1.8%。尽管有这些趋势，但由于人口老龄化和心血管风险因素患病率的上升，预计在未来25年内，心衰住院的绝对人数将增加高达50%。心衰患者中最脆弱的人群是社会经济地位弱势的人群，他们的全因住院发病相对风险比最富裕的患者高34%（发病相对风险1.34，95%置信区间1.32～1.35）。

HFpEF和HFrEF之间的心衰住院率差异很小。一些基于人群的研究表明HFrEF的住院率略高，而另一些研究则表明HFrEF和HFpEF之间没有显著差异。在美国，过去15年中观察到HFrEF和HFpEF的住院人数都有所增加。国家住院样本数据库的数据表明，在2008—2018年间，住院的心衰患者中45.8%是HFrEF，30.8%是HFpEF。值得注意的是，HFrEF（从2008年的283 193例增加到2018年的679 815例）和HFpEF（从2008年的189 260例增加到2018年的495 095例）的绝对数量都在逐步增加。同样，在GWTG-HF注册研究中，在559 529名因心衰住院且有LVEF数据的患者中，45%患有HFrEF，41%患有HFpEF。值得注意的是，HFmrEF的比率要低得多（14%）。西班牙一个具有全国代表性的数据库估计与美国的发现相似，HFrEF患者的心衰住院率为每1000人每年267例，HFpEF为每1000人每年198例，HFmrEF为每1000人每年193例。尽管差异很小，但这些观察到的住院率差异可能是由于HFrEF比HFpEF有更明确的治疗方案，导致频繁住院以优化治疗。相反，由于对HFpEF患者治疗方案选择的复杂性，特别是存在多重合并症的情况下，患者可能由于并发症或急性失代偿而导致较高的住院率。

五、健康相关生活质量

健康相关生活质量（health-related quality of life，HRQoL）作为评估心力衰竭患者症状负担及功能损害的核心指标，不仅映射了心力衰竭患者的生理和心理负担，而且为心力衰竭各种治疗策略的有效性提供了评价标准。HRQoL的评估通常借助明尼苏达心力衰竭生活质量问卷、堪萨斯城心肌病问卷（Kansas City Cardiomyopathy Questionnaire，KCCQ）或欧洲生活质量5D视觉模拟量表（European Quality of Life 5D Visual Analog Scale，EQ5D-VAS）进行。

迄今为止，仅少数研究探讨了HRQoL变化与心力衰竭结果之间的相关性，其中大部分证据仅限于HFrEF患者的试验，如EPHESUS、ESCAPE和HF-ACTION。在HFrEF或HFpEF以及轻至重度有症状的心力衰竭患者中，HRQoL结果较差是心力衰竭住院和死亡风险增加的独立预测因素。在全球充血性心力衰竭的研究中，来自 40 个国家的 23 291 名心力衰竭患者中，KCCQ-12 简表（12 项 KCCQ-12 总结评分）分数的降低与死亡风险增加相关（HR 1.18，95%CI 1.17 ～ 1.20）。尽管在所有地区都观察到了这种相关性，但在东欧（HR 1.31，95%CI 1.21 ～ 1.42）观察到的相关性最强，其次是中东（HR 1.22，95%CI 1.15 ～ 1.25）和西欧（HR 1.22，95%CI 1.15 ～ 1.25），而在南亚（HR 1.08，95%CI 1.03 ～ 1.14），南美洲（HR 1.11，95%CI 1.06 ～ 1.16）和非洲（HR 1.11，95%CI 1.08 ～ 1.14）观察到的相关性最弱。在射血分数保留的心力衰竭（HFpEF）患者中，健康相关生活质量（HRQoL）降低与死亡之间的相关性更强（风险比 1.23，95% 置信区间 1.20 ～ 1.26）；而在射血分数降低的心力衰竭（HFrEF）患者中，此相关性较弱（风险比 1.15，95% 置信区间 1.13 ～ 1.17，$P < 0.0001$）。相比之下，在来自加拿大的 621 名患者队列中，尽管 KCCQ 评分在 12 个月内的降低与住院或死亡风险增加相关，但在 HFrEF 患者和 HFpEF 患者之间未观察到显著差异。在迄今为止规模最大的一项研究中，该研究涉及来自 Swede-HF 注册研究的超过 23 000 名患者，使用 EQ5D-VAS 来测量 HRQoL。尽管女性的基线中位 EQ5D-VAS 评分低于男性，HFpEF 患者的基线中位 EQ5D-VAS 评分低于 HFrEF 患者，但无论年龄、性别或心力衰竭亚型如何，EQ5D-VAS 评分降低 10 分都与住院和死亡风险增加相关。这些研究结果显示了 HRQoL 在心力衰竭患者管理中的重要性。HRQoL 不仅作为评估患者健康状况的关键指标，而且其动态变化能够预测心力衰竭患者的临床结局，包括住院率和死亡率。因此，将 HRQoL 纳入心力衰竭患者的综合评估体系，对于制订个性化治疗方案、优化患者管理策略具有重要意义。

值得注意的是，不同心力衰竭亚型（如 HFrEF 和 HFpEF）患者的 HRQoL 变化与临床结局之间的相关性存在差异。这提示我们在临床实践中，应针对不同亚型的心力衰竭患者，采取更加精准的管理措施，以更好地改善患者的 HRQoL 和临床预后。

未来研究应进一步探索 HRQoL 与心力衰竭患者其他生物标志物、影像学指标以及遗传特征之间的关联，同时，开发更加敏感、特异的 HRQoL 评估工具，以及建立基于大数据和人工智能的 HRQoL 预测模型，也将为心力衰竭患者的精准管理和个体化治疗提供更加有力的支持。

因此，HRQoL 作为心力衰竭患者管理的重要组成部分，其评估和优化对于改善患者的健康状况、降低住院率和死亡率具有重要意义。未来研究应继续深入探索 HRQoL 在心力衰竭患者管理中的潜在价值，为心力衰竭的精准治疗提供更加全面的证据基础。

第六节　心力衰竭的当前治疗

射血分数降低的心力衰竭（HFrEF）当下所采用的药物治疗策略涵盖了四联药物治疗（guideline directed medical therapy，GDMT），具体包含肾素-血管紧张素-醛固酮系统抑制剂或是血管紧张素受体-脑啡肽酶抑制剂、能够对心脏起到保护作用的 β 受体阻滞剂、用于调节体内盐皮质激素水平的盐皮质激素受体拮抗剂，以及有助于控制血糖并改善心血管功能的钠-葡萄糖协同转运蛋白 2 抑制剂（sodium glucose cotransporter 2 inhibitor，SGLT2i）。若能及时开启四联 GDMT 治疗方案，那么在 2 年的时间里，能够非常显著地将此类患者的死亡率降低 73% 甚至更多。但是，实际情况却并不乐观，仅有不足 25% 的患者得以接受三联药物治疗，而接受四联药物治疗的患者更是少之又少，比例尚不足 10%。GDMT 实施未能达到理想状态的这一现象，在全球范围内均有出现，而在低收入国家以及中等收入国家则表现得尤为突出。和高收入国家进行对比，这些地区在患者出院时（19% vs. 41%）以及随访 6 个月后（15% vs. 37%）的 GDMT 使用率都明显偏低。GDMT 实施率过低的原因是复杂多样的，能够归结于众多患者自身的特征因素，例如年龄较大致使身体机能下降、存在多种合并症增加了治疗的难度、出于个人意愿的故意不依从治疗以及受到经济条件的限制而无法顺利进行治疗，同时，也与临床医生的相关因素有关，例如临床惯性使得医生在治疗过程中可能倾向于遵循以往的经验而缺乏创新，以及对多药治疗可能产生的副作用等问题存在担忧。

对于那些患有严重收缩功能障碍的患者而言，建议考虑植入型心脏转复除颤器（implantable cardiac defibrillator，ICD），以此来有效预防心脏性猝死这一严重后果。具体来说，这类患者的心脏收缩功能出现了显著的障碍，其心脏的泵血能力大幅减弱，对身体健康构成了极大的威胁。在这种情况下，植入型心脏转复除颤器能够及时监测并纠正心脏的异常节律，从而降低心脏性猝死的发生风险。

此外，对于那些左心室收缩功能障碍且 QRS 波群增宽的患者，建议实施心脏再同步治疗（cardiac resynchronization therapy，CRT）。这类患者的左心室收缩功能存在问题，同时 QRS 波群的增宽也表明心脏的电活动存在异常。通过心脏再同步治疗，可以调整心脏的收缩同步性，改善心脏的功能，提高患者的生活质量和生存率。

然而，如同指南指导的药物治疗的情况，在全球范围内，仅有 10% ～ 12% 的符合植入型心脏转复除颤器或心脏再同步治疗条件的患者真正接受了这些治疗。这一比例相对较低，反映出在医疗实践中，尽管这些治疗方法被认为是有效的，但在实际应用中还存在着诸多限制和挑战。

从历史的角度来看，由于一直缺乏已经被切实证实能够有效降低死亡率的干预措施，HFpEF 的治疗主要侧重于对症状的管理以及对并发症的治疗。在过去的很长一段时间里，针对 HFpEF 的治疗一直面临着困境，因为缺乏有效的手段来直接降低患者的死亡率。因此，医生们只能将重点放在缓解患者的症状和管理并发症上，以提高患者的生活质量。然而，在 2021 年，EMPEROR-Preserved 试验带来了新的突破。该试验表明，在 HFpEF 患者中，使用 SGLT2i 能够使心血管死亡或因心力衰竭住院的风险降低 21%。这一发现具有重要的意义，为 HFpEF 的治疗带来了新的希望。在此之后，该疗法在更新的 2022 年美国心力衰竭管理指南中获得了Ⅱa 类推荐。在 HFpEF 的治疗中，推荐使用的其他治疗方法还包括利尿剂以缓解充血症状。利尿剂能够帮助患者排出体内多余的液体，减轻心脏的负担，缓解淤血的情况。此外，盐皮质激素受体拮抗剂、血管紧张素受体阻滞剂和血管紧张素受体-脑啡肽酶抑制剂也被推荐用于降低住院率，特别是在左心室射血分数（LVEF）处于 HFpEF 范围下限的患者中。这些药物通过不同的机制发挥作用，能够有效地改善心脏的功能，降低患者住院的风险。

随着精准医学这一理念的逐步兴起与发展，当下人们越发着重强调要在心力衰竭的早期阶段，便着力解决其根本病因，从而有效避免后续出现症状性心力衰竭这一情况。结构性干预举措，例如对罹患瓣膜性心脏病（VHD）的患者开展经导管二尖瓣缘对缘修复术，能够显著减轻严重的二尖瓣反流问题，而这样的一种治疗方式，实际上与心力衰竭的发展进程存在着紧密的关联。同样，能够做到及时且恰当使用抗生素的话，将对预防风湿性心脏病（RHD）发挥积极的作用。此外，新型的治疗方法，如玛伐凯泰（mavacamten，一种具有开创性的小分子心肌肌球蛋白抑制剂），2024 年获批在中国上市，现今已经被广泛应用于有症状的梗阻性肥厚型心肌病（HCM）继发的心力衰竭的成年患者的治疗当中，其目的在于提升左心室的射血功能。在面对淀粉样变性这一病症时，治疗的策略需要依据淀粉样变性的蛋白类型来进行相应的调整。特别值得加以关注的是，氯苯唑酸（tafamilis）已然成为一种至关重要的疾病修饰剂。这种转甲状腺素蛋白动力学稳定剂，经过一系列的研究和实践验证，已经被证实能够极大程度地降低死亡率以及心血管住院率，并且已经在 2019 年被美国批准上市，2020 年获批在中国上市，可用于对野生型和遗传型甲状腺素转运蛋白淀粉样变性心肌病（ATTR-CM）患者进行治疗。

第七节　心力衰竭流行病学的方向

心力衰竭的流行病学是根据各种研究和基于人群队列的证据不断发展的。特别是描述性研究的数据，涉及代表不同地理位置的各种患者人口统计学和特征的队列。在这些研究之间的任何比较都应谨慎解释。

目前的流行病学证据大致表明，在1990—1999年和2000—2009年这几十年中，年龄调整后的心力衰竭发病率趋于稳定。而心力衰竭的患病率仍然很高，这在很大程度上是由于生存率的提高和治疗干预措施的进步。鉴于心力衰竭的发病风险随年龄增加而增加，随着人口老龄化，高收入国家心力衰竭的患病率预计将进一步增加。这种人口变化可能会导致与年龄有关的并发症（如高血压和糖尿病）相关的HFpEF患病率进一步增加。相反，在人口增长更为显著的低收入国家和中等收入国家，心力衰竭的流行病学模式可能有所不同。由于人口结构较年轻、健康的社会决定因素不同以及预防性护理的获取机会较差，这些地区可能会出现与先天性心脏病和感染性病因（如风湿热和Chagas病）相关的心力衰竭患病率增加的情况。此外，不断变化的环境因素，如与久坐生活方式相关的全球快速城市化、精神压力增加和暴露于污染，都与心血管风险因素的增加有关，这可能导致心力衰竭的发病率增加。

全球心力衰竭患病率的不断上升为更广泛地研究其流行病学和解决持续存在的地域差异提供了机会。迄今为止，大多数关于心力衰竭的流行病学研究都是在欧洲和北美进行的，而来自非洲和亚洲这两个广阔大陆的数据很少或根本没有。这种数据的缺乏阻碍了这些地区有针对性的医疗卫生保健策略、公共政策举措和干预措施的发展。尽管南亚心血管疾病的患病率很高，但缺乏纵向心力衰竭注册和综合监测方案限制了该地区心力衰竭自然病史的信息。开展专门的前瞻性、基于人群的研究，或利用电子健康记录进行大规模研究，可以提高对非洲和亚洲心力衰竭流行病学的理解。还迫切需要了解不同种族和民族群体在各种心力衰竭亚型中的流行病学差异。此外，需要在特殊人群，如老年人和孕妇中进行更有针对性的研究。这些群体在心力衰竭管理方面提出了独特的挑战，并且在临床研究中往往代表性不足。了解这些人群对心力衰竭治疗的具体需求和反应对于开发更安全、更有效的治疗方法至关重要。心力衰竭流行病学中另一个新出现的挑战是识别和理解新的风险因素，特别是那些与遗传和心脏代谢疾病相关的风险因素。基因研究方面的进展让心力衰竭的早期诊断成为可能，并为未来的个性化治疗策略提供新的发展方向。重要的是，新型疗法，如最初为管理糖尿病而开发的SGLT2i，主要通过肾中的受体起作用，已使得心力衰竭患者的心血管结局得到改善。这一发现为心力衰竭治疗开辟了新途径，特别是对于HFpEF，并强调了对心脏代谢风险因素和导致心力衰竭的复杂病理生理机制进行进一步研究的必要性。

心力衰竭给医疗卫生系统带来了沉重负担。尽管年龄调整后的心力衰竭发病率已经稳定，但在欧洲和北美，心力衰竭患病率仍在继续上升。在其他地区，如南亚，心力衰竭流行病学趋势不太明确，那里的数据有限，但心血管疾病的负担很高。数据的缺乏在非洲尤为明显，严重阻碍了有针对性的医疗卫生保健干预措施和公共卫生政策的制定。另外，心力衰竭亚型也在发生变化，HFpEF的患病率不断增加，尤其是在女性中。这一观察结果强调了心力衰竭不断发展的性质以及其在不同性别之间的影响可能存在差异。此外，少数群体继续不成比例地承受着心力衰竭的重担，非西班牙裔黑人个体的心力衰竭死亡率最高。尽管在过去十年中，与心力衰竭相关的总体死亡率有所下降，但5年死亡率仍高达75%。令人担忧的是，在患有心力衰竭的年轻成年人中，死亡率显著上升，这表明受该疾病影响最严重的人群的人口特征发生了变化。

随着新型疗法不断提高心力衰竭患者的生存率，在非洲和南亚等目前在心力衰竭研究中代表性不足的地区扩大并丰富数据收集是极其重要的。同时，制订策略来解决少数群体和年轻人群中心力衰竭所带来的极大的沉重负担，对于纠正现有的差距至关重要。未来的研究应侧重于实施强有力的公共卫生干预措施，以降低心力衰竭的发病率并减少其风险因素的影响。

第八节　儿童心力衰竭

一、儿童心力衰竭的分类

1. 根据循环淤血和组织灌注情况

该分型方法可为儿童急性心衰及时选择恰当的治疗提供依据。

2. 依据心衰部位

对儿童心衰按部位分类时需充分评估左右心室的交互联系，避免单独强调单一心室的功能不全而忽视另一个心室所受影响，从而不利于心衰合理干预方案的制订。

二、儿童心力衰竭病因学

心衰可发生于胎儿期或儿童期任何年龄段，病因呈高度异质性，可为先天性或获得性，不同年龄段的病因亦不相同，常见疾病包括以下几类：①原发性心肌病；②先天性心脏病；③引起血流动力学紊乱的心律失常；④感染、风湿等引起的瓣膜病变；⑤全身性疾病导致的循环充血心脏受累；⑥重症心肌炎。心肌炎、心肌病、严重心律失常和代谢性疾病等在任何年龄段均可能导致心衰。感染、运动、贫血、电解质紊乱和酸中毒等是诱发心衰的常见因素。

从心脏的生理功能和血流动力学改变可以将心力衰竭的原因归为四大类型：①前负荷过重：左向右分流、瓣膜反流；②后负荷过重：肺动脉/主动脉狭窄、主动脉缩窄、高血压；③心肌收缩力减退：心肌炎、心肌病；④心室舒张期充盈不足：缩窄性心包炎、限制型心肌病、严重的快速性心律失常、房室瓣狭窄。

从心脏结构和功能改变可以将心力衰竭的病因归为两大类型。

1. 心室功能不良

（1）心源性疾病或因素：包括①心肌病（扩张型心肌病、肥厚型心肌病、限制型心肌病、心肌致密化不全、致心律失常性右心室心肌病、心内膜弹力纤维增生症、代谢性心肌病、线粒体心肌病）；②感染及免疫介导的心肌损伤［感染性疾病、风湿性疾病（风湿热、系统性红斑狼疮）］；③心肌缺血或梗死［左冠状动脉异常起源于肺动脉、左冠状动脉主干闭锁、伴冠状动脉瘤的川崎病、冠状动脉炎、早发型冠状动脉粥样硬化疾病（如家族性高胆固醇血症）］；④心律失常（完全性心脏传导阻滞伴心动过缓、完全性左束支传导阻滞、室上性心动过速、室性心动过速）；⑤先天性心脏病（congenital heart disease，CHD），包括伴心室功能不良的复杂 CHD 及其术后；⑥药物、毒物或放射线暴露［抗肿瘤药（柔红霉素等）、抗精神病药物、重金属中毒、药物滥用、放射性损伤］。

（2）非心源性疾病或因素：包括脓毒症、肾衰竭、呼吸系统异常、营养性疾病、应激因素。

2. 非心室收缩功能不良

（1）容量超负荷：包括①左向右分流 CHD（室间隔缺损、动脉导管未闭、房室间隔缺损、主肺动脉窗）；②瓣膜功能不良（主动脉瓣反流、二尖瓣反流、肺动脉瓣反流、三尖瓣反流）；③非心源性（容量过剩、动静脉瘘、慢性贫血、甲状腺功能亢进）。

（2）压力超负荷：包括①左心系统（主动脉狭窄、主动脉缩窄、体循环高血压）；②右心系统（肺动脉狭窄、肺高血压）。

（3）机械性因素：包括心脏压塞、心脏肿瘤、缩窄性心包炎、心包囊肿、心包憩室、先天性心包缺如。

三、儿童心力衰竭临床表现

（1）心脏功能障碍：表现为心脏扩大、心动过速、第一心音低钝，重者可出现舒张期奔马律；还可表现为外周灌注不良、血压低、脉压窄、尿量减少。

（2）肺循环淤血：表现为呼吸急促，重者有呼吸困难与发绀，咯泡沫血痰，新生儿与小婴儿多表现为吸乳时气急加重、吸乳中断。听诊可闻及湿啰音及哮鸣音。

（3）体循环淤血：表现为肝大伴触痛（短时间内进行性增大更有意义），颈静脉怒张，肝颈静脉回流征阳性，婴儿可见头皮静脉怒张表现。水肿可表现为短期体重增长较快，年长儿为双下肢水肿，婴儿常为全身性水肿，以眼睑与骶尾部为著，极少表现为周围凹陷性水肿。因为婴儿静脉顺应性佳，有丰富的肝容量血管床，心衰时血容量可大增，常表现为肝大，但静脉压不高，皮下水肿少见。对于婴幼儿的心衰，体重的变化也是衡量的一个重要指标。

（4）儿童心衰有其特有的症状和体征：从婴儿期到青春期，不同的年龄，患儿的病因也有所不同，症状也有鲜明的年龄特点，婴幼儿期以呼吸困难、喂养困难、烦躁不安、多汗、生长发育落后为主要表现；而学龄期和青春期以端坐呼吸、运动耐量降低、乏力、疲劳、运动后恢复时间增加、腹痛为主要表现。生长发育落后是儿童慢性心衰特有的表现之一，因此临床上对生长发育落后的患儿除关注营养状况及消化系统疾病外，也应注意是否存在心衰。

儿童时期心衰因常合并有先天性心脏病存在不同程度的结构异常，有别于成人结构正常的心衰。比如儿童常见的左向右分流的先天性心脏病，可能同时存在肺循环淤血和体循环灌注不足，这个时候患儿的射血分数可能是正常的，这就有别于成人心衰通常出现的体循环灌注不足导致肺循环淤血的情况。儿童时期心衰即使有同样的结构异常，但是在不同时期的血流动力学也会存在不同的表现，比如室间隔大缺损，早期为左向右分流，但是晚期进展到艾森门格综合征时期就是右向左分流。

除导致心衰的基础疾病外，心衰患儿可合并心律失常、心源性休克、心腔内血栓形成、水电解质紊乱、贫血及肺部疾病等，需尽早识别并评估，及时判断其与心衰预后的相关性，予以合理转诊、多学科会诊或遵循相关诊疗建议及时治疗。

四、辅助检查

目的包括明确心衰的诊断和病因；明确心衰的血流动力学状态；评估患儿的基本生命体征和并发症，同时有助于评估患儿的原发疾病和用药是否禁忌。

（一）胸部 X 线片

被推荐作为心衰的一线检查。胸部 X 线片提示心脏增大和肺淤血是初诊心衰很重要的阳性发现，也是基层医生最简单、最便捷的检查方案。

（二）超声心动图

超声心动图被推荐作为心衰的一线检查，考虑心衰的患儿都应尽早完善超声心动图检查，重点关注先天性心脏病、心肌收缩力、心肌、心内膜的厚度、瓣膜反流及射血分数的评价，明确心衰病因和血流动力学状态，监测左心室舒张末径、射血分数、短轴缩短率、舒张功能、冠脉内径，治疗和随访过程中也需要检测超声的各项指标。在国内部分儿童重症医学科已经开展，未来还需要积极推广。

（三）特殊检查

（1）心脏血管 CTA：利于识别心脏外大血管解剖畸形，如肺静脉异位引流、主动脉缩窄、异常血管环等解剖畸形。冠脉 CT 可识别冠状动脉瘤、狭窄、血栓或起源异常等。

（2）心脏磁共振（cardiac magnetic resonance，CMR）：可反映准确的心脏解剖与功能信息，可用于心室的容量、收缩与舒张功能以及局部心肌功能、心肌缺血评估，同时还是极少数能够可靠评价心肌纤维化的检查方式，直接用于心衰患者的心功能评价、病因诊断和预后评估。2021ESC 指南推荐用于评价心脏结构与功能情况，并推荐可评价特殊类型心肌病，例如淀粉样变、心肌炎、浸润性心肌病（Ⅰ，C）。

（3）有创操作检查：通过无创方法不能明确，则可能需要有创操作检查明确，如可通过心导管及心血管造影检查。新指南推荐，当怀疑由缩窄性心包炎、限制型心肌病、先天性心脏病和高心排血量导致的 HF 时，应右心导管检查明确病因（Ⅱa，C）。由于心脏超声对心外大血管畸形及冠脉远端识别差，对心内畸形不能解释的 HF 病因建议结合心脏血管 CTA、冠脉 CT、心脏磁共振、心导管检查及造影等共同判断。

（四）心电图和动态心电图

对所有心衰患儿都必须行心电图检查，虽然心电图不能直接对心衰起诊断作用，但可间接提示潜在病因、分层或预后。QTc 间期和 QRS 时限的延长与儿童结构性心脏病合并心衰的心室功能障碍相关，且 QTc 随着时间的推移逐渐延长，可能表明该人群死亡或移植的风险增加，故可用于儿童心力衰竭（pediatric heart failure，PHF）的诊断和预后评估。动态心动图不作为心衰推荐的一线检查，但可识别隐蔽性心律失常、心率变异性和心室复极指标等心衰的隐藏信息。动态心电图监测评估的心肌敏感度和易损性与总死亡率和心衰进展独立相关，且基于动态心电图的参数，特别是心率变异性和心律失常有助于预测心衰的死亡率。

（五）生物标志物

目前众多的指南将脑钠肽（brain natriuretic peptide，BNP）及N末端脑钠肽前体（NT-proBNP）作为儿童心衰病情的评价指标之一，这项指标被推荐作为鉴别心衰和非心血管疾病的指标，可作为儿童心衰病情监测的指标。NT-proBNP与室间隔缺损患儿早期心血管功能异常具有显著的相关性，是评估室间隔缺损患儿心衰的可靠指标，因肌钙蛋白正常值受很多因素干扰，对心衰的意义只能作为参考，但是与NT-proBNP联合检测对于儿童心力衰竭有较高的诊断价值。常用生物标志物参考区间及临界值见表1-1。

（六）新型心脏标志物

可溶性ST2蛋白（soluble ST2，sST2）检测可用于心衰的危险分级、预后评估和用药指导，其作为预测指标的准确性不受肾功能、年龄等因素影响。心型脂肪酸结合蛋白（heart-type cytoplasmic fatty acid-binding protein，H-FABP）检测可以协助诊断肌钙蛋白阴性的疑似急性冠脉综合征。马岩岩等认为sST2和H-FABP在PHF患儿中明显升高，与NT-proBNP水平有显著相关性，且不受原发疾病的影响。因此均可作为临床诊断、评估病情的参考指标。此外，半乳糖凝集素3可诱导成纤维细胞增殖和胶原沉积，最终导致心脏功能下降。半乳糖凝集素3与Ross评分呈正相关，故其临界值（＞10.4 ng/ml）可用于先天性心脏病患儿心衰的早期诊断，且诊断价值优于Ross评分。肌球蛋白结合蛋白C（myosin binding protein-C，MyBP-C）通过调节肌动蛋白和肌球蛋白之间的相互作用，在心脏收缩调节中起关键作用，可能比hs-cTnI量化心肌损伤更准确；是诊断PHF的良好生物标志物，在临界值为45 ng/ml时敏感性为100%，特异性为96%。

（七）其他

心脏损害可能为遗传代谢性疾病或系统性疾病的一个临床表现，因此对临床高度怀疑此类疾病的应常规筛查血糖、血氨、乳酸、遗传代谢性筛查、甲状腺功能及自身抗体谱等。近年来快速发展的基因二代测序对各类遗传性疾病导致的心血管损害诊断率高，必要时可选择全基因或特殊突变点位的检测。

四、儿童心力衰竭的诊断流程

见图1-1。

五、心力衰竭分级

对心力衰竭患儿准确、动态地评估心力衰竭的严重程度及心功能状态，对于监测心力衰

表1-1　常用心脏生物标志物参考区间及临界值

生物标志物	年龄范围	参考区间（ng/L）	P99临界值（ng/L）
hs-cTnT	0～＜6个月	（7，78）	87
	6个月～＜1岁	（6，34）	39
	1～＜19岁	（3，9）	11
NT-proBNP[a]	0～＜1岁	（39，3569）	5272
	1～＜19岁	（5，178）	216
hs-cTnI	1个月～＜16岁	＜14	19
NT-proBNP[b]	1个月～＜1岁	＜714	－
	1～＜16岁	＜295	－

注：hs-cTnT，高敏肌钙蛋白T；NT-proBNP，N末端脑钠肽前体；hs-cTnI，高敏肌钙蛋白I。

[a]，CLSI EP28-A3C指南。

[b]，西门子Atellica® IM1300全自动生化免疫发光仪。

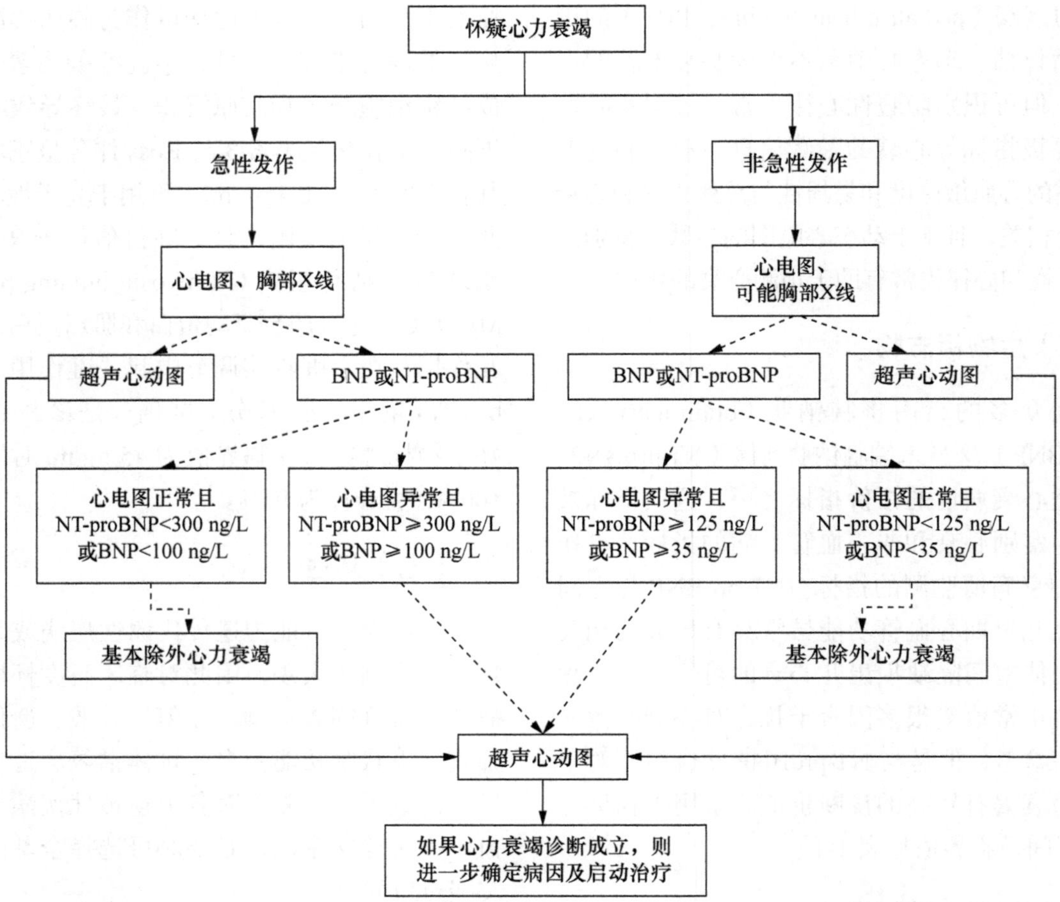

图 1-1 心力衰竭的诊断流程

竭进展、制订心力衰竭的治疗康复方案十分重要。纽约心脏协会（New York heart association，NYHA）分级和改良 Ross 心功能分级法均能够用于评估儿童心力衰竭的严重程度（表 1-2）。其中 NYHA 分级主要适用于年长儿童，改良 Ross 心功能分级可用于婴幼儿心功能评估。

6 分钟步行试验测量受检者在 6 min 内步行的总距离，是评估心衰患者运动耐力的常用简易方法，但尚无不同年龄儿童的正常参考值。临床症状稳定 2 周以上的慢性心衰年长儿，可应用该方法动态监测其心衰程度及运动耐量的变化，指导心衰患儿的日常活动量。

六、心力衰竭的分期

2001 年美国心脏病学会 / 美国心脏协会的成人慢性心衰诊断和治疗指南首次提出心衰分期（分阶段）概念，指出心衰是一种持续性发展的疾病综合征，按照其发展规律分为 A、B、C、D 四个阶段，心衰分期体现了疾病连续性进展的全过

表 1-2 儿童心功能分级

分级	NYHA 分级	改良 Ross 心功能分级
Ⅰ	体力活动不受限制	体力活动不受限制或无症状
Ⅱ	休息时无不适，但一般活动后疲乏、心悸、呼吸困难或胸痛	婴幼儿：轻度呼吸急促，喂养时多汗 年长儿：活动时轻、中度呼吸困难
Ⅲ	轻微活动即产生症状，影响日常活动	婴幼儿：明显呼吸急促，喂养时多汗，生长障碍 年长儿：活动后明显的呼吸困难
Ⅳ	不能从事任何体力活动，休息时亦有心力衰竭症状，且活动后加重	休息时出现症状，如呼吸急促、呻吟、吸气凹陷、多汗

程，涵盖“风险因素-病理改变-临床症状/体征-心衰晚期”的完整事件链，强调了心衰从预防到治疗的全面诊治和管理。

根据儿童心衰风险因素和疾病谱的特点，借鉴成人心衰分期管理理念和儿童心衰管理经验，儿童心衰分为心衰风险期（A期）、心衰前期（B期）、症状性心衰期（C期）和心衰晚期（D期）。2022年美国心脏病学会/美国心脏协会的心力衰竭指南更新了心力衰竭分期（表1-3）。有学者研究纳入2018年9月—2019年4月北京3家三级甲等医院1068例≥65岁老年住院患者，平均年龄（75.3±6.88）岁，无心衰者为4.7%，A期心衰者为21.0%，B期心衰者为58.7%，C/D期心衰者为15.6%。患者心衰分期越高，1年主要不良心血管事件（major adverse cardiovascular events，MACE），包括非致命性心肌梗死、非致命性卒中、心血管死亡、不稳定型心绞痛、严重心律失常、心衰住院的发生率越高（$P < 0.001$）。与B期心衰相比，C/D期心衰患者1年MACE风险显著增加（HR＝3.64）。NT-proBNP＞280.45 pg/ml可独立预测B期心衰患者的1年MACE（HR＝2.00）。在B期心衰患者中34.5%为衰弱患者，衰弱是B期心衰患者1年全因死亡或再入院的独立风险因素（HR＝1.56）。

心衰分期一方面有助于临床医师以整体视角看待患儿心衰的全过程，强调对不同阶段心衰患儿分期诊断的必要性；另一方面，心衰分期更加侧重疾病的早期防控理念，以期延缓甚至逆转疾病进展。心衰分期并不是按照心功能的分级来判断的，二者没有直接对应关系。心功能分级反映患者某时的心功能状态及心衰的严重程度，而心衰分期则强调心衰发生、发展的阶段性过程，强化综合管理。心衰分期与心功能分级体现了心衰的不同维度，不应混淆。

七、儿童心力衰竭当前治疗

（一）一般治疗

（1）病因及诱因治疗：积极处理原发病，及时纠正心衰诱因，避免应用损伤心脏的药物。

（2）限制活动及调整体位：年长儿建议半卧位或端坐位；小婴儿可抱起，使其双腿下垂以减少回心血量，降低心脏前负荷。

（3）饮食及活动：均衡饮食，保证充足的热量和蛋白质供应。卧床患儿应加强肢体的被动运动以预防深部静脉血栓形成，症状稳定后应鼓励适量运动或规律的体力活动。

（4）镇静：烦躁不安者可适度镇静，以降低患儿的氧耗量。可给予苯巴比妥钠或地西泮等，急性肺水肿患儿烦躁严重时可给予吗啡。

（5）供氧：患儿脉搏血氧饱和度（percntaneous oxygen saturation，SpO_2）＜0.95时应及时氧疗，可采用鼻导管或面罩吸氧；当SpO_2＜0.90应启动无创或有创正压通气等呼吸支持治疗。但供氧可促使动脉导管依赖型CHD新生儿的导管关闭，进而危及生命。

（6）容量管理：急性心衰患儿均应进行动态液体评估和营养评估，短期内维持每天出入量的负平衡，控制输液速度。淤血及水肿明显的患儿应严格限制水和钠的摄入（一般为生理需要量的80%），同时应保证充足的热量供给。轻度和稳定期患儿无需限钠和限水，但心功能Ⅲ～Ⅳ级慢性心衰伴水肿者每日钠摄入量应在生理需要量的基础上减少20%，伴严重低钠血症（血钠＜130 mmol/L）者液体摄入应在每日生理需要量的基础上减少20%。

（二）急性心衰的治疗原则及处理流程

治疗要点包括：①治疗目标是稳定血流动力学状态，维护脏器灌注和功能。②治疗原则是减

表1-3 心力衰竭分期

分期	定义	举例
A	有心力衰竭风险，但心脏形态及功能正常	超重、高血压、心脏毒性药物暴露史、心肌病家族史
B	无心力衰竭症状，但有心脏形态或功能异常	主动脉瓣关闭不全伴左心室扩大
C	有心力衰竭症状，且有结构或功能异常	伴左心室收缩功能减低的扩张型心肌病
D	心力衰竭症状明显，需要持续输注正性肌力药物、机械循环辅助、心脏移植或临终关怀的终末期心力衰竭	暴发性心肌炎

轻心脏前后负荷，改善心脏收缩和舒张功能，积极治疗诱因和病因。③治疗方案是以限制入量、利尿、正性肌力药及扩张容量血管为主。急性心衰如存在心源性休克、急性肺水肿时应积极给予药物治疗、呼吸支持，必要时进行机械循环辅助。同时需尽快分析患儿的基础疾病、病因，评估外周灌注和淤血情况。对于急性心衰不同类型者进行个体化治疗，应动态评估类型变化，及时调整治疗措施（图 1-2）。

1. 急性心衰的药物治疗（表 1-4）

（1）正性肌力药：包括肾上腺素能受体激动剂、磷酸二酯酶抑制剂和洋地黄制剂等。① β 肾上腺素能受体激动剂：主要有多巴胺、多巴酚丁胺，可增强心肌收缩力和舒张血管，快速起效而作用时间短，为急性心衰的一线抢救药物，推荐最小有效量持续静脉滴注；②肾上腺素和去甲肾上腺素：对外周动脉有显著缩血管作用，可用于难治性低血压和器官低灌注；③磷酸二酯酶抑制剂：通过抑制磷酸酯酶产生强心和舒张血管作用，主要药物为米力农；④洋地黄制剂：常用药物为地高辛和西地兰。室上性心动过速或房性心动过速、心房颤动伴快速心室率者合并急性心衰时推荐“洋地黄化”，但暴发性心肌炎、严重心肌缺血或缺氧所致心衰以及合并室性心律失常、完全性房室传导阻滞等应慎用洋地黄，以防发生洋地黄中毒或诱发新的致命性心律失常；⑤左西孟旦：是一种钙增敏剂，能在不增加细胞内钙离子浓度的情况下增强心肌收缩力。同时能开放 ATP 敏感的钾离子通道产生冠状动脉和外周血管舒张作用，降低心脏后负荷。且还可同时抑制磷酸二酯酶Ⅲ，在增加心肌收缩力的情况下不增加心肌氧耗。由于在儿童中尚缺乏多中心大数据的系统研究，目前左西孟旦并未作为 AHF 一线治疗，仅建议用于传统治疗后血流动力学仍改善不明显的患者，尤其是先天性心脏病术后低心排血量的患者可能获益。儿童心衰指南指出左西孟旦可能成为治疗儿童术后低心排血量综合征（而非急性 HF）的首选药物。左西孟旦最常见的副作用是低血压，因此低血压患者，尤其是可能存在低血容量的情况下必须谨慎给予。不建议急性心衰患儿间断或长期应用正性肌力药，一旦器官灌注恢复和（或）淤血减轻时应尽早减量至停用。

（2）利尿剂：是控制肺循环及体循环淤血的一线用药，主要有襻利尿剂、噻嗪类利尿剂及醛固酮受体拮抗剂 3 类。急性心衰患儿首选静脉襻利尿剂，可迅速减轻前负荷而改善症状，但有低灌注表现者应先改善灌注后再予利尿。应用利尿剂时应个体化调整剂量，以最低剂量维持合理血容量，需监测尿量、血压、电解质及肾功能。利尿效果欠佳或出现利尿剂抵抗时，应注意纠正低

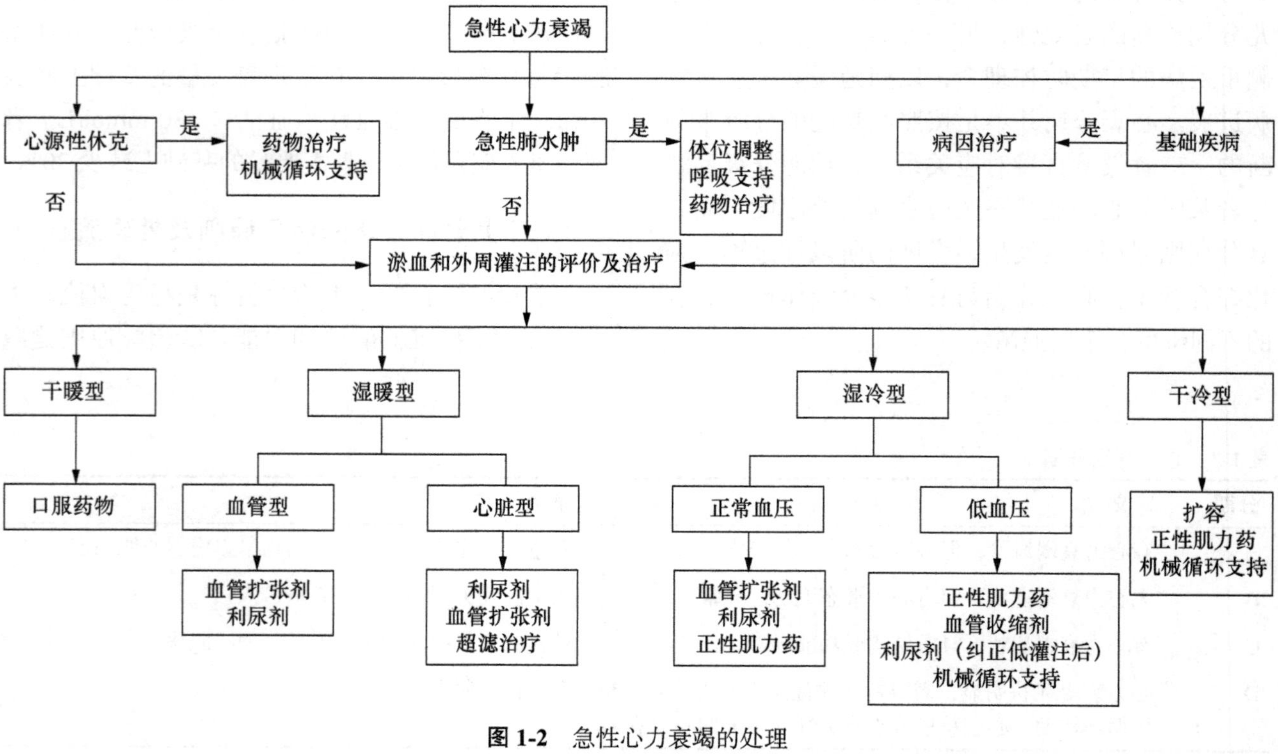

图 1-2 急性心力衰竭的处理

表 1-4 心衰儿童常用药物用法及剂量

药物	用法及剂量
地高辛	洋地黄化量（饱和量）：口服：早产儿 0.01 ～ 0.02 mg/kg，足月儿 0.02 ～ 0.03 mg/kg，＜ 2 岁 0.03 ～ 0.04 mg/kg，＞ 2 岁 0.02 ～ 0.03 mg/kg；静脉剂量为口服剂量的 75%
	洋地黄化：首剂给予洋地黄化量的 1/2，其余分 2 次给予，每次间隔 6 ～ 8 h；洋地黄化后 12 h 开始维持量（维持量为每日给予，剂量为洋地黄化量的 25%，分 2 次）
西地兰	洋地黄化量：早产儿和足月儿或肾功能减退、心肌炎患儿 0.02 mg/kg，＜ 2 岁 0.03 mg/kg，＞ 2 岁 0.04 mg/kg
	洋地黄化：首次用洋地黄化量的 1/3 ～ 1/2，余量分 2 ～ 3 次，每次间隔 6 ～ 8 h
多巴胺	静脉持续滴注：＜ 5 μg/（kg・min）兴奋多巴胺受体，扩张肾血管 5 ～ 10 μg/（kg・min），兴奋心脏 β1 受体，正性肌力作用＞ 10 μg/（kg・min），激动心脏 β1 受体、外周血管 α 受体，最大剂量为 20 μg/（kg・min）
多巴酚丁胺	静脉持续滴注：2.5 ～ 10.0 μg/（kg・min），持续用药时间 3 ～ 7 d 或以下
肾上腺素	心脏停搏：静脉推注每次 0.01 mg/kg，3 ～ 5 min 后可重复应用
	低心排血量：静脉持续滴注：0.01 ～ 1.00 μg/（kg・min）
去甲肾上腺素	静脉持续滴注：0.05 ～ 0.30 μg/（kg・min），最大剂量 2.0 μg/（kg・min）
异丙肾上腺素	静脉持续滴注：0.01 ～ 0.05 μg/（kg・min）
米力农	静脉负荷量：25 ～ 75 μg/kg，静脉注射时间＞ 10 min；续以 0.25 ～ 1.0 μg/（kg・min）静脉滴注维持；一般使用 7 ～ 10 d
左西孟旦	静脉负荷量：6 ～ 12 μg/kg，静脉注射时间＞ 10 min；续以 0.05 ～ 0.2 μg/（kg・min）静脉滴注维持 24 h；低血压时慎用负荷量
呋塞米	口服或静脉推注：每次 0.5 ～ 2.0 mg/kg，每 6 ～ 24 h 一次；最大量 6 mg/（kg・d）
	静脉持续滴注：0.05 ～ 0.40 mg/（kg・h）
托拉塞米	口服：0.2 ～ 0.8 mg/（kg・d），1 次 / 天
	静脉推注：每次 1 ～ 2 mg/kg，单次最大剂量不超过 20 mg
氢氯噻嗪	口服：6 个月～ 2 岁 1 ～ 2 mg/(kg・d)，1 ～ 2 次 / 天，最大剂量 37.5 mg/d；＞ 2 岁 1 ～ 2 mg/(kg・d)，1 ～ 2 次 / 天，最大剂量 100 mg/d
螺内酯	口服：1 ～ 3 mg/（kg・d），2 ～ 4 次 / 天，最大剂量 4 ～ 6 mg/（kg・d），总剂量不超过 100 mg/d
托伐普坦	口服：0.02 ～ 0.76 mg/（kg・d），1 次 / 天
硝酸甘油	静脉持续滴注：从小剂量 0.05 μg/（kg・min）开始，常用 0.25 ～ 5.00 μg/（kg・min）
硝普钠	静脉持续滴注：从小剂量 0.05 μg/（kg・min）开始，常用 2.0 ～ 4.0 μg/（kg・min），最大剂量 8.0 μg/（kg・min）
酚妥拉明	静脉持续滴注：3 ～ 5 μg/（kg・min）
	静脉推注：0.5 mg/（kg・d），1 ～ 4 次 / 天，单次最大剂量 10 mg
哌唑嗪	口服：每次 0.005 ～ 0.025 mg/kg，每 6 ～ 8 h 一次
辅酶 Q10	口服：5 ～ 10 mg/（kg・d）
左卡尼汀	口服或静脉滴注：50 ～ 100 mg/（kg・d）
磷酸肌酸	静脉推注：婴幼儿每次 0.5 g，年长儿每次 1.0 g，1 ～ 2 次 / 天
1，6 二磷酸果糖	口服：每次 0.5 ～ 1.0 g，2 ～ 3 次 / 天；静脉滴注：每次 50 ～ 150 mg/kg，1 次 / 天
卡托普利	口服：早产儿初始剂量 0.01 mg/kg，逐渐增加至每次 0.1 mg/kg，每 8 ～ 12 h 1 次；新生儿初始剂量 0.05 ～ 0.1 mg/kg，逐渐增加至每次 0.5 mg/kg，每 8 ～ 12 h 1 次；婴儿及儿童初始剂量 0.15 mg/kg，每 8 ～ 12 h 1 次，每周递增一次，渐增至 2.0 mg/（kg・d），分 3 次，观察 3 个月，根据临床症状可增加至最大剂量 6 mg/（kg・d）；维持至少 6 个月

续表

药物	用法及剂量
依那普利	口服：初始剂量 0.05 mg/（kg·d），每 12 h 1 次，每周递增一次，每次增加 0.025 mg/（kg·d），分 3 次，最大剂量 0.1 mg/（kg·d）；维持至少 6 个月
贝那普利	口服：初始剂量 0.1 mg/（kg·d），1 次 / 天，视血压情况每周加量 0.1 mg/（kg·d），分 3 次，最大剂量 0.3 mg/（kg·d）；维持至少 6 个月
雷米普利	口服：每天 2 ～ 6 mg/m^2，总剂量≤ 10 mg/d
美托洛尔	口服：初始剂量 0.10 ～ 0.25 mg/（kg·d），2 次 / 天，每周递增一次，每次增加 0.5 mg/（kg·d），最大剂量 2 mg/（kg·d）；总剂量＜ 100 mg/d
卡维地洛	口服：初始剂量 0.1 mg/（kg·d），2 次 / 天，每周递增一次，每次增加 0.1 mg/（kg·d），最大剂量 0.3 ～ 1.0 mg/（kg·d）；总剂量＜ 50 mg/d

血压、低氧血症、代谢性酸中毒、低钠血症、低蛋白血症、感染等。但去除上述因素后利尿效果仍然不佳时，可个体化采取以下措施，①增加利尿剂剂量；②脉冲式静脉注射改为持续静脉滴注；③不同类型利尿剂联用或加用血管加压素 V2 受体拮抗剂托伐普坦；④加用小剂量多巴胺或重组人利尿钠肽；⑤超滤治疗。

（3）血管扩张剂：大多用于扩张小动脉，减轻后负荷，增加每搏输出量，部分可扩张静脉回心血量而减轻前负荷。容量足够且无低血压的急性心衰患儿可静脉给予血管扩张剂，联合利尿剂可缓解肺水肿，应严密监测血压，血压下降的幅度以收缩压下降 10 mmHg（1 mmHg ＝ 0.133 kPa）为宜，或不低于原来血压的 80%，低血压及血容量不足者禁用。心排血量轻至中度下降、肺淤血严重、肺毛细血管楔压＞ 32 mmHg 者，宜选用静脉扩张药；心排血量明显降低，全身血管阻力增加，肺毛细血管楔压正常或略升高者，宜选用小动脉扩张药；心排血量明显降低，全身血管阻力增加，肺毛细血管楔压明显升高时，宜选用均衡扩张小动脉和静脉的药物。硝普钠是高血压合并急性心衰的首选药物。奈西立肽是重组人利尿钠肽，具有利尿、利钠、抑制 RASS 系统和交感神经系统活性的作用，同时可扩张动静脉，改善心脏前后负荷从而改善心功能。在儿童中使用的循证证据非常有限。但对常规治疗后仍有症状且血流动力学稳定的患者可以用作硝酸甘油或硝普钠后的替代治疗选择。

（4）心肌能量代谢药：用于改善心肌代谢和能量供应的药物，可改变底物利用、改善线粒体电子传递链功能、增加能量从线粒体到细胞质的运输，改善 HF 患者症状和预后。常见药物如磷酸肌酸钠、辅酶 Q10、左卡尼汀、1、6 二磷酸果糖等已广泛用于儿童 HF 的治疗。

2. 急性心衰的非药物治疗

超滤治疗主要用于临床出现严重肺水肿、严重外周组织水肿、严重电解质紊乱和肾功能进行性下降的急性心衰患儿。主动脉内球囊反搏、左心室辅助装置、体外膜肺氧合（extracorporeal membrane oxygenation，ECMO）等主要用于经药物治疗后心衰仍难以控制者。ECMO 是儿童短期机械循环辅助的首选，主要适应证包括心脏手术相关并发症，如术后严重低心排和心搏呼吸停止，以及非心脏手术相关疾病如暴发性心肌炎、心肌病、难以控制的恶性心律失常、难治性脓毒症休克等导致的心源性休克，作为急性危重期向恢复期、接受外科手术或心脏移植和延缓决策时间的过渡。

（三）急性肺水肿的处理

建议患儿取坐位或半卧位，两腿下垂，以减少静脉回流。给予间歇高流量吸氧，当呼吸做功明显增加时可予无创通气，出现低心排血量和呼吸抑制时可采用有创机械通气。选择快速静脉推注利尿剂减轻体液潴留。血压增高或血压正常的急性肺水肿，可选择硝酸甘油持续静脉滴注；急性肺水肿合并低血压时，可选用多巴胺联合多巴酚丁胺或米力农。

（四）心源性休克的处理

循环不稳定者应立即给予血管活性药物和机械通气，条件允许可转移至有条件（心脏监护室或重症监护室、机械循环辅助装置）的医疗机构给予充分的抗休克治疗。所有疑似心源性休克的急性心衰患儿应立即行心电图、床旁超声心动图检查，评估血流动力学，同时进行个体化综合评估，以决定是否行机械循环辅助。

（五）HFrEF 的治疗

治疗目标为改善慢性心衰患儿的临床状态，提高生活质量，预防或逆转心脏重构，降低再入院率及病死率。根据 NYHA 或 Ross 心功能分级选择治疗方案，遵循个体化、联合、长期应用的原则。仅有左心收缩功能下降、心功能Ⅰ级者给予口服血管紧张素转换酶抑制剂（angiotensin converting enzyme inhibitors，ACEI），部分心肌病患儿可加用洋地黄制剂和（或）β 受体阻滞剂；心功能Ⅱ级者在口服 ACEI 的基础上加用 β 受体阻滞剂、醛固酮受体拮抗剂、洋地黄制剂、利尿剂；心功能Ⅲ级者应静脉使用利尿剂，同时口服 ACEI、醛固酮受体拮抗剂及洋地黄，部分患儿可应用 β 受体阻滞剂；心功能Ⅳ级者应静脉给予正性肌力药、血管扩张剂和洋地黄，同时可加用口服醛固酮受体拮抗剂和 ACEI，部分患儿可从小剂量逐渐加用 β 受体阻滞剂。难治性心衰为主要症状者需住院给予静脉正性肌力药，同时应用机械循环辅助。

1. 药物治疗

（1）利尿剂：有液体潴留、心室收缩功能下降的慢性心衰患儿应给予利尿剂，并遵循“以最小有效剂量长期维持、预防再次液体潴留”的原则，常见利尿剂种类及用法见表 1-4。首选襻利尿剂，同时以患儿每日体重的变化作为剂量个体化调整的可靠依据。利尿剂反应不佳或抵抗时的处理参见急性心衰部分。

（2）ACEI：可逆转心肌重构及降低心脏前后负荷，改善心肌功能，除非有禁忌证或不能耐受，所有症状性 HFrEF 患儿在利尿剂治疗基础上均应尽早使用 ACEI，无症状 HFrEF 和杜氏肌营养不良的慢性心衰患儿亦应常规给予 ACEI，从小剂量开始增至最大安全剂量。ACEI 应用数周或数月后才能显示临床效果，应长期应用，直至心脏结构和功能正常后可逐渐减量至停药，应避免突然停药。长期应用需定期监测血钾和肝、肾功能。双侧肾动脉狭窄、血清肌酐升高、血清钾＞ 5.0 mmol/L 及左心室流出道梗阻时慎用，出现过血管神经性水肿导致喉头水肿的患儿禁用 ACEI。

（3）血管紧张素Ⅱ受体阻滞剂：不耐受 ACEI 或效果不佳者可选择血管紧张素Ⅱ受体阻滞剂（angiotensin Ⅱ receptor blockers，ARB），从小剂量开始，逐渐增至目标剂量或可耐受的最大剂量。常用药物有①氯沙坦，口服，初始剂量 0.5 mg/（kg · d），总剂量≤ 25 mg/d，逐渐增至 1.4 mg/（kg · d），总剂量≤ 100 mg/d；②缬沙坦，口服，6 ～ 16 岁初始剂量 1.3 mg/（kg · d），最大剂量≤ 2.7 mg/（kg · d）。开始应用及调整剂量后的 1 ～ 2 周内，应监测血压、肾功能和血钾。上述药物在儿童中的应用还需进一步研究。ARB 不宜与 ACEI 联用，可能导致低血压、高钾血症和肾功能不全，其风险大于获益。ARB 的禁忌证同 ACEI。

（4）β 受体阻滞剂：可阻断慢性心衰时交感神经过度激活，抑制心肌肥厚、细胞凋亡及氧化应激反应。建议在应用 ACEI 的基础上，于心衰症状稳定时使用。由于 β 受体阻滞剂的负性肌力作用可能诱发和（或）加重心衰，常需持续用药 2 ～ 3 个月后才能逐渐起效，因此应从小剂量开始，逐渐达到最大耐受剂量并长期使用。使用过程中需密切监测心率、血压、体重、呼吸困难、淤血症状及体征。长期应用者，如若发生急性心衰，不宜骤然停药，可酌情减量或逐渐停用，在病情稳定后可再次应用。病态窦房结综合征、Ⅱ度及以上房室传导阻滞（无心脏起搏器）、低血压和支气管哮喘者禁用。

（5）醛固酮受体拮抗剂：醛固酮水平与心衰严重程度成正比，在 ACEI 基础上加用醛固酮受体拮抗剂可抑制醛固酮的有害作用，防止心肌纤维化与心室重塑，减少心律失常的发生，尤其适用于肾功能正常或仅轻度受损、心功能Ⅱ级及以上的慢性心衰患儿，常用药物为螺内酯。

（6）洋地黄类药物：地高辛是儿童慢性心衰最常用的洋地黄类药物，增加心肌收缩力，且有副交感神经活性，可减慢心率及抑制传导。严重心衰患儿需地高辛或西地兰静脉用药快速洋地黄化，轻度心衰时可直接口服维持量。

（7）抗凝治疗：伴有心腔内血栓、存在持续性或不能控制的心房颤动或心房扑动、有血栓史或栓塞事件、EF ＜ 25%（或 FS ＜ 15%）的慢性 HFrEF 患儿应给予华法林或低分子肝素；对心脏明显扩大，25% ≤ EF < 35%，尤其伴有心室肌致密化不全的慢性心衰患儿可给予小剂量阿司匹林，EF > 45% 可考虑渐减量至停药。如需长期服用，应注意保护胃黏膜。

（8）窦房结钠-钾通道抑制剂：伊伐布雷定可降低心率，改善左心室射血分数、心功能和生活质量。FDA 已批准用于 6 个月以上窦性心律且心率正常或心动过速的 NYHA 心功能Ⅱ～Ⅳ级的慢性心衰，可与 β 受体阻滞剂、ACEI 和利尿剂联合用药，或用于 β 受体阻滞剂禁忌或不耐受的慢性心衰患儿。用法为口服，6 ～ 12 月龄初始剂量为 0.02 mg/（kg · d），渐增至 0.2 mg/（kg · d），分 2 次；1 ～ 18 岁初始剂量为 0.05 mg/（kg · d），渐增至 0.3 mg/（kg · d），分 2 次；体重> 40 kg，初始剂量 1.25 mg/ 次，目标剂量 7.5 mg/ 次，2 次 / 天。沙库巴曲与缬沙坦属双效血管紧张素受体与脑啡肽酶抑制剂，同时抑制脑啡肽酶和阻断血管紧张素Ⅱ型受体，进而对 RAAS 起到抑制作用，发挥扩血管、降压、促尿钠排泄等作用。沙库巴曲缬沙坦较单独的 ACEI 或 ARB 制剂更能降低 HF 主要复合临床终点风险：包括心血管死亡风险、心力衰竭住院风险以及全因死亡风险；而且更少发生肾功能不全、咳嗽、高钾血症等并发症；美国 FDA 于 2019 年 10 月批准其用于有症状 HF 的≥ 1 岁伴左心室收缩功能障碍儿童的 HF 治疗。国内虽然缺乏多中心大数据儿童前瞻研究，但基于 FDA 的批准，在新近发布的《儿童心力衰竭诊断与治疗建议指南》中推荐使用：初始每次 1.6 mg/kg，bid 口服，若耐受，每两周递增 1 次直到到达目标剂量每次 3.1 mg/kg，bid；体重过重的儿童不超过成人量。炎症性心肌病患儿可给予大剂量免疫球蛋白和免疫抑制剂，如肾上腺皮质激素或环磷酰胺等。

（9）心肌能量代谢药：应用见急性心衰部分。

2. 非药物治疗

（1）心脏再同步化治疗（cardiac resynchronization therapy，CRT）：心室同步性紊乱是心室收缩功能障碍的原因之一。CRT 可改善此类患儿的心功能及症状，降低病死率。适应证为：①体循环左心室 EF < 35% 合并完全性左束支传导阻滞、体循环右心室 EF < 35% 合并完全性右束支传导阻滞、单心室 EF < 35% 合并完全性束支传导阻滞、QRS 间期延长、NYHA 心功能Ⅱ～Ⅳ级的患儿；②高度房室传导阻滞导致 EF ≤ 55% 需植入双腔起搏器者。

（2）植入式心律转复除颤器（implantable cardioverter defibrillator，ICD）：可预防慢性心衰所致室性心律失常引起的猝死。植入指征包括①心脏性猝死（sudden cardiac death，SCD）幸存者；②扩张型心肌病有中度及以上心衰且不明原因晕厥者，有 1 个以上 SCD 风险因素的肥厚型心肌病或致心律失常心肌病年长儿，或患有与 SCD 密切相关的遗传性心肌病患者；③扩张型心肌病有心衰症状（NYHA 心功能Ⅱ～Ⅲ级）、EF < 35% 的患儿、左心室心肌致密化不全合并心功能不全的年长儿；④伴血流动力学改变的室性心动过速发作史的心衰患儿或 CHD 外科术后不明原因晕厥者。

（3）心室辅助装置（ventricular assist device，VAD）：可部分或完全替代心脏的泵血功能，用于心脏移植或其他有效治疗手段实施前的过渡治疗，也可选择用于不适合移植的严重心衰终末期患者的长期辅助。

（4）心脏移植：各种心肌病、复杂 CHD 术后及致死性心律失常等疾病，经药物或器械治疗仍不能控制症状的终末期心衰患儿，可行心脏移植。移植后排斥反应、感染和移植心脏冠状动脉病变是影响移植后患儿长期存活的主要因素。

（六）HFpEF 的治疗

治疗目标是控制心率、血压和容量，治疗基础疾病，去除风险因素，预防或减缓心衰的发生、恶化和复发。

1. 药物治疗

（1）有体液潴留的患儿应使用利尿剂，有利于维持正常的血容量，可预防或阻断伴有体循环高血压的 HFpEF 患儿心衰及其进展。

（2）不建议 HFpEF 患儿常规应用 ACEI 和（或）ARB，但当存在该类药物的其他适应证时（如伴高血压）可选用，过程中需严密监控血流动力学和肾功能。不建议常规应用钙通道阻滞剂（calcium channel blockers，CCB），除非以控制心率或降低血压为目的，或有 β 受体阻滞剂应用禁忌者。若需控制心室率，可选用非二氢吡啶类 CCB，①维拉帕米，口服，每次 1.0 ～ 1.5 mg/kg，每 8 h 1 次；②地尔硫䓬，口服，每次 0.15 ～ 0.25 mg/kg，

2～3次/天（18岁以下儿童用药的安全性和有效性尚不明确）。CCB应用过程中均需根据血压、心率及心律调整剂量。

（3）不建议HFpEF患儿应用正性肌力药，但当合并心律失常需控制心房率时可应用洋地黄制剂，合并肺动脉高压时可选用磷酸二酯酶抑制剂。常规治疗效果不佳的肥厚型心肌病或限制型心肌病的舒张性心衰患儿，可试用口服儿茶素降低心肌细胞钙敏感性，改善心室舒张功能。

2. 非药物治疗

肥厚型梗阻性心肌病可选择改良扩大Morrow手术或改良Konno手术治疗。经导管局部射频消融肥厚心肌也可作为年长儿肥厚型梗阻性心肌病的一种治疗选择。

（七）常见并发症的治疗

（1）心律失常：心衰治疗和随访过程中出现心律失常时，需纠正可能存在的电解质紊乱、洋地黄中毒和代谢异常，并根据心律失常的类型、心功能状况及耐受情况给予及时处理。

（2）感染：应尽快控制感染，细菌感染者应及早、足量、静脉给予抗菌药物。

（3）贫血：最近的成人研究发现铁缺乏和贫血在HF患者中很常见：在55%的CHF患者和80%的AHF患者中存在铁缺乏。铁的缺乏与运动能力下降、心力衰竭复发住院、高风险心血管死亡率独立相关。因此，建议定期对所有HF患者进行贫血和缺铁筛查，包括全血细胞计数、血清铁蛋白浓度和转铁蛋白饱和度（transferrin saturation，TSAT）（Ⅰ，C）。对LVEF＜45%且缺铁（血清铁蛋白＜100 ng/ml或血清铁蛋白100～299 ng/ml，TSAT＜20%）的有症状患者应考虑静脉补充含铁羧麦芽糖，以缓解心衰症状，提高运动能力和生活质量。儿童目前缺乏这方面的研究数据，但是儿童本身即为缺铁性贫血高发期，提示我们在儿童HF治疗管理中应重视铁的监测和补充。根据患儿的基础疾病、心功能状态、贫血程度等综合判断是否需要输血、补充铁剂和应用促红细胞生成素。血红蛋白量低于70～80 g/L的患儿可输注浓缩红细胞。心衰程度越重，输血量越小、速度越慢，目标血红蛋白量不宜超过110 g/L。

主要参考文献

［1］Shannon MD，Véronique LR，Jill MK，et al. Advanced Heart Failure Epidemiology and Outcomes：A Population-Based Study［J］. JACC Heart Fail，2021，9（10）：722-732.

［2］Crespo-Leiro MG，Barge-Caballero E. Advanced Heart Failure：Definition，Epidemiology，and Clinical Course［J］. Heart Fail Clin，2021，17（4）：533-545.

［3］Paul AH，Biykem B，David Aguilar，et al. 2022 AHA/ACC/HFSA Guideline for the Management of Heart Failure：A Report of the American College of Cardiology/American Heart Association Joint Committee on Clinical Practice Guidelines［J］.Circulation，2022，145（18）：e895-e1032.

［4］Biykem B，Tariq A，Kevin MA，et al. Heart Failure Epidemiology and Outcomes Statistics：A Report of the Heart Failure Society of America［J］. J Card Fail，2023，29（10）：1412-1451.

［5］Khan MS，Shahid I，Bennis A，et al. Global epidemiology of heart failure［J］. Nat Rev Cardiol，2024，21（10）：717-734.

［6］Michelle MK，Khadijah B，Boback Z，et al. 2024 Update to the 2020 ACC/AHA Clinical Performance and Quality Measures for Adults With Heart Failure：A Report of the American Heart Association/American College of Cardiology Joint Committee on Performance Measures［J］. J Am Coll Cardiol，2024，84（12）：1123-1143.

［7］Bozkurt B，Coats AJS，Tsutsui H，et al. Universal deffnition and classiffcation of heart failure：a report of the Heart Failure Society of America，Heart Failure Association of the European Society of Cardiology，Japanese Heart Failure Society and Writing Committee of the Universal Deffnition of Heart Failure：endorsed by the Canadian Heart Failure Society，Heart Failure Association of India，Cardiac Society of Australia and New Zealand，and Chinese Heart Failure Association［J］. Eur J Heart Fail，2021，23（3）：352-380.

［8］GBD 2017 Disease and Injury Incidence and Prevalence Collaborators. Global，regional，and national incidence，prevalence，and years lived with disability for 354 diseases and injuries for 195 countries and territories，1990-2017：a systematic analysis for the Global Burden of Disease Study 2017［J］. Lancet，2018，392（10159）：1789-1858.

［9］Virani SS，Alonso A，Aparicio HJ，et al. Heart disease and stroke statistics-2021 update：a report from the American Heart Association［J］. Circulation，2021，143（8）：e254-e743.

［10］Bragazzi NL，Zhong W，Shu J，et al. Burden of heart failure and underlying causes in 195 countries and territories from 1990 to 2017［J］. Eur J Prev Cardiol，2021，28（15）：1682-1690.

[11] Seferovic PM，Vardas P，Jankowska EA，et al. The Heart Failure Association Atlas：Heart Failure Epidemiology and Management Statistics 2019［J］. Eur J Heart Fail，2021，23（6）：906-914.

[12] Fonseca C，Bras D，Araujo I，et al. Heart failure in numbers：estimates for the 21st century in Portugal Maggioni AP，Timmis A，Milinkovic I，Polovina M，Gale CP，Lund LH，Lopatin Y，Lainscak M，Savarese G，Huculeci R，Kazakiewicz D，Coats AJS；National Heart Failure Societies of the ESC member countries［J］. Rev Port Cardiol，2018，37（2）：97-104.

[13] Lindmark K，Boman K，Olofsson M，et al. Epidemiology of heart failure and trends in diagnostic work-up：a retrospective，population-based cohort study in Sweden［J］. Clin Epidemiol，2019，11（5）：231-244.

[14] Stork S，Handrock R，Jacob J，et al. Epidemiology of heart failure in Germany：a retrospective database study［J］. Clin Res Cardiol，2017，106：913-922.

[15] Smeets M，Vaes B，Mamouris P，et al. Burden of heart failure in Flemish general practices：a registry-based study in the Intego database［J］. BMJ Open，2019，9（1）：e022972.

[16] 中华医学会儿科学分会心血管学组，中国医师协会心血管内科医师分会儿童心血管专业委员会，中华儿科杂志编辑委员会. 儿童心力衰竭诊断和治疗建议（2020 年修订版）［J］. 中华儿科杂志，2021，59（2）：84-94.

[17] Bansal N，Matheny ME，Greevy RA Jr，et al. Acute Kidney Injury and Risk of Incident Heart Failure Among US Veterans［J］. Am J Kidney Dis，2018，71（2）：236-245.

[18] J Savarese G，Becher PM，Lund LH，et al. Global burden of heart failure：a comprehensive and updated review of epidemiology［J］. Cardiovasc Res，2023，118（17）：3272-3287.

[19] Zheng PP，Yao SM，Shi J，et al. Prevalence and Prognostic Significance of Frailty in Gerontal Inpatients With Pre-clinical Heart Failure：A Subgroup Analysis of a Prospective Observational Cohort Study in China［J］. Front Cardiovasc Med，2020，7：607439.

[20] Savarese G，Becher PM，Lund LH，et al. Global burden of heart failure：a comprehensive and updated review of epidemiology［J］. Cardiovasc Res，2023，118（17）：3272-3287.

[21] Moliner P，Lupón J，de Antonio M，et al. Trends inmodes of death in heart failure over the last two deeades：less sudden death but cancer deaths on the rise［J］. Eur J Heart Fail，2019，21（10）：1259-1266.

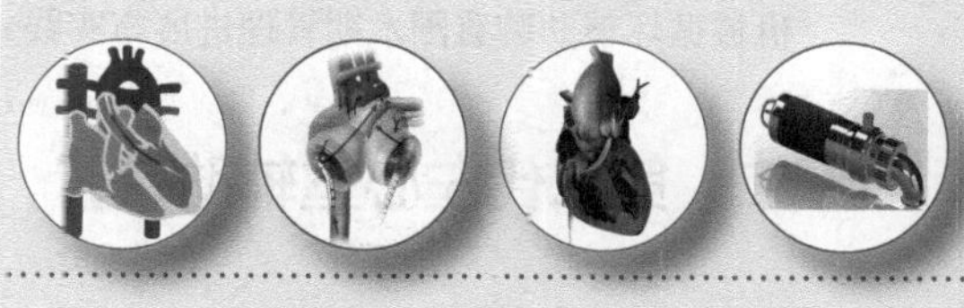

第二章

机械循环辅助装置的概述

心力衰竭（heart failure，HF）是一种慢性进行性疾病，对医疗保健系统构成了巨大挑战。仅在美国，大约有670万20岁以上的人患有心力衰竭；同时，心力衰竭的终身患病风险已增加到24%，大约1/4的人一生中会患上心力衰竭；在全球范围内是发病和死亡的主要原因之一。根据弗雷明汉心脏研究（Framingham Heart Study，FHS），50岁以后患心力衰竭的终身风险显著增加。预计到2030年，美国心力衰竭的患者数量可能会增加到850万。

尽管传统的医学和器械治疗取得了进展，但一部分心力衰竭患者即使在休息时仍会出现严重的、致残的症状。这些患者随后被归类为患有晚期（D期）心力衰竭（advanced heart failure，AHF）。研究表明，每年约有5%的心力衰竭患者进入这一晚期阶段。自2012年以来，心力衰竭死亡率一直在上升。年轻人（15～44岁）的年龄调整死亡率从1999年的2.36人/10万人增加到2019年的3.16人/10万人，增幅大于老年人（≥75岁）。

虽然心脏移植仍然是终末期心力衰竭治疗的金标准，但可用器官捐赠者的稀缺以及心脏移植的等待时间过长，使得有必要采取替代策略。在这种情况下，左心室辅助装置（left ventricular assist device，LVAD）已成为宝贵的工具，为不同年龄组、性别以及有医疗适应证的患者提供了延长生命和提高生活质量的可能性。目前临床上选择LVAD基于以下两种治疗目标：作为将患者过渡到移植的桥接移植（bridge to transplant，BTT），以及作为不适合心脏移植的患者的确定性终点治疗（destination therapy，DT）。

第一节　左心室辅助装置的分类

一、第一代左心室辅助装置

在20世纪80年代，首代左心室辅助装置（LVAD）配备了搏动血流系统（pulsatile flow systems），这些搏动式容积置换装置的设计目标在于模拟自然心律，具备自然心脏搏动产生的血压，有明显收缩期和舒张期。其核心功能是在减轻衰竭左心室压力的同时，提供充分的循环支持。首个获得美国食品药品监督管理局（Food and Drug Administration，FDA）批准的LVAD——HeartMate XVE，最初于1994年被授权作为心脏移植前的过渡治疗，随后在2003年被批准用于终末期治疗。相较于当时指南推荐的药物治疗（guideline directed medical therapy，GDMT）（β受体阻滞剂＋螺内酯＋血管紧张素转换酶抑制剂/血管紧张素Ⅱ受体阻滞剂），对于不适合心脏移植的患者而言，接受LVAD治疗的患者生存率有显著提高。具体而言，与接受GDMT的患者相比，LVAD患者的死亡率降低了48%。然而，LVAD患者的2年生存率仅为23%，而GDMT患者为8%。首代装置存在若干局限性，例如体积庞大、需要广泛的外科解剖和较大的身体体型、噪声显著，以及感染和卒中等并发症风险增加，LVAD内部运动部件的耐久性不足，导致在18～24个月后几乎普遍出现设备故障，需要更换设备。

二、第二代左心室辅助装置

随着医疗技术的持续进步，以及对更耐用且并发症更少的设备的不懈追求，第二代连续血流左心室辅助装置（continuous-flow LVAD，CF-LVAD）应运而生，标志着该领域的一次重大范式转变。这些装置摒弃了模拟心脏搏动性血流的传统设计，转而采用内部转子驱动的连续性血流。这种设计理念的革新，使得设备体积更小、运行更静音、耐用性更强，同时降低了围术期的发病率，并显著降低了泵故障的发生率。目前，第二代 LVAD 中应用最为广泛的 HeartMate Ⅱ（HM-Ⅱ），分别于 2008 年和 2010 年获得了美国食品药品监督管理局（FDA）的桥接移植（BTT）和终点治疗（DT）批准。*NEJM* 2009 年发表的一项临床试验，将 200 名等待心脏移植的患者随机分为两组，一组接受连续血流 LVAD（HM-Ⅱ）治疗，另一组接受搏动血流 LVAD（HeartMate XVE）治疗。结果显示，与搏动血流 HeartMate XVE 相比，连续血流 HM-Ⅱ患者的 2 年生存率更高，且无致残性卒中和泵衰竭的发生（46%，11%；$P < 0.001$）。此外，尽管两组的出血率都较高（81%，76%；$P = 0.06$），但接受连续血流 HM-Ⅱ治疗的患者中，感染、右心衰竭、心律失常和住院等不良事件的发生率较低。

美敦力公司的 HeartWare HVAD 采用了电磁和流体动力悬浮技术的结合，并分别于 2012 年和 2017 年获得了 FDA 的 BTT 和 DT 批准。2017 年发表的 HeartWare 心室辅助系统作为晚期心力衰竭的长期终点治疗（ENDURANCE）试验，纳入了 465 名患者，随机分配至 HeartWare HVAD 和 HM-Ⅱ LVAD 组。尽管 ENDURANCE 试验发现 HeartWare HVAD 组（55%）和 HM-Ⅱ组（57.4%）在无致残性卒中或无需设备更换的总体 2 年生存率方面没有显著差异，但确实显示 HVAD 组的卒中风险升高（29.7%，12.1%；$P < 0.001$）。2021 年 6 月，鉴于多项研究显示 HeartWare HVAD 存在较高的死亡率和神经系统不良事件发生率，以及泵重启延迟和心力衰竭事件后，美敦力公司决定撤回 HeartWare HVAD 的销售。

三、第三代左心室辅助装置

第三代左心室辅助装置技术的最新进展体现在全磁悬浮离心泵支持的连续血流系统上。雅培公司推出的 Heart Mate 3（HM3）在 2017 年和 2018 年相继获得 FDA 的批准，用于 BTT 和 DT。该设备的创新设计显著降低了剪切应力，最小化了血流停滞现象，提升了血液相容性，并对患者的短期及长期预后产生了积极影响。迄今为止规模最大的 LVAD 临床试验——多中心研究（MOMENTUM 3），针对接受机械循环辅助治疗的患者进行磁悬浮技术的评估，结果表明，HM3 在 2 年生存率方面无致残性卒中和泵血栓形成的风险显著低于 HM-Ⅱ（RR，0.84；95% CI，0.78 ～ 0.91；$P < 0.001$）。

从搏动血流到连续血流系统的 LVAD 治疗模式的转变，代表了终末期心脏治疗领域的一次重大突破。尽管搏动式 LVAD 为该领域奠定了基础，但连续血流设备的出现标志着一个新时代的到来，其特征为设备耐用性的提升、并发症的减少以及患者预后的显著改善。

第二节　当前的左心室辅助装置

一、持续血流泵用于桥接移植和终点治疗

在美国，从 2014 年到 2019 年，作为桥接移植接受 LVAD 的患者从 29.2% 下降至仅 8.9%。相反，欧洲机械循环支持患者注册中心（the European Registry for Patients with Mechanical Circulatory Support，EUROMACS）报告的数据表明，在同一时期，欧洲将 LVADs 作为桥接移植的使用率有所增加，从 38.9% 上升到 43.2%。

2018 年，美国器官共享联合网络（UNOS）的心脏移植分配政策发生了重大变化，标志着 LVAD 作为桥接移植策略的应用出现了一个转折点。政策变更将稳定的 LVAD 患者指定为状态 4（共 6 个级别），这与之前将他们置于第二状态级别（1b）

（共 3 个级别）的分配系统不同。最新的机械循环辅助机构间注册中心（INTERMACS）报告表明，2021 年约 5% 的 LVAD 植入是作为桥接移植进行的，而 81% 是作为终点治疗进行的。与此形成对比的是，在 UNOS 政策变更之前的 2017 年，这些数字分别为 24% 和 49%。然而，根据 EUROMACS 的最新数据显示，在欧洲，将 LVAD 作为桥接移植策略的使用从 2011 年的 33% 逐渐上升到 2020 年的 43%。这种实践上的差异可能归因于器官捐赠者可获得性的差异（欧洲每百万人口中有 4.2 名心脏捐赠者，而美国为 11.8 名）以及欧洲更长的等待时间等因素。这些动态可能导致欧洲对耐用 LVAD 作为有效桥接移植的需求不断增长。MOMENTUM-3 试验的二次分析表明，术前被归类为桥接移植与终点治疗的患者在临床结果上没有差异，可能表明术前治疗目标分类的冗余性，而应该将重点放在单一的术前策略上，以提高此类患者的生存率和生活质量为目标更宜。

二、当前的左心室辅助装置

左心室辅助装置技术的发展，以美国 HM3 装置为例，这是一种完全磁悬浮泵，具有一定程度的内在搏动性并能通过快速速度变化产生人工脉冲。这项创新减低了剪切应力和血流停滞，从而改善了短期和长期结果，特别是减少了血液相容性事件。HM3 装置是目前市场上唯一获得 FDA 批准的商业化 LVAD。

MOMENTUM-3 临床试验在 2014 年 9 月至 2016 年 8 月期间涉及 1028 名患者，他们被随机分配接受 HM-Ⅱ（512 名患者）或 HM3（516 名患者）的植入（不考虑预期的使用目标如何），主要终点是 2 年生存期，无致残性卒中或因设备故障而再次手术，而次要终点是植入后 2 年内的泵更换。在优势分析中，HM3 组在无致残性卒中及再次手术的 2 年生存率方面高于 HM-Ⅱ组（76.9%，64.8%）。与 HM-Ⅱ组相比，HM3 组的次要终点泵更换率降低（2.3%，11.3%）。此外，与 HM-Ⅱ组相比，HM3 组每位患者每年的并发症事件（如任何严重程度的卒中、大出血和胃肠道出血）数量较少。在 2 年研究期结束时，有 289 名患者仍在接受 HM3 装置的辅助，有 247 名患者接受 HM-Ⅱ装置的辅助。值得注意的是，在 MOMENTUM-3 试验的最近报告中，HM3 LVAD 的 5 年总生存率仍高于 HM-Ⅱ组（58.4%，43.7%；$P = 0.003$）。在 5 年时，HM3 组无致残性卒中或设备故障的生存率明显优于 HM-Ⅱ组，分别为 54.0% 和 29.7%，出院后的 5 年全因生存率为 62%。

此外，在 INTERMACS 2022 年的年度报告中，HM3 的 5 年生存率，在以桥接移植为适应证的患者是 52%，在以终点治疗为适应证的患者是 42%，其中 68% 的患者实现并维持了显著的症状改善（NYHA Ⅰ～Ⅱ）。与 HM-Ⅱ组相比，HM3 组的严重不良事件如卒中、泵血栓形成和出血发生率较低。对特定原因死亡率的事后分析显示，死亡的主要原因是血液相容性相关不良事件（hemocompatibility-related adverse events，HRAE），如泵血栓形成、卒中和出血，在 HM-Ⅱ组中明显高于 HM3 组。两组之间的其他死亡原因如感染和心力衰竭相似（$P > 0.05$）。HM3 组的成功桥接移植率是 51.5%，HM-Ⅱ组是 55.6%。

接受 LVAD 治疗的决定涉及医疗团队、患者及其照护者之间的共同决策过程。HM3 生存风险评分（HM3 Survival Risk Score，HM3RS）就是为了帮助这一决策过程预测 LVAD 的生存风险的评分系统。该评分系统使用来自 MOMENTUM-3 组合人群的数据进行了验证，该多中心研究包括了 2014—2018 年共 2200 名使用 HM3 的患者，随机分配到衍生队列（n = 1540）或验证队列（n = 660），筛选单变量死亡率预测因子以纳入潜在模型，使用逐步选择建立多变量 Cox 比例风险回归模型，并评估其性能（区分和校准）。

HM3RS 考虑了 6 个植入前临床因素，包括年龄、既往心脏手术（冠状动脉旁路移植术或瓣膜手术）、血尿素氮较高、血清钠水平较低、左心室舒张末内径（left ventricular end diastolic diameter，LVEDD）< 5.5 cm，以及右心房压（right atrial pressure，RAP）和左房充盈压力（pulmonary capillary wedge pressure，PCWP）之比 > 0.6 是死亡的重要风险因素。HM3RS 提供一个数值，并对 LVAD 植入后两年的生存率进行预测；这些分数可靠地将患者分为高于平均值、平均值和低于平均值的存活率，每增加一个三分位数，植入后死亡率就会增加 2 倍。HM3RS = 0.03496×（年龄，单位：岁）+0.53029（如果冠状动脉旁路移植术或瓣膜手术）−0.04112×（血清钠浓度，单位：mmol/L

－136）＋0.01093×（血清尿素氮，单位：mg/dl）＋0.62149（如果 LVEDD ＜ 5.5 cm）＋0.44785（如果 RAP/PCWP ＞ 0.6）。计算出来的数值将患者分为 3 类：高生存风险（＜ 2.41），平均生存风险（≥ 2.41 且＜ 2.97）和低生存风险（≥ 2.97）。高生存风险、平均生存风险和低生存风险组之间的 2 年生存率分别为 91%±2%、83%±3% 和 68%±4%。这种实用、易于使用的 HM3 生存风险评分，包括 6 个组成部分，准确预测了 HM3 植入后的 1 年和 2 年生存率。开发实用和个性化的 HM3 生存评分可用于提供个体生存估计，以促进在考虑 HM3 治疗时的共同决策。该风险工具可用于促进最佳患者选择，考虑个性化手术计划，并为临床医生提供以患者为中心的 LVAD 治疗决策能力。这个生存风险评分可用于指导 LVAD 植入的高风险、高回报条件下的共同决策，在这种情况下，延长寿命是在维持阶段手术挑战和生活方式改变之间的权衡。HM3RS 还可用于通过解决风险评分的可修改部分来考虑在 LVAD 植入前对患者进行优化。此外，风险模型可以帮助对等待移植的患者进行风险分层，完善器官分配策略，并改善 LVAD 作为晚期心力衰竭治疗的实施策略。该生存评分系统还需要进一步在全球范围验证后进行使用。

然而，最近的研究强调了这些基线特征相关的风险如何受到手术植入过程和术后恢复期间发生的事件的影响，最终影响 LVAD 植入后的长期结果。通过对 MOMENTUM-3 关键试验的分析，已确定 2 个植入前特征（血尿素氮升高以及既往冠状动脉旁路移植术或瓣膜手术）和 3 个植入后特征［HRAE、室性心律失常及出院时估计肾小球滤过率 eGFR ＜ 60 ml/（min · 1.73 m^2）］可作为 5 年死亡率的预测因素。没有这些预测因素的患者 5 年死亡率为 22.6%，而有一个或多个预测因素的患者死亡率较高，为 45.7%。需要注意的是，并非所有预测因素在影响结果方面具有相同的权重。其中，初始住院期间的 HRAE 对 5 年死亡率的影响最为显著，为 70.7%，其次是室性心律失常（59.0%）、eGFR ＜ 60 ml/（min · 1.73 m^2）（53.8%）和既往冠状动脉旁路移植术瓣膜手术史（47.7%）。

INTERMACS、EUROMACS 和日本机械辅助循环支持注册（J-MACS）是基于数据注册的主要 LVAD 结果研究。2020 年 INTERMACS 报告显示，1 年、3 年和 5 年的移植率分别为 14.3%、28.3% 和 32.2%。相比之下，EUROMACS 报告在 1 年、3 年和 5 年时的移植率较低，分别为 7.5%、20.2% 和 25.3%。此外，两个数据库中 LVAD 植入患者的总体生存率不同。EUROMACS 显示 1 年、3 年和 5 年的生存率分别为 70.4%、55.6% 和 44.5%，而 INTERMACS 数据显示在相同时间间隔内的生存率更高，分别为 83.1%、70% 和 60.8%。来自 J-MACS 的数据显示，1 年和 2 年的总体生存率较高，分别为 92% 和 88%，然而，泵故障的发生率仍然很高，1 年时为 21%，2 年时为 30%。

从最初的脉动血流系统到当今先进的连续血流装置，这些进步不仅显著提高了存活率并减少了并发症，而且显著提高了晚期心力衰竭患者的生活质量。

第三节　儿童左心室辅助装置

心力衰竭是儿童死亡的重要原因。据报道，儿童和青少年 HF 的发病率为（0.87 ～ 7.4）/100 000，其 5 年后死亡率或心脏移植率为 40%。儿童和成人心衰患者的治疗方法相似，包括药物治疗、器械治疗、手术治疗、机械循环辅助（MCS）和心脏移植。对于那些尽管有最佳指南指导的药物治疗，但仍有严重和持续的心衰症状的患者，由于其他方法无效，心脏移植被公认为晚期心力衰竭的金标准治疗方法，但供体器官的稀缺性已成为一个重要问题。

作为心衰患者的替代治疗方法之一，心室辅助装置（ventricular assist device，VAD）越来越受到人们的关注，并给这一领域带来了革命性的变化。VAD 于 1966 年首次应用于成人，可促进心肌恢复，提高生存率，使心脏移植成为可能。但儿科 VAD 发展依然滞后，主要原因为适应证患儿数量较少，使得制造商难以证明开发和使用的合法化，并且开发费用与后期销售成本不成正比。

随着1990年VAD首次在一名8岁终末期心衰患儿中成功使用，近三十年中VAD的设计及在儿童患者中的使用取得了迅猛的进步。目前VAD已作为重要治疗手段使用于约40%儿科心脏移植等待患儿，并使其整体死亡率下降至8%。然而，缺乏合适的设备、较少的临床经验和较高的并发症等困难，仍限制了儿科VAD的应用。

1990年以前，小儿心源性休克或重度心力衰竭患者只能使用体外膜肺氧合（extracorporeal membrane oxygenation，ECMO）和体外离心泵救治，但应用时间有限，患者需要重症监护且不可能活动。20世纪90年代起第一代脉冲气动驱动的体外VAD被开发使用，Berlin团队研制的特殊小型化的EXCOR®儿科VAD，被认为对儿科心力衰竭治疗的起到里程碑式的贡献。在随后的几十年里，Berlin Heart EXCOR® Pediatric在重度心力衰竭儿童中的应用越来越多，作为移植或心肌恢复的桥梁。在移植成为可能之前，VAD支持的最长时间为841天。

随后EXCOR®儿科VAD在德国以外国家分别取得首次使用成功，1998年在英国牛津作为BTT；2000年在美国图森市首次成功植入；2004年在美国斯坦福大学被植入一名患有急性心肌炎的4个月大的婴儿体内。2000—2004年间，美国有9例EXCOR®儿科VAD植入。直到2014年，EXCOR®儿科VAD才获得美国FDA批准使用。在随后的几年中，EXCOR®儿科VAD一直被应用于重度心力衰竭儿童，作为移植或心肌恢复的桥梁。

VAD根据辅助时长分为：长期辅助型（数周～数月）和短期辅助型（＜2周）；长期辅助型更适用于慢性心衰等待心脏移植患儿，常见装置：体外搏动型VAD与体内持续血流型VAD。

1. 体外搏动型VAD

（1）EXCOR® Pediatric（Berlin Heart GmbH，Berlin Germany）：目前儿科临床应用中50%的VAD类型为搏动型，气动泵驱动的EXCOR®（Berlin Heart GmbH，Berlin Germany）。1990年50 ml泵容量的EXCOR®在柏林首次应用于儿童心脏移植患者。2014年EXCOR®在美国被批准用于临床。原理为改变血腔容积对血液进行挤压再配合进出口瓣膜形成单向流动的搏动血流，是一种体外，气动驱动的脉冲泵。有几种尺寸选择，外部放置经皮含血硅胶套管，连接到心房、左心室心尖和植入胸腔内的大血管。固定驱动系统可用于所有泵，如驱动压力＜250 mmHg则使用移动的驱动程序。具有应用可靠、便于观察、更换方便的特点，适用于婴儿至青少年患者。是目前唯一经FDA批准的儿童使用装置（图2-1）。

（2）MEDOS-VAD系统：于1982年由德国亚琛工业大学赫尔姆霍兹生物医学工程研究所开发。为了优化泵的设计，实施了三个设计阶段，采用改良的主动脉内球囊泵驱动装置（Ⅰ阶段，1985—1989年）；MEDOS GmbH开发了自己的VAD驱动单元，并用三叶聚氨酯-乙烷阀取代了机械Björks Shllry心脏阀（Ⅱ阶段，1990年）；进行了第一次动物试验，优化了泵的设计并改善

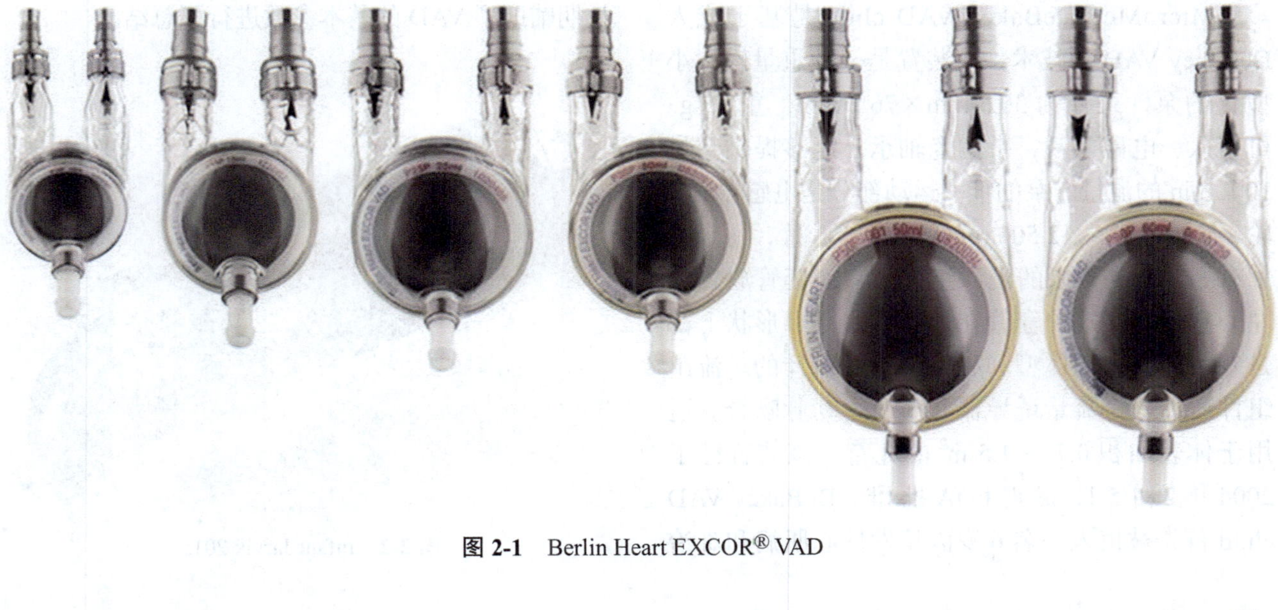

图2-1 Berlin Heart EXCOR® VAD

了血流动力学（Ⅲ阶段，1990—1993 年）。已开发出 10 ml（婴儿），25 ml（儿童）和 60 ml 和 80 ml（成人）的泵来支持左心室。右心支持泵可减少 10% 的每搏心排血量，分别为 9 ml（婴儿）、22.5 ml（儿童）、54 ml 和 72 ml（成人）。如行左心室功能支持，则静脉插管置入左心房，动脉插管置入主动脉。如行双心室支持，在右侧和左心室进行静脉插管，在肺动脉干和主动脉进行动脉插管。在某些情况下，使用特殊设计的导管进行左心室尖端插管。然后将静脉和动脉插管经皮连接到 MEDOS-VAD 泵。为了供电，这些泵通过气动传动系统连接到 MEDOS 驱动器，驱动器可安装在手推车上，便于移动。1994 年，柏林慈善医院首次为一名儿童植入了 MEDOS-VAD 泵。自 1994 年以来，国际范围内共有 280 例患者植入了 MEDOS-VAD 泵，最长的支持时间为 180 天。遗憾的是，MEDOS-VAD 泵已退出市场，目前无法使用。

2. 体内持续血流型 VAD

其优点是无血袋（血栓形成和细胞损伤的潜在区域），血液-装置接触界面小，无人工瓣膜，只有一个活动部件（磨损的机会较少），功耗低，重量和尺寸小，噪声低，感染发生率显著降低，泵故障发生率显著降低。

（1）DeBakey VAD child（MicroMed Cardiovascular Inc，Houston，TX）：随着体外搏动（脉动）系统技术的发展，连续血流泵在年龄较大的儿童和青少年中的首次应用使用成人泵。1998 年，Hetzer 在德国柏林实施了全球首例成人连续流泵植入，即 Micromed DeBakey VAD。

MicroMed DeBakey VAD child 是基于成人 DeBakey VAD 的技术。该装置是一种重量轻、小型化的泵，尺寸为 30.5 mm×76.2 mm，重 95 g。可植入、电磁驱动，带陶瓷轴承，能够提供超过 10 L/min 的流量。泵的唯一运动部分是电感器 / 叶轮，转速 500 ～ 12 500 rpm，有 6 个叶片，每个叶片有 8 个磁铁。泵的流入组件钛入口套管放置在左心室顶端。这种套管在角度、大小和形状上都是专门为儿童的体型和心脏大小而设计的。流出组件通过一个流量诱导器并与升主动脉吻合。适用于体表面积 0.7 ～ 1.5 m^2 的儿童。该装置已于 2004 年 2 月 5 日获得 FDA 批准。DeBakey VAD child 首先被植入一名 6 岁因特发性心肌病和难治性心律失常需要复苏而严重心力衰竭的女孩。迄今为止，全球已有 6 例 DeBakey VAD child 植入，其中 3 例死亡，3 例心脏移植。由于血栓栓塞事件的高发率，该装置没有被广泛采用，自 2006 年以来，就没有关于该设备的进一步报道。DeBakey VAD child 的累积临床经验是有限的。

（2）PumpKIN：缺乏合适的设备设计来解决儿童独特的解剖和生理需求，仍然是世界范围内儿科机械循环辅助的最大问题。美国联邦政府加大了投资，用于开发 5 种适应于先天性或获得性心血管疾病的 2 ～ 25 kg 儿童的小型 VAD。这 5 种项目包括：① PediaFlow VAD：一种可植入的、磁悬浮的、混流涡轮动力 VAD，专为 2 岁以下的儿童设计；②儿科泵肺（PediPL）：一种可植入的混流带有磁悬浮叶轮的 VAD；③小儿心肺辅助系统（pCAS）；④ Infant Jarvik 2000 VAD：轴流叶轮泵，根尖植入儿科 VAD（Jarvik Heart，Inc）；⑤小儿 VAD（PVAD）。

2014 年 1 月 PumpKIN 临床试验获批。婴儿泵适用于 3 ～ 15 kg 的患儿，儿童泵适用于 15 ～ 25 kg 的患儿。Infant Jarvik 2000 VAD 是为体内植入而设计的，约为 AAA 电池大小。该装置没有流入套管，该装置的速度和流量分别为 18 000 ～ 28 000 rpm 和 0.5 ～ 1.5 LPM（后负荷为 45 mmHg）。

Infant Jarvik 2015（Jarvik Heart Inc，New York USA），特别适用于幼儿。尺寸略大于 7 号电池，该泵带有 2 个圆弧叶轮叶片，一组定子叶片和 2 陶瓷圆锥轴承。该泵仅被 FDA 批准用于体重 ＞ 8 kg 的儿童。与 Berlin Heart 心脏泵相比植入方式更先进（图 2-2）。表 2-1 对目前市面常用儿童长期辅助型 VAD 的基本参数进行了总结。

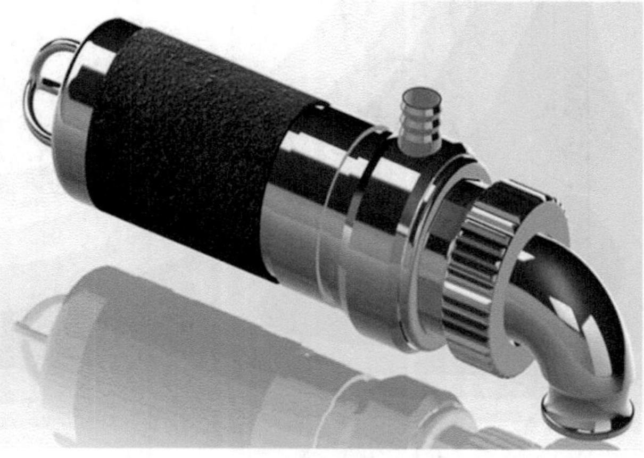

图 2-2 Infant Jarvik 2015

表 2-1　常用儿童长期辅助型 VAD 的基本参数

装置名称	分类	流量（L/min）	体重（kg）	FDA 批准用途
Berlin Heart INCOR	第 3 代	/	/	BTT
Berlin Heart EXCOR（10 ml）	第 1 代	0.5 ～ 1.1	2 ～ 8.5	BTT
Berlin Heart EXCOR（15 ml）	第 1 代	0.9 ～ 1.7	6.5 ～ 15	BTT
Berlin Heart EXCOR（25 ml）	第 1 代	1.5 ～ 2.6	13.5 ～ 25	BTT
Berlin Heart EXCOR（30 ml）	第 1 代	1.8 ～ 3.2	16 ～ 30	BTT
Berlin Heart EXCOR（50 ml）	第 1 代	3 ～ 5.5	30 ～ 55	BTT
Berlin Heart EXCOR（60 ml）	第 1 代	3.6 ～ 6	35 ～ 60	BTT
HeartWare HVAD	第 3 代	＞ 2	≥ 25	BTT
Infant Jarvik 2015	第 3 代	0.5 ～ 3	＞ 8	BTT

注：BTT，桥接移植。

3. 适用于儿童的成人 VAD

（1）HeartWare® HVAD System（Framingham，MA，USA）：是第三代 VAD，由一个小型离心连续血流 HVAD 泵、流体动力叶轮悬架及无机械接触的混合式磁悬浮组成。很薄（4.2 mm），有灵活的传动系统和抗疲劳电缆，植入后可直接固定在心包内，无需泵袋。适用于体重≥ 25 kg 的患儿，可泵血速度至少为 2 L/min，避免运行“空泵”。该装置主要适用于终末期心衰患儿心脏移植前的过渡阶段。2021 年，由于泵头与内壁间隙过小，相应剪切力过大，导致内泵相关的神经不良事件和死亡率的增高，美敦力公司宣布停止了该设备的销售。

（2）Berlin Heart INCOR®（Berlin Heart GmbH，Berlin，Germany）：是第一个磁悬浮轴流泵。该装置设计合理，技术先进，即使长期使用，也没有临床上显著的技术缺陷。叶轮被制成电机的转子，并将磁通量，通过外部定子使叶轮旋转，同时叶轮通过另一电磁系统保持悬浮。Berlin Heart INCOR® 作为 LVAD 植入了一位 17 岁患有扩张型心肌病的青少年，他在 86 天的支持后成功进行了心脏移植。

（3）Toyobo（Nipro，Osaka，Japan）：是一种气动隔膜型低压辅助系统。每搏心排血量为 70 ml，模拟系统的最大输出为 7 L/min。该设备首次临床应用于 1982 年，并于 1990 年商业化。

（4）HeartMate Ⅱ（Thoratec，Pleasanton，CA，U.S.A）：是采用轴流技术的第二代植入式设备。2008 年 4 月 FDA 批准，具有小型、无噪声、易于操作和监控的优点。通过一个简单的操作系统和小的经皮驱动线，为患者提供了一个积极康复的机会，并使出院回家成为可能。因该设备据称需要较少的抗凝剂，故成为出血风险较高的患者的选择。但 HeartMate Ⅱ 比 HeartWare 泵要笨重一些，它通常需要一个额外的装置来放置泵。

（5）Thoratec® VAD（Thoratec Corp，Pleasanton，CA）：截至 2005 年 1 月，209 例患者（平均年龄 14.5 岁；范围 5 ～ 18 年）都得到 Thoratec® VAD 的支持。在体型较小（体表面积＜ 1.3 m^2）的先天性心脏病儿童中，总生存率为 51.7%。

（6）DuraHeart LVAD（Terumo Heart Inc，MI，U.S.A）：是第三代泵磁悬浮左心室辅助设备。该系统叶轮与驱动机构之间无机械接触，采用离心泵与主动磁悬浮相结合，实现长期循环支撑。在儿童方面的经验仅限于青少年，但目前该设备已不可用。

4. 短期辅助装置

（1）体外膜肺氧合（extracorporeal membrane oxygenation，ECMO）：为成人和儿童心源性休克常用的体外生命支持方式。50 年前起，ECMO 逐渐从体外循环发展到现在经常用于重症儿童的抢救治疗。传统的离心泵，如 Biomedicus（Medtronic，Eden Prairie，ME），Jostra Rotaflow（Maquet cardiopulmonary，Rastatt，Germany）和 Levitronix（Levitronix，Waltham，MA），通过 CPB 电路提供 ECMO 短期支持，或作为短期 VAD 支持。

（2）Bio-Pump（Medtronic Corp，Minneapolis，MN）：是一种离心泵的系统，为美国最常用的儿科辅助 VAD。VAD 电路使用较短的管道长度将泵连接到静脉和动脉导管，与 ECMO 相比，这减少了启动体积，使系统易于维护，由于没有氧合器或静脉储血器，肝素需要量和对血液系统的影响较小。缺陷为支持时间较短。适用于所有年龄的患者。

（3）Bio-medicus VAD（Medtronic Corp，Minneapolis，MN）：已被用于支持患有术后心力衰竭和因左冠状动脉与肺动脉起源异常导致心衰的儿科患者。

（4）ABIOMED BVS 5000（ABIOMED Cardiovascular，Inc，Danvers，MA）：是一种气动、搏动、体外、非同步 VAD，能够提供 5 ～ 6 L/min 的心排血量。血泵是一种单用途双腔装置，由心房（充血）腔和心室（泵血）腔组成。血泵通过重力被动填充，不需要真空。双腔，双阀的设计模仿了自然心脏。它完全解除了心室的压迫。它为主要器官提供脉动血流，所显示的脉压是生理性的。在支持期间，该装置允许撤回肌力药物。

这些为成人设计的装置在儿童中使用受到限制的原因，归于除体重较大儿童外普通儿童使用期间泵速较慢，导致血栓风险增加。

主要参考文献

［1］Angeliki D，Arash A，Nikolaos D，et al. Validation of the VT-LVAD score for prediction of late VAs in LVAD recipients［J］. J Cardiovasc Electrophysiol，2021，32（2）：515-522.

［2］Akhmerov A，Ramzy D. Mechanical Circulatory Support in Right Ventricular Failure［J］. Interv Cardiol Clin，2021，10（2）：185-194.

［3］Mehra MR，Nayak A，Morris AA，et al. Prediction of Survival After Implantation of a Fully Magnetically Levitated Left Ventricular Assist Device［J］. JACC Heart Fail，2022，10（12）：948-959.

［4］Aditi N，Shelley AH，Nir U，et al. Predictors of 5-Year Mortality in Patients Managed With a Magnetically Levitated Left Ventricular Assist Device［J］. J Am Coll Cardiol，2023，82（9）：771-781.

［5］Cathrine MM，Andrea FV，Daniel Oren，et al. Evolution of Mechanical Circulatory Support for advanced heart failure［J］. Prog Cardiovasc Dis，2024，82：135-146.

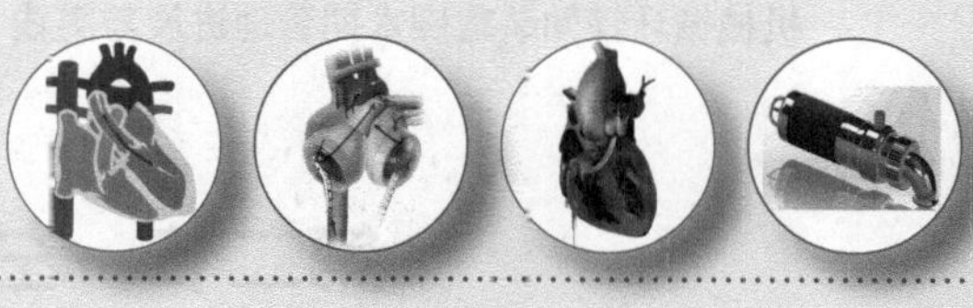

第三章

机械循环辅助装置在美国的应用

晚期心力衰竭患者的5年生存率仍低于20%。长期左心室辅助装置（durable left ventricular assist device，dLVAD）是晚期心力衰竭患者的重要治疗选择。dLVAD技术的创新降低了多种不良事件的风险，包括泵血栓、卒中和出血。现在，患者的平均生存率在2年内与心脏移植相似，5年dLVAD生存率接近60%。然而，由于患者转诊到晚期心力衰竭中心的延迟、临床医生对现代dLVAD结果（包括生活质量的改善）知识的不足，以及在等待心脏移植的dLVAD支持患者的优先级降低，dLVAD治疗的广泛应用尚未实现。尽管存在这些挑战，但新型设备正在临床研究中，它们具有更小的体积，允许更小的侵入性手术植入，并且消除了用于供电的经皮导线。

现实世界里的主要问题：①对于对指南指导的药物治疗无反应的晚期心力衰竭患者，预后较差。② dLVAD治疗可以改善这些患者的生存率和生活质量。③尽管现代LVAD技术已降低不良事件的发生率，但长期机械循环辅助仍未得到充分利用。

第一节　左心室辅助装置在美国的发展

长期机械循环辅助（mechanical circulatory support，MCS）即旨在帮助患者出院和长期支持的植入式设备，是针对指南指导的药物治疗无反应或出现心源性休克的晚期心力衰竭患者的一种明确的治疗选择。长期MCS设备最常见的配置是植入式左心室辅助装置（LVAD），其组件包括一个带有流入管道和流出管道的置入泵。流入管道插入左心室顶端，流出导管缝合到升主动脉。经皮导线为置入泵提供来自外部电源的电力。早期MCS设备设计集中于开发一个完全人工心脏，但更务实的方法为提供单心室支持的LVAD设计，而不是完全替代人类心脏。早期LVAD作为移植的桥接取得了成功，这导致临床试验确立了MCS作为终点治疗（即长期目的治疗）的有效性，适用于不符合心脏移植条件的患者。设备的耐用性和不良事件限制了将该技术应用于长期目的治疗。引入更具有耐用性和更小尺寸的连续流动旋转泵，重新激发了MCS在桥接移植和长期目的治疗中的使用。随着时间的推移，连续血流泵在提高生存率和减少不良事件方面显示出逐步的进步。因此，2010年至2019年间，美国植入的LVAD数量几乎翻了一番。

2018年10月，美国器官共享网络发布了一项新的心脏捐赠分配政策，降低了因LVAD支持而无并发症患者的心脏移植等待名单的紧急状态，因为与出现心源性休克并列入临时MCS的患者相比，其面临即将死亡或退出心脏移植名单的风险较低。这一等待名单政策的变化显著影响了MCS用于桥接移植指征的频率。2019年至2021年间，美国长期MCS植入量减少了约25%，2022年仅约5%的患者接受MCS作为桥接移植。这一影响可能归因于：①对改善的当代生存率和健康相关生活质量（HRQoL）益处缺乏认识；②长期MCS作为桥接移植策略的使用减少。

应了解过去20年MCS的进展和挑战，将MCS治疗和结果置于当代背景中，并讨论未来的技术和优先事项。

第二节 左心室辅助装置在美国的使用情况

HeartMate 3（雅培实验室）是目前在美国和欧洲使用的主要长期左心室辅助装置（LVAD）。由于不良事件发生率较高，HeartMate Ⅱ（雅培实验室）自2008年在美国上市以来，使用频率很低。HeartWare HVAD（美敦力公司）最初于2012年获得美国的桥接移植（BTT）批准，2017年获得终点治疗（DT）批准，但因设备故障及与HeartMate 3相比卒中发生率和死亡率较高，于2021年6月停止商业使用。

一、生存率

长期MCS的生存率显著提高，目前接受现代LVAD的患者在1年的生存率为87%。在过去18年中，LVAD辅助的1年生存率提高了35%。在2001年具有里程碑意义的充血性心力衰竭机械辅助治疗的随机评估（REMATCH）试验中，早期LVAD（HeartMate XVE，雅培实验室）的治疗报告的1年生存率为52%，而医学管理为25%。接受新一代轴流连续血流泵（HeartMate Ⅱ）辅助的患者1年生存率提高至68%，而离心连续血流泵（HeartWare HVAD）的生存率为77%。

从2018年到2022年，心脏助力3号多中心研究（MOMENTUM 3）比较了接受HeartMate Ⅱ与接受现代HeartMate 3的患者的结果。在MOMENTUM 3中，接受HeartMate 3的患者1年和5年生存率分别为84%和52%，而接受HeartMate Ⅱ的患者为82%和44%。MOMENTUM 3的HeartMate 3组 在迄今为止的LVAD临床试验中实现了最佳生存率。“真实世界”生存率在胸外科医师学会Intermacs国家数据库（STS Intermacs）中得到了验证，证明了MOMENTUM 3中观察到的生存成就。

LVAD辅助的生存率远高于终末期心力衰竭医学管理相关的死亡率（即，接受正性肌力药物治疗的患者在1年内的死亡率约70%）。考虑到约50%的LVAD患者有某种程度的心源性休克或组织灌注不足的生理表现（即，STS Intermacs患者分类1和2级），还有36%的患者被认为是稳定但依赖正性肌力药物（即，STS Intermacs患者分类3级），这些结果超过了仅用于心源性休克的医学管理和临时MCS的结果（30天生存率为50%～70%）。心源性休克和门诊终末期心力衰竭的高死亡率支持使用LVAD治疗以改善生存率。

二、不良事件

与LVAD相关的不良事件负担，包括相应的再入院，仍然显著。大约只有30%的患者在LVAD植入后1年内保持没有再入院。一些不良事件是可以预见的，原因如下：①需要抗凝治疗；②存在机械装置和用于电源传输的经皮导线；③基础心肌病的进展。LVAD早期（＜90天）和晚期（≥90天）辅助期间关键不良事件，卒中和感染对死亡风险的影响最大，但如胃肠道出血和慢性右心衰竭等不良事件也会影响生存率和健康相关生活质量（HRQoL）。重要的是，现代设备显著降低了泵故障的风险，约为每患者每年0.01次事件，且在最初6个月后卒中的风险降至每患者每年约0.04次事件。

在对持续血流LVAD支持的早期研究中，一些由于持续血流LVAD辅助引起的生理和血液学变化的独特并发症并未被观察到。值得注意的是，黏膜皮肤出血（通常是胃肠道出血或鼻出血）在LVAD植入后1年内影响25%～30%的患者，且这是由于血液的级联反应引起的变化。随着当前一代LVAD技术的发展，黏膜皮肤出血的风险有所降低，目前正在进行研究以调查修改的抗血栓协议，包括撤回抗血小板治疗以降低出血风险［即心脏伴侣3泵的抗血小板去除和血液相容性事件（ARIES HM3）］。此外，至少中度的主动脉瓣关闭不全在LVAD辅助的1年内影响约20%的患者，并与反复的心衰再入院和右心衰竭的进展相关。主动脉瓣关闭不全被认为是由于持续的左心室卸载导致主动脉瓣持续关闭，进而在瓣膜的动脉侧承受高剪切应力，导致后续的瓣膜不良接合、微血栓、炎症和钙化、退化。来自MOMENTUM 3临床研究的最新数据表明，与 HeartMate Ⅱ相比，HeartMate 3 的中度或重度新发主动脉瓣关闭不全的发生率降低，并且 HeartMate 3 的新发显著主动脉瓣关闭不全与 2 年后的不良结果无关。

三、临床结果

LVAD 治疗的一个重要目标是确保患者在 LVAD 辅助下“生活得很好”，并保持不再住院。所有评估 LVAD 的关键试验都显示出在健康相关生活质量（HRQoL）和功能能力方面的显著改善。在 MOMENTUM 3 中，HRQoL（通过堪萨斯城心肌病问卷评分评估）在 LVAD 植入后 6 个月内提高了 28 分。在心力衰竭临床试验中，5 ～ 10 分的改善通常被视为显著的临床改善，而 LVAD 治疗在堪萨斯城心肌病问卷评分上的改善显著高于药物治疗所观察到的改善。患者在植入设备后在活动能力、自我照顾和焦虑 / 抑郁方面也经历了类似的改善，这种改善持续到 24 个月。同样，在 LVAD 支持下，NYHA 心功能分级和心脏功能在 24 个月时也有所改善。在 MOMENTUM 3 中，95% 的 HeartMate 3 辅助患者在设备植入前被分类为 NYHA 心功能分级Ⅳ级，77% 的患者在 6 个月内改善到 NYHA 心功能分级Ⅰ级或Ⅱ级，且结果在 24 个月时仍然持续。6 分钟步行距离虽然部分受到患者无法完成测试的影响，但在 LVAD 植入后增加了 140 ～ 230 m（在心力衰竭临床试验中，30 ～ 50 m 被认为是显著的临床改善）。这些心脏功能和 HRQoL 的提升即使在经历不良事件的患者中也发生了，尽管增加的幅度较小。这些数据清楚地表明，患者在 LVAD 辅助下大多都过得不错。假设 HRQoL 期望的框架发生了变化，患者在优先考虑生存和对 LVAD 辅助带来的其他意外好处的反应中重新调整期望。

四、心肌恢复

LVAD 提供显著的容量和压力卸载，改善全身灌注，并允许至少部分逆转对晚期心力衰竭患者有害的应激相关补偿反应。将指南指导的药物治疗作为 LVAD 的辅助治疗，与患者获得心脏结构和功能的额外益处相关。LVAD 辅助和药物治疗后的心脏重塑和功能改善不是二元现象，而是沿着表型的连续发生。LVAD 后观察到的恢复表型包括：①有效反应者（10%）：左心室射血分数平均改善 27 个绝对单位（范围：23% ～ 33%），并达到绝对水平＞ 40%，心脏尺寸下降至正常范围内；②部分反应者（30%）：左心室射血分数平均改善 9 个绝对单位（范围：6% ～ 14%），但未达到绝对水平＞ 40%，与心脏尺寸下降至正常范围内相关；③非反应者（60%）：收缩功能没有显著改善，尽管心脏尺寸显著下降但未达到正常范围。反应者在 LVAD 撤机后的心脏改善的可持续性和相关生存率与国际心肺移植学会注册的移植后生存率相似，并伴随运动能力和健康相关生活质量的改善。这些观察结果已在单中心研究中得到了重复，在 RESTAGE-HF（D 期心力衰竭的缓解）和来自 STS Intermacs 及欧洲机械循环辅助患者注册的报告中也得到了验证。RESTAGE-HF 是一项前瞻性、多中心、非随机研究，调查 LVAD 机械卸载结合标准化药物治疗以诱导逆重塑，以及对基础心功能进行系列测试（超声心动图、6 分钟步行试验和心肺运动测试）是否能提高 LVAD 的撤出率。总体而言，所有入组患者中有 40%（40 人中有 16 人）达到了主要终点，36 名患者中有 50%（18 人）在 18 个月内进行了 LVAD 撤出。此外，最近的一项研究发现，在 LVAD 辅助下改善心功能的患者发病率和死亡率更低。与 LVAD 相关的心肌改善的其他预测因素包括：年轻、心力衰竭持续时间较短、非缺血性心肌病，以及各种特征，如旋转力学和其他超声心动图标准、循环肿瘤坏死因子 - α 和干扰素 - γ，以及心肌组织 T 小管微结构。在具有临床反应预测因素的患者群体中，足以撤机 LVAD 的心肌恢复发生率为 50% 或更高。

五、LVAD 当前的适应证和转诊时机

对于 D 期心力衰竭患者，持久性心脏辅助装置应被视为主要治疗方法。2022 年美国心脏病学会 / 美国心脏协会 / 美国心力衰竭学会的心力衰竭指南建议对选择的左心室射血分数降低且 NYHA 心功能分级Ⅳ级的晚期心力衰竭患者进行心脏辅助装置治疗，以改善功能状态、健康相关生活质量（HRQoL）和生存率，这些患者被认为依赖于持续的正性肌力药物或临时心脏辅助装置（Ⅰ，A）。

对于那些尽管接受了指南指导的药物治疗但尚未需要持续正性肌力药物或临时心脏辅助装置的左心室射血分数降低且NYHA心功能分级Ⅳ级的心力衰竭患者，症状、功能分级和死亡率的改善也相似（Ⅱa，B）。

及时识别可能受益于心脏辅助装置的晚期心力衰竭患者对优化治疗效果至关重要。患者通常在晚期被转诊，或者根本没有转诊到晚期心力衰竭中心。一些发现表明心力衰竭病情正在加重，这可用于识别需要转诊接受持久性MCS的患者。例如接受指南推荐的药物治疗患者或左心室射血分数降低（≤30%），持续出现心力衰竭症状以及心功能受损的患者（如无法步行1～2个街区），应及时转诊至晚期心力衰竭诊疗中心。鉴于MCS候选者的复杂性和标准的不断变化，提供者应保持低门槛进行转诊。

第三节　左心室辅助装置在美国的患者选择

植入式左心室辅助装置（LVAD）适用于特定的晚期心力衰竭患者，这些患者具有较差的健康相关生活质量（HRQoL）和中期预后。在考虑LVAD治疗之前，应排除可逆性心力衰竭的原因以及显著的并发症或其他限制生命的疾病。然而，即使是那些通常会被排除在临床试验组之外的并发症患者，仍然可以从长期的LVAD治疗中获得显著的生存获益。

一、器官损伤

不可逆的终末器官损伤（肝、肾和神经系统）通常被视为绝对禁忌证。接受机械循环辅助（MCS）并需要永久透析的患者，与未透析的患者相比，预后较差。采用腹膜透析等替代透析方法是否会产生更好的结果仍然未知。偶尔，MCS用于将合适的伴随终末期肾病的患者桥接到心肾移植。慢性肾病（非终末期）在心力衰竭人群中很常见，患者在实施MCS后通常会经历肾功能的显著改善。确定哪些患者具有可逆性与不可逆性肾病仍然复杂。对植入前优化治疗（使用正性肌力药物、去除体液和临时MCS）的临床反应可以帮助判断肾病的可逆性。

二、高龄

与任何心力衰竭治疗一样，高龄是不良结果的预测因子，并与更高的死亡风险相关。高龄可能被视为LVAD治疗的相对禁忌证。然而，来自STS Intermacs的最新报告指出，2010年至2020年间，4.8%的LVAD接受者年龄超过75岁。超过75岁人群的五年死亡率高于年轻接受者。然而，在2017年至2020年更近期的植入期，超过75岁接受者的1年和3年生存率分别为71.2%和55.7%，远高于医学治疗的预期。然而，这一生存反映的是一个非常特定的人群。最重要的是，老年和年轻接受者的功能能力和HRQoL改善相似。

三、肥胖

肥胖在心力衰竭人群中很常见，许多因肥胖（BMI＞35～40 kg/m^{2}在大多数中心被视为心脏移植的禁忌证）而不适合心脏移植的患者被考虑进行MCS。针对MCS候选者的心脏中心特定肥胖阈值各不相同，某些中心将非常显著的肥胖视为相对禁忌证，但并非所有心脏中心都如此。关于肥胖与MCS后死亡率之间关联的数据混杂，单中心的结果显示中性结果，甚至最近的一项荟萃分析得出较高BMI与保护性关联的结论。然而，大型注册数据表明，肥胖患者的早期死亡率略有增加（BMI每增加5 kg/m^{2}的风险比为1.1；P＝0.0008）。预植入肥胖与植入后并发症相关，包括经皮导线感染、右心室衰竭、泵血栓和心力衰竭再入院。术前减重、基于BMI的适当患者选择以及积极的术后液体和营养管理是改善肥胖患者预后的策略之一。减肥手术，如胃旁路手术或袖状胃切除术，已被证明在接受机械循环辅助的肥胖患者中有效实现显著减重，并降低心力衰竭再入院的发生率，同时增加心脏移植的可能性。

四、心理社会风险

社会和行为健康评估仍然是机械循环辅助评估过程的重要组成部分。有限的社会支持、物质滥用、不遵医嘱、精神疾病和认知障碍可能成为候选者的障碍。与早期 MCS 相关的设备和不良事件的复杂性使植入中心制订了严格的护理和患者依从性指南，以确保良好的 LVAD 结果。有报道称，具有上述心理社会风险因素的接受者在植入后并发症的风险增加，但生存率和卒中发生率与没有心理社会风险因素的患者相似。技术的进步使设备更加可靠。适度放宽心理社会要求，例如取消对 24 h/7 天护理需求，减少在 LVAD 植入后 6～8 周的密集监督护理，可能会为有需要的适当患者增加 MCS 的机会，并改善种族和性别的差异。

五、右心室衰竭

大多数 MCS 设备，除了全人工心脏，都是设计用于仅辅助左心室。在许多情况下，通过减轻左心室负担，从而减少肺部充血和右心室后负荷，以及改善全身血流，能够改善右心室功能。右心室功能障碍的存在不应成为转诊或候选 MCS 的障碍。在植入 MCS 前具有显著的右心室功能障碍的患者，特别是当其程度与左心室功能障碍不成比例时，植入左侧单一 MCS 设备后有发生右心室功能障碍的风险。预测 MCS 实施后右心室衰竭仍然困难。虽然已经开发了风险评分，但没有一个在独立验证队列中表现特别好。有几项研究表明，研究植入前右心室对左侧减负的反应可能对预测植入后右心室衰竭有用。尽管没有任何右心室衰竭预测工具单独使用以排除 MCS，但它们在参与潜在候选者的共同决策中是有用的，可以用于识别高风险候选者，以研究旨在减轻植入后右心室衰竭的方法。重要的是要意识到，MCS 植入过程中的几个因素可能会恶化内在的右心室功能，这增加了预测植入后右心室衰竭的难度。

六、设备植入的时机

MCS 植入的适当时机依赖于：①转诊模式；②在就诊时的疾病急性程度。在植入前急性程度最高的受体（最低的 STS Intermacs 患者分类 1 级）有更差的预后。MCS 植入患者可能受益于延迟 LVAD 的植入，以便有时间进行术前优化，减少 LVAD 植入前的疾病急性程度。与药物治疗相比，ROADMAP（左心室辅助装置与药物管理的风险评估和比较有效性）研究表明，LVAD 辅助在非依赖于正性肌力药物的晚期可活动心力衰竭（NYHA 心功能分级Ⅲb/Ⅳ级）患者中也有益，改善心脏功能和患者的生存率，但同时也增加了不良事件的风险。理想上，MCS 的植入应在心力衰竭相关的终末器官损伤发生之前进行。

七、预期生存风险评分

用 MCS 预测其他结果，包括生存，仍然具有挑战性。HeartMate 3 风险评分是基于 MOMENTUM 3 的数据开发的。为了将潜在受体分层为预期生存好于平均水平、平均水平或低于平均水平，该工具结合了 6 个简单的植入前指标：①年龄；②既往心脏瓣膜手术或冠状动脉旁路移植术史；③左心室大小；④血清钠水平；⑤右心房压力与肺动脉楔压比；⑤血清尿素氮。尽管该工具在参与患者的共享决策讨论中可能有用，但它有一些重要的局限性，包括：① MOMENTUM 3 临床试验的纳入和排除标准限制了非常高风险患者的纳入，以及大量真实世界经验的缺失；②评估风险的重要临床变量在 MOMENTUM 3 临床研究中并不可用。

八、LVAD 辅助策略：短期和长期应用

传统上，长期 LVAD 的使用目的被分为各种策略：①桥接移植；②桥接决策 / 候选资格；③桥接恢复；④终点治疗（终末 / 长期目的治疗）。在没有绝对和不可逆的心脏移植禁忌证的情况下，这些临床使用目的的分类实际上不是固定不变的，也并不反映心力衰竭的潜在严重程度，且在 MCS 植入后常常会发生变化。由于 MCS 延长了生命并改善了所有分类患者的健康相关生活质量（HRQoL），临床上应对这种分类保持动态评估。

美国实施的新心脏捐赠分配系统优先考虑使用临时 MCS 设备辅助的心源性休克患者，而不是那些使用长期 MCS 设备辅助的患者，后者在等待心脏移植时面临显著较低的死亡风险。在该系统实施后，终点治疗（终末 / 长期目的治疗）下的 LVAD 植入率增加到约 81% 的 MCS 患者，而桥接移植下的 LVAD 植入率显著下降到约 5% 的 MCS 患者。接受终点治疗的 LVAD 患者现在年龄更大，肾功能更差，更可能患有缺血性心脏病和既往有冠状动脉旁路移植术史。在 MOMENTUM 3 的事后分析中，接受终点治疗的 LVAD 患者的生存率与接受桥接移植的 LVAD 患者相似，这在很大程度上与不良事件的发生率降低有关，包括泵血栓和卒中。然而，在最新的 STS Intermacs 年度报告中，接受终点治疗的 LVAD 患者的 1 年生存率与接受桥接移植的 LVAD 患者相比更差：2012 年至 2021 年期间，分别为 79.9% 与 86.5%（$P < 0.001$）。尽管 LVAD 治疗为桥接移植患者提供了在心脏移植安全等待的可能，但由于等待时间增加、等待期间设备并发症发生率增加以及与临时 MCS 设备桥接相比，移植后 1 年生存率较低，桥接移植策略在美国新的心脏捐赠者分配系统中的益处有限。

第四节　左心室辅助装置应用的外科考虑因素

一、设备选择

大多数接受 LVAD 植入的患者都有一定程度的右心室功能障碍，在大多数情况下可以通过药物治疗来管理。在更严重右心室衰竭的情况下，适当的设备选择可能包括：①长期 LVAD 与临时右侧 MCS 设备的组合；②长期 LVAD 与放置在右心位置的长期 LVAD 的组合；③使用 SynCardia 全人工心脏（SynCardia，Inc）。使用 SynCardia 设备的生存率是可以接受的，尽管由于肾衰竭的发生率增加和在心脏移植后多脏器衰竭死亡的可能性更高，其生存率低于接受单独 LVAD 支持的患者。

二、外科技术及伴随瓣膜病变的处理

胸骨正中切开和体外循环是植入 LVAD 的最常见手术方法。长期 LVAD 的标准植入技术包括将引流管放置在左心室尖部，并将设备的流出管道缝合到升主动脉。将引流管放置在左心室内以与二尖瓣对齐以防止引流阻塞至关重要。流出管道缝合到升主动脉的较大曲率上，并位于窦管交界处上方。连接角度（即 45°）对于降低主动脉关闭不全的风险和最大化升主动脉的层流至关重要。手术的另一个关键要素是将经皮导线通过上腹壁的腹直肌隧道，直至从右上或左上象限退出。重要的是，经过涂层的经皮导线部分应埋入皮肤出口处 1 ～ 2 cm 的皮下组织中，并且经皮导线的硅胶表面应与皮肤边缘相对，以降低经皮导线皮肤出口处感染的风险。

前外侧胸腔切开术（非胸骨正中切开术；第五或第六肋间隙）是 LVAD 植入的另一种方法，相较于正中胸骨切开术，具有更少的输血、较低的严重右心功能障碍发生率和更短的拔管时间。通过上半胸骨切开术或在第二或第三肋间隙的右前胸腔切开术，可以实现流出管道与升主动脉的吻合。体外循环的建立可以是中央或外周的。胸腔侧切开术的一个关键好处是通过保留大部分心包而不抬起心脏来保持右心室的几何形状。缺点是外科的学习曲线长且可能延长手术时间。最能从这种方法中受益的一组患者是那些有过心脏手术史的患者。上半胸骨切开术或右前胸腔切开术避免了完全重新胸骨切开术的需要。更重要的好处是避免了完全解剖心脏周围的需要，以及抬起心脏以切除左心室顶端的需要。SWIFT（使用非全正中胸骨切开术的手术技术在心力衰竭患者中植入 HeartMate 3）研究是一项前瞻性、非盲法的单臂研究，将评估除正中胸骨切开术外的 LVAD 植入策略。SWIFT 研究的初步结果显示，胸骨切开术和胸腔切开术两种方法在住院时间、血制品使用、并发症、功能状态或健康相关生活质量测量方面没有差异。该研究验证了非胸骨切开手术技术相对于正中胸骨切开技术的非劣性。三尖瓣反流通常在LVAD植入时同期手术处理，尤其是中度至重度反流，目的是改善前向血流、减少右心室容量负荷和减轻肝充血。最近来自一项前瞻性、随机临床试验的数据表明，尽管对显著三尖瓣反流的外科修复成功减少了反流程度，但纠正这一异常并未减少LVAD植入后右心衰竭的发生率。当经食管超声心动图显示主动脉瓣有超过轻度反流时，应处理主动脉瓣关闭不全，因为这种情况可能在较长的辅助时间内恶化，并对净前向心排血量产生不利影响。对于LVAD植入时间可能超过1年的患者，主动脉瓣关闭不全尤其重要。处理显著主动脉瓣关闭不全的选项包括主动脉瓣修复（即Park缝合）、主动脉瓣置换或主动脉瓣环的补片闭合。主动脉瓣修复是可行时更常见的手术选择，其耐久性与主动脉瓣置换相似，前提是患者选择得当。主动脉瓣机械瓣通常会被更换为生物瓣膜，以避免在LVAD植入后因瓣膜未完全打开而导致的血栓并发症。二尖瓣机械瓣则不常规更换，因为目前没有数据支持常规拆除并更换生物瓣膜。

在LVAD植入时是否处理二尖瓣关闭不全仍存在重要争议。最近的MOMENTUM 3临床研究数据显示，在HeartMate 3支持下的术前严重二尖瓣关闭不全的发生率从术前43.5%下降到术后6.2%，基线或随访时出现的二尖瓣关闭不全并未影响晚期结局。

三、LVAD植入后急性右心衰竭的管理

在LVAD植入后，患者逐渐从体外循环中脱离，转为LVAD支持。关键目标是维持左心室充盈，避免在泵速逐渐增加时心室间隔向左偏移。由于过度的左心室卸载，心室间隔向左偏移会使右心室扩张，并损害心室间隔对右心室收缩力的贡献。使用选择性吸入型肺血管扩张剂，如一氧化氮，以及用肾上腺素、多巴胺、米力农或异丙肾上腺素对右心室的正性肌力支持，可以维持足够的右心室功能和右侧心排血量。泵速的优化目标是维持心排血指数大于2.2 L/（min·m^2），这可以代表LVAD和自然心脏功能的贡献。医疗管理集中在优化右心室前负荷（使用利尿剂）、右心室收缩力（使用正性肌力药物）和减少右心室后负荷，这些仍然是治疗右心衰竭的主要手段。

尽管进行了最佳的医疗管理，一些患者由于右心功能障碍无法维持足够的心排血量。早期额外的右心室机械辅助是实现良好结果的关键。临时的右侧机械循环辅助选项包括外科植入体外CentriMag泵（雅培实验室）。另外，一种新的经皮导管ProtekDuo（LivaNova）也被使用，配合体外离心连续流动的临时右心室辅助装置。Protek Duo是一种双腔导管，在X线透视和（或）经食管超声引导下插入，排水孔位于右心房，回输导管的尖端位于主肺动脉。在一系列27名患者中，85%成功出院。经皮的Impella RP（Abiomed，Inc）通过右股静脉放置，也可以用于提供右侧支持。

第五节　左心室辅助装置在特殊患者群体中的应用

一、女性

尽管许多女性的生命因植入LVAD而得以挽救，但女性在接受辅助的患者中仍然是少数，并且在设备试验中代表性不足。在ENDURANCE（前瞻性、随机、对照、非盲、多中心临床试验，评估HeartWare心室辅助系统用于晚期心力衰竭的长期目的治疗）试验中，接受HeartWare HVAD的患者中，只有24%是女性。在MOMENTUM 3中，只有20%的受试者是女性。现实数据继续反映女性的低比例，过去几十年中接受LVAD的女性人数同样较少（约21%），尽管小型设备的血液相容性相关不良事件发生率显著降低。尽管男性和女性受试者的生存率没有差异，但有人推测，女性接受HeartMate 3植入的比例受到提供者对患者/设备大小不匹配的看法、女性的生活方式选择以及对女性患者关于LVAD作为一种可能性的教育限制，男性和女性受试者之间的不良事件发

生率尚未明确界定。

二、儿童

与成人心力衰竭类似，儿童心力衰竭仍然是一个重要的死亡原因。与成人心力衰竭不同，儿童更常出现心源性休克；与成人群体相比，儿童的初次住院更可能需要心脏移植或 VAD 支持，且更有可能（85%）通过 VAD 治疗得到稳定，并被桥接到移植候选者，极少接受用于长期目的治疗的植入。2019 年国际心脏与肺移植学会注册报告显示，超过 1/3 接受植入的儿童将 VAD 用作桥接移植。与成人患者的目标类似，儿童 VAD 治疗的直接目标是为对药物治疗无反应的循环衰竭提供稳定的血流动力学。与成人群体不同，由于儿童可用设备的局限性，许多患儿无法出院。

接受 VAD 的儿科人群的整体结果正在改善，6 个月的总体积极结果为 83%。不同年龄组之间的结果差异很大，1 岁以下的儿童仅有 59% 的良好结果，而 11 岁以上的儿童则为 84%。结果取决于多个因素，包括基础心脏病、设备类型、患儿体型和儿童的整体健康状况。EXCOR（柏林心脏公司）是唯一专为儿童设计的长期机械循环辅助设备，目前仅可在医院使用。尽管 EXCOR 使用的是较旧的脉动技术，并且用于最小的患者（< 20 kg），但生存率仍然良好，在最近的队列中总体生存率为 87.5%，尽管患者体型较小且辅助时间较长，而历史队列的生存率为 77.5%。对于这一患儿人群，不良事件发生率仍然很高，16% 的儿童在辅助期间经历了卒中。尽管这一比例并不理想，但随着许多中心质量改进计划的启动，与历史队列相比，卒中发生率已减少超过 50%。

体重仅 15 kg 的学龄儿童接受 HeartWare HVAD 的植入后出院返回社区。儿科队列的结果良好，最近的队列的 1 年生存率为 96%，卒中率低至 4%。现在，由于 HeartWare HVAD 无法用于商业用途，社区已回归使用 EXCOR 为较小的学龄儿童提供循环辅助，但较大的儿童则受益于 HeartMate 3 的使用。HeartMate 3 目前适用于体重超过 20 kg 或体表面积大于 1.0 m^2 的儿童（尽管不同机构的大小界限有所不同）。HeartMate 3 是首个获得 FDA 批准用于儿童的长期连续流动的成人设备。在高级心脏治疗改善结果网络（ACTION）注册的结果显示其安全性和与已发布的成人试验相似的良好患者结果公布后，儿童的 VAD 适应证于 2020 年 12 月获得批准。首个儿科队列（n = 35）结果良好，生存率为 97%。在儿童中，较少使用其他设备。PediMag/CentriMag（雅培实验室）与临时和长期耐用套管一起使用，作为小型和复杂先天性心脏病患者的恢复或桥接心脏移植，有 48.5% 的患者在 6 个月时达到良好结果。70 ml 和 50 ml 的 SynCardia 全人工心脏已用于儿童的移植后病变、双心室衰竭和（或）具有残余解剖病变的先心病。经皮辅助的 Impella 也可使用，但患儿的血管尺寸仍然是一个使用限制。由于患儿使用数量有限，这些设备已发布的结果也很有限。

儿科 VAD 辅助的适应证与成人群体相似，包括医疗管理未能稳定血流动力学的患儿或心脏手术后无法脱离体外循环的患儿。对于那些尽管接受医疗治疗仍继续出现低心排血量的患儿，常见的报告包括进行性呼吸衰竭、肝衰竭、肾损伤和喂养不耐受。植入前，儿科 VAD 患儿的终末器官功能障碍很常见，55% 的患儿需要插管，95% 的患儿使用正性肌力药物，68% 的患儿需要食管 / 全胃肠外营养，37% 的患儿有高胆红素血症，25% 的患儿肾小球滤过率< 60 ml/（min · 1.73 m^2）。及时植入 VAD 可以逆转终末器官功能障碍并改善预后。无法从体外循环脱离作为 VAD 的适应证是 EXCOR 辅助患儿死亡的一个重要风险因素。

尽管 VAD 的适应证与成人心力衰竭人群相似，但需要辅助的儿科患儿中有很大一部分患有复杂的先心病。在最新的报告中，25% 的患儿有先心病，仅在检查 EXCOR 人群时，45% 患儿有先心病。有研究显示，先心病患儿在 VAD 辅助下死亡率增加了 3 倍，心脏移植率降低。肌肉萎缩症患儿是儿科中遇到的另一类人群。尽管数量较少，但肌肉萎缩症患儿正在接受长期 VAD 的支持，1 年的生存率达到 77%。

在儿科中存在一些特定问题，包括：①当代 VAD 技术是为成人设计的，但用于儿童；②儿科患儿数量少导致许多中心难以获得专业知识。为了解决这些问题，FDA 最近接受了真实世界数据（ACTION 注册）以扩大 HeartMate 3 的儿科使用指征，从而为儿童获得设备批准提供了一条新途径。此外，首个设备试验（Berlin Heart Active Driver，柏林心脏主动驱动器）已启动，利用ACTION注册数据将设备推向市场。这些关键事件将推动更具进步性和高效性的儿科器械开发。

尽管在过去十年中儿科VAD的使用有所增加，但大多数中心每年植入的VAD数量少于10个。因此，用于分析结果的单中心数据是有限的，而多中心数据收集、中心合作和专业知识共享对于理解这个复杂而动态的领域至关重要。2017年，ACTION由一组医疗提供者和患者/家庭开发，以正式化合作并确保所有利益相关者（提供者、患者、行业和监管机构）之间的沟通，并已发展到包括超过60个儿科机构。ACTION网络在使用真实世界数据进行FDA提交、进行前瞻性设备试验和实施质量改进的计划方面取得了成功。此外，ACTION站点之间的护理已实现协调，教育已标准化，沟通正在优化，以确保为儿科心衰患者提供最佳结果。

三、成人先天性心脏病

成人先天性心脏病（包括Fontan循环衰竭）患者可能需要并受益于VAD治疗。通常，移植资格并不明确。尽管解剖和生理复杂，但成人先天性心脏病患者和非成人先天性心脏病患者的不良事件发生率、功能等级改善和HRQoL相似。不幸的是，与没有成人先天性心脏病的患者相比，成人先天性心脏病患者在1年内的死亡率增加（27.6% vs. 15.9%）。患者选择对该群体的结果至关重要，需要进一步明确哪些变量会导致更高的风险。成人先天性心脏病中最大的群体是Fontan循环障碍人群。对Fontan循环障碍患者进行系统性VAD植入已成为一种可接受的做法，1年的良好结果为79%。不幸的是，Fontan循环障碍中的肺动脉瓣下衰竭没有特定的装置或外科方法，但在全收缩功能障碍患者中的结果良好。

第六节　左心室辅助装置的未来方向

一、新技术

几种新泵设计正在进行临床试验，预计在不久的将来进行临床评估。新进展包括使用无线能量传输以消除经皮导线、新型血液推进机制以限制对血液成分的剪切应力，以及增强脉动血流以减轻与血液相容性相关的不良事件。EVAHEART 2 LVAD（Evaheart Inc）是一种连续流动旋转泵，具有离心设计，目前正在美国进行临床评估。这种泵设计的主要优点是设备的水动力响应增强了流动的脉动性，与自然心脏收缩相结合，可能有利于血液相容性和右心室功能。BrioVAD（CH Biomedical，Inc）是一种连续流动旋转泵，具有离心设计，内部转子完全磁悬浮，类似于HeartMate 3。但该设备的体积比HeartMate 3小，并具有独特的转子设计，可能会对动脉循环产生更大的脉动流。这些设备特性，加上其细长、灵活的驱动线，旨在改善血液相容性和不良事件特征。可植入心排血量管理系统Flowmaker（FineHeart）是一种基于轴向设计的连续流动旋转泵的新型设备。该设备设计用于通过左侧前胸切口进行较少侵入性的植入，无需体外循环，并且是完全可植入的系统。该设备还与左心室收缩同步，以提供收缩辅助。CorWave LVAD（CorWave）具有独特的推进系统，由类似扬声器振动的膜组成。该新型推进系统可以调节以提供脉动血流。其他新型设备设计包括TORVAD（Windmill Cardiovascular Systems，Inc）。BiVACOR设备是一种新型的全人工心脏，使用单个转子和两个离心叶轮，分别位于两端，为身体的左右两侧提供灌注。Aeson设备（CARMAT）是一种全人工心脏，泵内结合了生物表面以改善血液相容性。

二、空白与未来方向

NHLBI最近组织了一次关于心力衰竭的研讨会，识别了该领域的关键空白。其中一个主要空白是需要“改善机械循环辅助作为心脏移植的补充或替代疗法”，以及需要“识别具有心肌恢复可能性的心脏移植候选者（特别是对于从未接受过指南指导的药物治疗的患者）”，这种恢复是通过MCS的使用来延迟或消除对心脏移植的需求。此外，研讨会强调了“在同一患者中协同使用LVAD和心脏移植，以最大化健康相关生活质量（HRQoL）和生存益处”的必要性。这个选择对可能需要多次心脏移植的年轻患者尤其有吸引力（平均移植物存活期为13～14年），因为他们会因长期免疫抑制而面临严重并发症。NHLBI研讨会还强调了需要建模不同患者的子集特征研究其如何影响MCS结果，以更恰当地为桥接移植治疗或决策/候选机会提供信息。此外，考虑到心脏移植扩展供体标准（例如，丙型肝炎阳性供体，冷缺血时间超过4 h），心脏移植与LVAD作为终身治疗的途径也被提议在老年进展的心力衰竭患者中进行前瞻性研究。

尽管在过去20年中技术取得了巨大的进步，治疗效果有所改善，HRQoL、发病率和死亡率显著改善，当前的治疗在进展的心力衰竭患者中仍未得到充分利用。随着这些发展和行动的推进，人们对当代MCS效果的认识不断提高，设备创新不断进步，预计MCS的使用范围将会进一步扩大。

第七节　儿童左心室辅助装置的未来方向

一、设计适合不同年龄组的设备

由于技术上的限制和经济上的不可持续性，儿童VAD的发展滞后于成人，缺乏适合不同年龄组儿童独特解剖和生理需求的设备，这是阻碍儿童VAD发展的最大障碍。因此，许多较大的儿童被植入成人设备，导致如植入困难、血流速度超出推荐范围等意外并发症风险增加。为较大的儿童调整成人VAD是一个暂时的解决方案，设计儿童专用的设备意义重大。

二、非血液接触设备

减少甚至消除血流与装置之间的直接接触，理论上可以避免抗凝剂的使用，并可以减少胃肠道出血、神经损伤和装置相关血栓形成等并发症。非血液接触设备使用人造肌肉或加压杯直接压迫心脏，覆盖整个心外膜表面或仅针对患病的一个心室。一些非血液接触设备已经在动物身上进行了测试。例如，一种“机器软套”可以使用压缩空气为人造硅胶肌肉通过动力。通过选择性激活压缩和扭转，硅胶肌肉模拟正常人类心脏的运动。然而，与局部机械损伤相关的并发症，如出血、瘀斑和粘连不应被忽视，该设备的应用及可行性需要进一步研究。

三、无线电控的植入式VAD

儿童因年龄差异、认知差异及自控能力差，常导致外置部位皮肤护理困难，易并发皮肤感染，无线电控设备将使儿童患者受益较多。以往的经皮能量传输系统受到发射线圈和接收线圈之间的分离距离和排列方式的限制，目前已有突破。例如，以拓扑结构的圈中圈为特征的共面能量传递系统可以确保高效稳定的能量供应，这已在动物试验中进行了长达6个月的测试，并于2019年开始人体实验。自由范围共振电能输送系统允许在更大的距离上输送电力，而不会影响安全性和效率。无线电控系统可以提高植入设备支持患者的生活质量，减轻护理人员负担和消除传动系统感染。

四、持续性血流泵产生脉冲式血流的探索

当持续性血流泵可选时，脉冲式（或搏动式）血流装置不太受欢迎，仅0.4%的成人患者植入脉冲式驱动的持久性VAD装置。而儿童患者由于设备植入困难、对治疗策略的不同偏好、缺乏适合体重较小和年龄较小的儿童的持续性血流泵设备等原因，约27.6%的儿童患者似乎在被迫的条件下选择脉冲式驱动VAD。在儿童和成人人群中已经证明，与持续性血流装置相比，使用脉冲式血流装置的患者预后更差。

然而血流的脉冲对患儿是有积极意义的，脉冲式血流装置较持续性血流装置有减少主动脉瓣并发症、胃肠道出血、肺淤血的优势。因此，将持续性血流泵的安全性与脉冲式血流模式相结合是有益的。除了由内在心脏周期产生的脉动性外，持续性血流泵还可以通过周期性调节泵速来主动产生脉冲式血流，在成年人群中已进行了一些尝试。目前尚不清楚儿科患者是否能耐受机械支持下的搏动或连续血流搏动，如何滴度调节脉冲式血流泵的泵速，避免较高泵速导致的心律失常难度较大。总之，尝试调整目前可用的持续性血流来模拟脉冲式血流可能是有益的，值得对儿童进行探索。

五、从救助治疗到标准常规

由于缺乏经验和对设备相关并发症的恐惧，儿科 VAD 主要被用作抢救危重患儿的方法。研究表明，87.1% 的患儿在 VAD 植入时出现了严重心源性休克或心衰进行性加重。随着医疗技术的进步，如何降低与 VAD 支持相关的发病率、选择合适的治疗时机值得进一步探讨。当患儿在植入前发生心源性休克并伴有明显的终末器官功能障碍时，预后更差。因此，VAD 应逐渐转变为标准儿科心衰治疗的一个组成部分，而不是主要作为一种血流动力学支持手段，主动植入可能会促进康复过程。

六、更好地选择持续性 VAD 过渡

对于儿科患者，“过渡”期的长短尚未达成共识，如何充分利用 VAD 支持和心脏移植两种手段优化患儿生存值得探讨。心脏移植在儿科患者中使用更广泛，在 VAD 植入后 6 个月，北美有超过一半的儿科患者接受了心脏移植。可能的原因是儿童中合格心脏受体接受者的比例较高，以及儿科医生过分强调最小化 VAD 支持时间的好处。但是，有些专家认为，急于取消 VAD 支持并没有好处。VAD 可以使患儿在移植前稳定和康复，改善终末器官功能，减少对肌力和呼吸机的依赖，改善营养和功能状态，改善患儿的移植前状况和心脏移植的候选性，为心肌恢复提供机会。目前认为 VAD 支持的潜在最佳持续时间：用体外脉冲式 VAD 支持的患儿为植入后 2 ～ 4 个月，用体外连续性 VAD 支持的患儿为植入后 3 周的任何时间。

儿童 VAD 支持还远远没有得到广泛应用。尽管 VAD 支持优于体外膜肺氧合（extracorporeal membrane oxygenation，ECMO），但在大多数情况下，ECMO 仍然是最可行的选择。儿科 VAD 的国际发展不平衡，在很大程度上限制了设备的开发、使用及对患儿疗效的观察，前路漫长。

七、其他

更好的抗凝表面材料、更好的抗凝管理方案、更大的使用范围、小型化和更好的可移动性都是值得研究的方向。

主要参考文献

[1] Sivathasan C，Hayward C，Jansz P，et al. Durable mechanical circulatory support across the Asia-Pacific region［J］. J Heart Lung Transplant，2020，39（11）：1195-1198.

[2] Arora S，Atreya AR，Birati EY，et al.Temporary Mechanical Circulatory Support as a Bridge to Heart Transplant or Durable Left Ventricular Assist Device［J］. Interv Cardiol Clin，2021，10（2）：235-249.

[3] Angeliki D，Arash A，Nikolaos D，et al. Validation of the VT-LVAD score for prediction of late VAs in LVAD recipients［J］. J Cardiovasc Electrophysiol，2021，32（2）：515-522.

[4] Badiwala M，Dvirnik N，Rao V.Durable mechanical circulatory support as bridge to heart transplantation［J］. Curr Opin Organ Transplant，2022，27（5）：488-494.

[5] Iosif T，Eleni T，James CF，et al. A Mechanical Bridge to Recovery as a Bridge to Discovery：Learning From Few and Applying to Many［J］. Circulation，2022，145（8）：562-564.

[6] Tseliou E，Lavine KJ，Wever-Pinzon O，et al. Biology of myocardial recovery in advanced heart failure with long-term mechanical support［J］. J Heart Lung Transplant，2022，41（10）：1309-1323.

[7] Tedford RJ，Leacche M，Lorts A，et al. Durable Mechanical Circulatory Support：JACC Scientific Statement［J］. J Am Coll Cardiol，2023，82（14）：1464-1481.

[8] Trachtenberg B，Cowger J，Jennings DL，et al. HFSA Expert Consensus Statement on the Medical Management of Patients on Durable Mechanical Circulatory Support［J］. J Card Fail，2023，29（4）：479-502.

[9] Shaddy RE，George AT，Jaecklin T，et al. Systematic Literature Review on the Incidence and Prevalence of

Heart Failure in Children and Adolescents [J] . Pediatr Cardiol，2018，39 (3)：415-436.

[10] Hetzer R，Javier MFDM，Delmo Walter EM. Role of paediatric assist device in bridge to transplant [J] . Ann Cardiothorac Surg，2018，7 (1)：82-98.

[11] Warnecke H，Berdjis F，Hennig E，et al. Mechanical left ventricular support as a bridge to cardiac transplantation in childhood [J] . Eur J Cardiothorac Surg，1991，5：330-333.

[12] Zafar F，Castleberry C，Khan MS，et al. Pediatric heart transplatnt waiting list mortality in the era of ventricular assist devices [J] . J Heart Lung Transplant，2015，34 (1)：82-88.

[13] Hetzer R，Kaufmann F，Delmo Walter EM. Paediatric mechanical circulatory support with Berlin Heart EXCOR：development and outcome of a 23-year experience [J] . Eur J Cardiothorac Surg，2016，50 (2)：203-210.

[14] Davis BH，Boehme AK，Pamboukian SV，et al. Improvement in Kidney Function After Ventricular Assist Device Implantation and Its Influence on Thromboembolism，Hemorrhage，and Mortality [J] . ASAIO J，2020，66 (3)：268-276.

[15] Morales DLS，Rossano JW，VanderPluym C，et al. Third Annual Pediatric Interagency Registry for Mechanical Circulatory Support (Pedimacs) Report：Preimplant Characteristics and Outcomes [J] . Ann Thorac Surg，2019，107 (4)：993-1004.

第四章

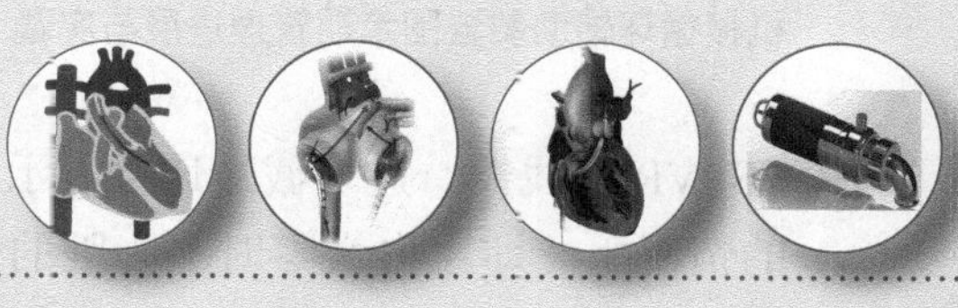

机械循环辅助的血流动力学

越来越多的设备可以为急性血流动力学的恶化及慢性终末期心力衰竭患者提供机械循环辅助（MCS）。接受 MCS 的患者，需要考虑这些辅助装置有不同的工作机制，并且通过不同的技术置入体内（引流管和回输管），因为这些因素会导致不同的血流动力学效应以及机体的继发性改变。本章将介绍心脏、血管和泵力学的基本原理，并说明它们如何为理解心脏、血管系统和设备之间复杂的相互作用提供了广泛的基础，以及它们如何有助于指导未来的研究以改善此类患者的预后。

对于终末期心力衰竭患者，有越来越多的治疗方法可用，特别是 MCS 方面。MCS 装置有几类，根据泵的血流动力学特性、血液引流和回输机体的位置、使用导管和（或）套管的大小、植入技术是经皮的还是手术的，以及是否使用气体交换装置来区分。有些设备是短期使用的，有些设备可以在患者的整个生命周期中使用。所有的设备都能在不同程度上改善机体的心排血量和血压，它们的特征导致了不同的血流动力学效果。

MCS 的左心室卸载也降低了心肌氧需求。在过去的 50 ～ 60 年中，对致使心肌氧消耗的因素进行了仔细阐释，主要涵盖心率、收缩力、前负荷、后负荷及肌肉质量。为理解氧消耗的决定因素，存在不同方法来对收缩力［射血分数、最大压力上升率 dP/dtmax、最大终末收缩压力-容积关系（Emax-ESPVR）的斜率，也常称为收缩末期弹性，或终末收缩压力-容积关系的弹性模量 Ees］、前负荷（舒张末压或舒张末期容积）以及后负荷（动脉阻抗、有效动脉弹性、动脉压、室壁应力）进行分类。然而，从生理学的角度来看，这些相对复杂的相互关系可以通过压力-容积曲线分析最方便地统一起来。

右心导管检查使用肺动脉导管（pulmonary artery catheter，PAC）是接受 MCS 患者的标准临床血流动力学评估的基础。可通过 PAC 的数据来理解不同形式的 MCS 在血流动力学效应上的重要差异，下面将通过心脏力学原理、心室-血管耦合和心室-血管-装置耦合三个方面来阐述，以此来帮助临床医生全面理解 MCS 的临床实践和结果。

第一节　左心室力学基础

单次心动周期中发生的事件通过心室压力-容积环（pressure-volume loop，PVL）来描述（图 4-1A）。在正常情况下，PVL 大致呈梯形，顶部为圆形。环的四个边表示心脏周期的四个阶段：①等容收缩期；②射血期；③等容舒张期；④充盈期。该环在收缩末压-容积关系（end-systolic pressure-volume relationship，ESPVR）和舒张末压-容积关系（end-diastolic pressure-volume relationship，EDPVR）的边界内。

ESPVR 呈线性，斜率为收缩末期弹性（end-systolic elastance，Ees），体积轴截距为 Vo（volume axis intercept）。收缩末期弹性（Ees）是衡量心肌收缩能力的一个重要指标，它描述了在收缩末期，心肌产生的压力与容积之间的关系。Ees 值越高，表明心肌的收缩力越强。Vo 指的是 ESPVR 曲线在体积轴上的截距。在某些文献中，Vo 有时被称为“无应力容积”（unloaded volume），指的是在没有心肌收缩力作用时，心脏的静态容积。当

ESPVR 呈线性，这个截距通常表示在没有收缩力的情况下（即压力为零时）心脏的体积，这个参数可以用于评估心脏在不同状态下的容积变化。

EDPVR 是非线性的，可以用简单的方程来描述，如：$P=\beta[e^{\alpha(V-Vo)}-1]$ 或 $P=\beta V^{\alpha}$。ESPVR 和 EDPVR 随着心室的收缩性和舒张特性（重塑）的变化而变化。环路的实际位置和形状取决于左心室的前负荷和后负荷。在器官层面，前负荷可以定义为舒张末压（end-diastolic pressure，EDP）或舒张末容积（end-diastolic volume，EDV），这与整个心肌的平均肌节拉伸有关。后负荷由心室收缩时所对抗的血管系统的血流动力学特性决定，通常通过其阻抗谱来表征，即压力与流量之间的频率依赖比率和相位偏移，通过傅里叶分析（Fourier analysis）确定。后负荷更简单地通过总外周阻力（total peripheral resistance，TPR）来表示，即平均压力与流量之间的比率。后负荷还可以在压力-容积平面上通过有效动脉弹性（effective arterial elastance，Ea）线来描绘（图 4-1A），这是一个用于评估血管弹性的生理参数，也是评估心血管功能的一个重要指标。

Ea 可以反映动脉系统在调节血压方面的能力，以及心脏泵血和血管对血流的适应性。有效的动脉弹性受到多种因素的影响，包括血管壁的结构和功能、血液的黏滞度以及心脏泵血的效率等。Ea 的值可以用来判断心血管系统是否正常工作，以及是否存在某些心血管疾病。例如，较高的 Ea 值可能提示心脏泵血阻力增加，这可能与动脉硬化、高血压等疾病相关。Ea 线的斜率大约等于 TPR/T，其中 TPR 的单位为 mmHg · s/ml，T（time）为心搏持续时间（second，s）。Ea 线从 EDV 的容积轴开始，并在心室的舒张末压-容积点与 ESPVR 相交。这允许近似计算搏出量（stroke volume，SV）（环路的宽度）和心室舒张末压（ventricular end diastolic pressure，Pes）（环路的高度）。心室舒张末压（Pes）与平均动脉压力（mean arterial pressure，MAP）密切相关：$MAP \approx 0.9 \times Pes$。当总外周阻力（TPR）、心率或前负荷容积发生变化时，Ea 线会旋转和（或）移动，使其与 ESPVR 的交点发生变化（图 4-1B）。这个构造可以用来理解心室-血管耦合，这是 SV、MAP 和其他关键心血管参数如何由左心室的前负荷、后负荷和收缩性决定的科学描述（图 4-1B）。具体而言，SV 可以根据以下公式估算：$SV \approx (EDV - Vo) / (1 + Ea/Ees)$。心排血量通过将 SV 乘以心率获得，射血分数通过将 SV 除以 EDV 获得。同样，MAP 可以通过以下公式估算：$MAP \approx 0.9 \times (EDV - Vo) / (1/Ees + 1/Ea)$。ESPVR 随着心室收缩性变化而变化（图 4-1C）。收缩力的增加和减少分别与 ESPVR 的左移和右移相关，这通常表现为 Ees 的变化。实际上，Vo 也可以随着收缩性的变化而变化。因此，在使用 ESPVR 来衡量收缩性时，有必要同时考虑 Ees 和 Vo 的变化。这可以通过综合 Ees 和 Vo 变化的指标来实现，例如 V120，即 ESPVR 达到 120 mmHg 时的体积：$V120 = 120/Ees + Vo$。V120 指的是在 120 mmHg 的左心室收缩末压下的心室容积。V120 能够反映心室在高压状态下的收缩能力和剩余容积。V120 的较高值与收缩力减低相关，反之亦然。

V120 作为一个综合性指标，能够在临床上提

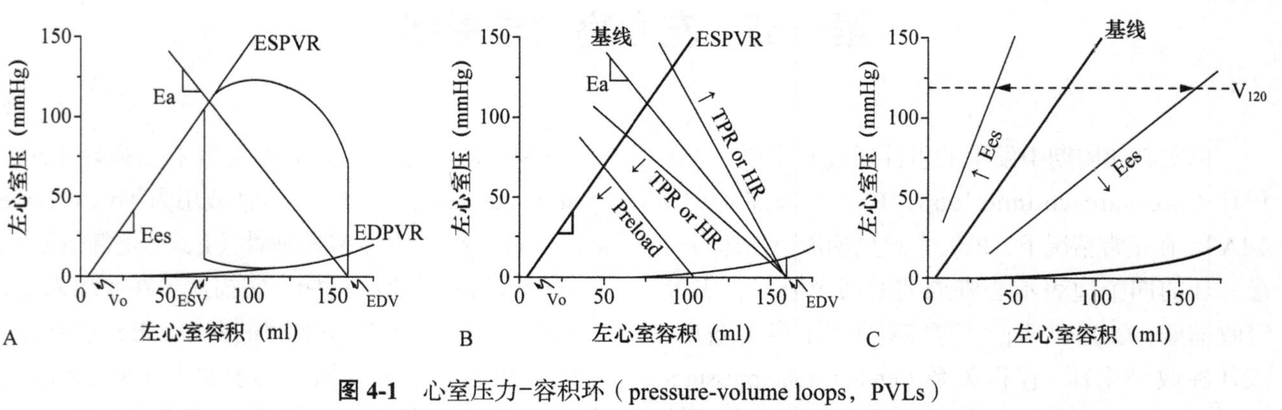

图 4-1 心室压力-容积环（pressure-volume loops，PVLs）

（**A**）正常压力-容积环（PVL），由收缩末压-容积关系（ESPVR）和舒张末压-容积关系（EDPVR）所限定。ESPVR 与收缩末弹性（Ees）和体积轴截距（Vo）近似成线性关系。有效动脉弹性（Ea）是从容积轴上的舒张末期容积（EDV）点延伸到环路的收缩末压-容积点的线的斜率。（**B**）Ea 线的斜率取决于总外周阻力（TPR）和心率（HR），其位置取决于 EDV，包括前负荷（preload）。（**C**）ESPVR 随心室收缩力的变化而变化，这可能是 Ees 和 Vo 变化的组合。收缩力的变化可以用 V120（ESPVR 与 120 mmHg 相交处的体积）来表示。

供重要的信息。首先，V120 的具体含义是通过结合 Ees 和 Vo 来衡量心脏收缩能力的指标。通过公式 V120 = 120/Ees + Vo 可以看到 V120 反映了在特定压力下（即 120 mmHg）心室的容积，这个数值能够有效地描述心脏在高负荷情况下的收缩性能。在临床实践中，V120 的应用具有多方面的意义。首先，它可以作为心脏功能评估的重要工具。较高的 V120 值表示心脏需要更大的容积来达到相同的压力，这通常与心脏收缩能力减弱有关。相反，较低的 V120 值则意味着心脏能够以较小的容积产生较高的压力，表明心脏收缩能力较强。因此，V120 可以帮助医生更准确地评估患者心脏的收缩性能，特别是在心力衰竭、心肌病等疾病的诊断和管理中。例如心力衰竭往往伴随着心室收缩功能的减弱，通过监测 V120，医生可以了解心室在高压状态下的工作情况，从而评估心功能的损害程度。其次，V120 还可以作为治疗效果的评估指标。在心脏病的治疗过程中，特别是药物治疗和手术干预后，V120 的变化可以反映治疗的有效性。如果患者在治疗后 V120 显著降低，说明心脏收缩能力得到了改善，治疗效果良好。反之，如果 V120 变化不显著或增加，则可能需要调整治疗方案。例如，对于那些左心室收缩功能明显受损的患者，V120 的显著升高可能提示需要更为积极的药物治疗或机械辅助装置的使用，以维持心脏的泵血功能。因此，V120 的监测对治疗方案的优化具有重要指导意义。此外，V120 也可以用于风险评估和预后判断。通过大规模临床研究，可以建立不同 V120 水平与心脏事件（如心力衰竭恶化、心肌梗死等）发生风险的关联模型。这种模型能够帮助医生在日常临床工作中更好地识别高风险患者，从而采取更积极的预防和干预措施。例如，对于 V120 较高的患者，可能需要更频繁的随访和更严格的治疗监控，以降低心脏事件的发生率。最后，V120 的测定也可以与其他心脏功能指标结合使用，提供更全面的心脏功能评估。例如，可以将 V120 与左心室射血分数（LVEF）、心排血量（cardiac output，CO）等指标综合分析，提供更加丰富的心脏功能信息。此外，V120 还能够用于评估心脏手术后的恢复情况。对于接受心脏重建手术的患者，通过术前术后的 V120 比较，医生可以判断手术对心室功能的改善效果，从而调整术后康复计划。这种综合评估不仅能够提高诊断的准确性，还能帮助医生制订更个性化的治疗方案，提升患者的治疗效果和生活质量。综上所述，V120 作为一个重要的心脏功能指标，在临床实践中具有广泛的应用前景，通过对 V120 的动态观察，临床医生可以更好地理解和管理各种心脏疾病。

EDPVR 是非线性的，定义了心室的被动舒张特性（图 4-1A）。这种非线性衡量舒张特性时有一定复杂性，特别是舒张硬度。硬度是给定容积变化所引起的压力变化（dP/dV）。因此，舒张硬度随着充盈压力的变化而变化，随着舒张末压的增加而增加，即使在正常心脏中也是如此。有一些人错误地认为通过舒张末压（end-diastolic pressure，EDP）与舒张末容积（end-diastolic volume，EDV）EDV 的比率（P/V）来量化硬度，而该比率也会随着充盈压力而变化（图 4-1A）。从工程学的角度来看，心脏舒张的材料特性可以通过其无量纲硬度常数更恰当地进行衡量，该常数定义为（dP/dV）/（P/V）。对于 EDPVR 拟合方程 $P = \beta V^{\alpha}$ 的情况，可以证明 α 是硬度常数。由于需要在一系列体积上测量 EDP 和 EDV，因此在实践中量化硬度常数可能会很困难，特别是在 EDP 较低且非线性部分不易显现时。

舒张特性的另一个指标是心室电容（图 4-1B），即在特定充盈压力下的容积。电容是 EDPVR 扩张的程度（如射血分数降低的慢性心力衰竭时的心室重塑）或小于适当的程度（如肥厚型心肌病和其他形式的舒张性心力衰竭）。使用 V30，即在 30 mmHg 时 EDP 下的体积，作为心室电容的指标。V30 的具体含义在于其作为评估心室电容的重要指标，被用于反映心室在特定压力下所能容纳的血液量。具体来说，V30 是指在 30 mmHg 的左心室舒张末压下的心室容积。这个指标能够提供关于心室顺应性的关键信息，即心室在面临一定充盈压力时的扩张能力。V30 增大通常表示心室扩张能力良好，顺应性较高，心室能够容纳更多的血液，而 V30 减小则可能提示心室顺应性下降，心室扩张受限。在临床应月中，V30 具有多方面的意义。首先，它可以帮助评估慢性心力衰竭患者的心室重塑程度。在这些患者中，由于长期的心脏负荷增加，心室壁可能会变厚且僵硬，导致心室的顺应性下降。通过测量 V30，临床医生可以判断心室重塑的严重程度，从而制订更为精准的治疗策略。其次，在肥厚型心肌病

（HCM）患者中，V30同样具有重要的诊断和预后价值。肥厚型心肌病是一种心肌病变，特征是心肌不正常增厚，导致心室腔变小，顺应性降低，最终引起舒张性心力衰竭。通过监测V30，医生可以评估心室扩张受限的程度，并据此调整治疗方案，以改善患者的生活质量和预后。

压力-容积环可以解释心室力学，还帮助临床医生理解了心肌耗氧量（myocardial oxygen consumption，MVO_2）的决定因素（图4-1A）。MVO_2与心室压力-容积面积（pressure-volume area，PVA）线性相关，PVA是外搏功（PVL内的面积）和势能的总和。势能是由ESPVR、EDPVR和PVL的舒张部分所界定的面积，代表在收缩末期未转化为外部功能的心肌肌丝中储存的剩余能量。

第二节　压力-容积环在机械循环辅助时的变化

目前左心室（LV）机械循环辅助（MCS）模式可以通过三种不同的引流回流管道的回路配置系统：①从右心房（right atrium，RA）或中心静脉泵送到中心动脉；②从左心房（left atrium，LA）泵送到中心动脉；③从左心室泵送到中心动脉（通常是主动脉）（图4-2）。不同配置系统可实现的峰值流量范围为2.5～7.0 L/min。流量和回路配置对其整体心脏和系统都有重大影响。许多其他因素也会影响对MCS的反应，包括：①心血管基础［例如，患者是否有慢性心力衰竭的既往病史，伴有扩张、重塑的左心室和（或）右心室，或是否为首次心血管事件，心脏结构既往正常］；② MCS启动后急性左心室恢复的程度（例如，某些急性冠脉综合征可能恢复，但特发性心肌病恢复的可能性较小）；③右心因素，如右心室收缩和舒张功能及肺血管阻力；④动脉压力反射的完整程度及其调节血管和心室特性的能力；⑤伴随用药；⑥代谢因素，如pH和pO_2，如果及时纠正，会改善心室和血管功能。最后，血泵的特性（例如，脉动、轴向或离心）也会对MCS血流动力学效应的多个方面产生影响。因此，理解和区分设备的主要血流动力学效应，即在没有任何原生心脏或血管特性变化的情况下预期的压力和流量效应，考虑MCS启动后调节因素影响观察到的净血流动力学效应是很重要的。因为患者对MCS的反应必须考虑基线前负荷、后负荷、左心室收缩性和MCS泵的流量。

一、从右心房到动脉循环的辅助-ECMO

体外膜肺氧合（extracorporeal membrane oxygenation，ECMO），也称为体外生命支持，包括人工泵，一个可以提供心排血量的泵，以及人工肺，一个气体交换单元，可以正常化pCO_2、pO_2和pH。然而，严格从血流动力学的角度来看，这种回路配置的使用可能会导致左心室前负荷显著增加，在某些情况下还会引起肺水肿。如图4-3A所示，该图描绘了由于严重的、不可逆的左心室功能障碍而导致的心源性休克病例中的PVL。基线心源性休克条件具有高左心室舒张末压、低血压生成、低SV和低射血分数。当ECMO流量开始并逐步从1.5 L/min增加到3.0 L/min再到4.5 L/min时，主要的血流动力学效应是左心室后负荷压力和有效Ea的增加。如果TPR和左心室收缩力保持不变，左心室克服增加的后负荷的唯一方法是通过Starling机制，血液在左心室积聚。因此，左心室舒张末压、左心房压力和肺毛细血管楔压（PCWP）增加，PVL变得越来越窄（降低了原左心室的每搏输出量）和更高（增加了后负荷），并沿EDPVR向右上方移动。由于EDPVR是非线性的，左心室舒张末压的大幅增加可能仅导致左心室舒张末容积的轻微增加。超声心动图显示在ECMO期间主动脉瓣持续关闭也表明左心室负荷达到最大状态和高PCWP状态。上述左心室前负荷和PCWP的增加对来自肺部的血氧饱和度是有害的，并显著增加心肌的氧需求（心室压力-容积面积增加），这可能会恶化左心室功能，尤其是在急性心肌缺血或梗死的情况下。对ECMO的这些反应可以通过影响TPR或左心室收缩性的调节因素进行调整。TPR可以通过压力感受器自然降低，药理学（如硝普钠）或机械方式（如通过主动脉内球囊反搏）降低。如图4-3B所示，在ECMO

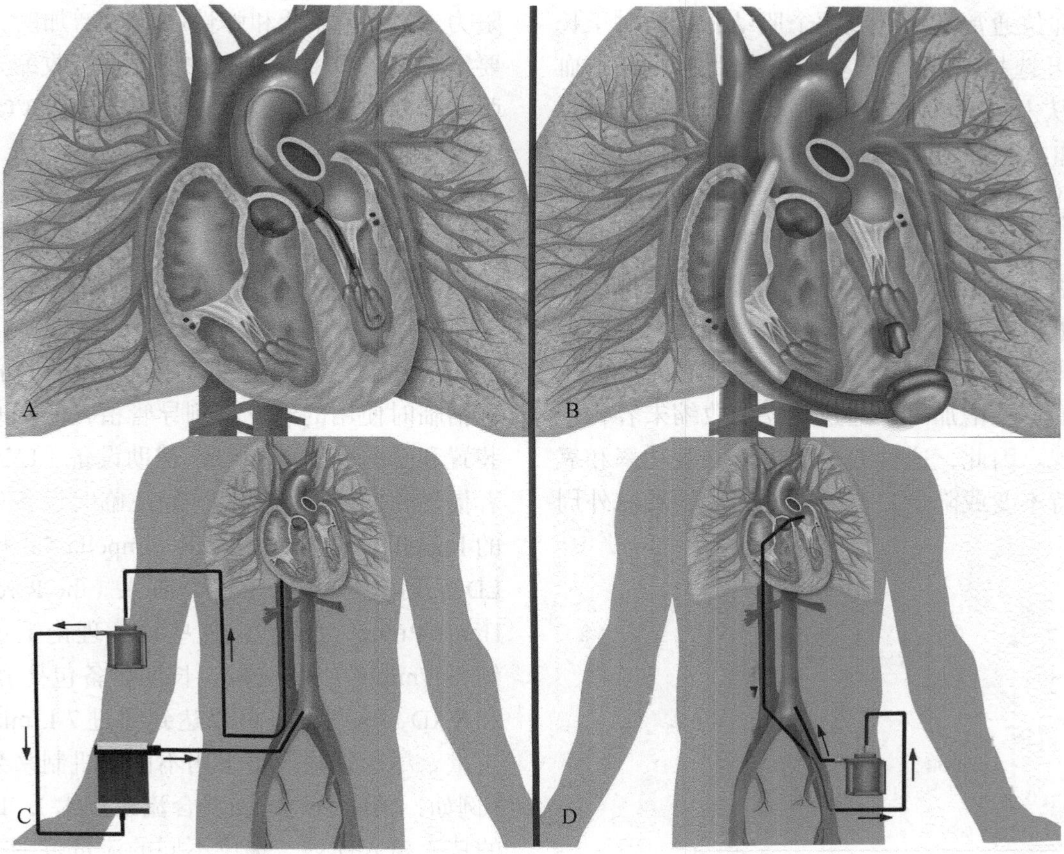

图 4-2　机械循环辅助：在心血管系统内泵血的 4 种选择

（**A**）经皮的临时左心室辅助装置；（**B**）长期的左心室辅助装置；（**C**）体外膜肺氧合（ECMO）：从右心房或静脉系统挂取血液，并利用血气交换装置；（**D**）经皮从左心房抽取血液（无需气体交换装置）。

期间 TPR 减少 50% 显著减缓了左心室舒张末压的上升。左心室功能的短期改善也可以调节 PCWP 的上升。在 ECMO 期间，由于中心主动脉压力的增加、冠状动脉灌注的改善、血氧含量的正常化（改善心肌的氧供应）以及酸碱和其他代谢异常的正常化，左心室功能可以得到改善。也可通过药物增强收缩力，例如，通过 β 受体激动剂或磷酸二酯酶抑制剂，但由于其增加 MVO_2 的独立作用以及对心率和心律失常的潜在影响，可能对心源性休克并不有益。如图 4-3B 所示，在 ECMO 期间左心室 Ees 增加 50% 也减缓了左心室舒张末压的主要上升。当调节因素不足以缓解左心室舒张压（舒张末压）上升时，可以采用其他策略来减少可能增加的后负荷压力，并允许左心室减压。这些策略包括房间隔造口术（允许心脏内左向右分流）、外科置入的左心室引流、主动脉内球囊反搏或使用经皮的临时左心室辅助装置。与其他形式的 MCS 相比，ECMO 中有气体交换单元——人工肺。值得注意的是，在血液回流部位附近测量的血气并不一定反映全身的血气。例如，如果血液返回到股动脉或髂动脉，肺水肿影响了原有的肺功能，尽管下肢的氧输送可能正常，但头部和上肢的氧输送可能会明显受损。

总之，ECMO 对血流动力学的反应因患者的多种临床因素而复杂多变。在某些患者中，当胸部 X 线片上出现肺水肿或肺毛细血管楔压（PCWP）升高时，明显需要减少后负荷或机械性左心室卸载。ECMO 对全身外周阻力和左心室收缩力的可变继发性影响可以解释 ECMO 患者间反应的差异。然而，即使在相对较大的继发性影响存在的情况下，ECMO 不可能会显著卸载左心室。

二、从左心房到动脉的循环辅助——TandemHeart

临时的左心房到动脉的机械循环辅助可以通过体外设备，如 TandemHeart，可以实现流量约 5 L/min。左心房到主动脉的机械循环辅助也被研究用于严重但稳定（INTERMACS 分级 ≥ 4）的慢性心力衰竭患者的长期应用。经皮入路，血液回流的部位通常是一个或两个股动脉，而对于长期应用可选择右锁骨下动脉或腋动脉。由于血液直接从左心房抽取，因此这种方法可以降低PCWP和左心室舒张末压。如果患者有肺水肿，由于PCWP的降低，血液氧合可以得到改善。与ECMO一样，左心房到动脉的机械循环辅助要求血液必须通过主动脉瓣从左心室排出。因此，如果在机械循环辅助期间动脉压力增加，左心室的压力生成也必须增加。与ECMO不同，左心室压力生成的必要增加可以通过孤立的收缩末容积增加来实现。因此，这种方法可以使心脏功率和氧消耗保持不变或降低。当继发性因素导致总外周

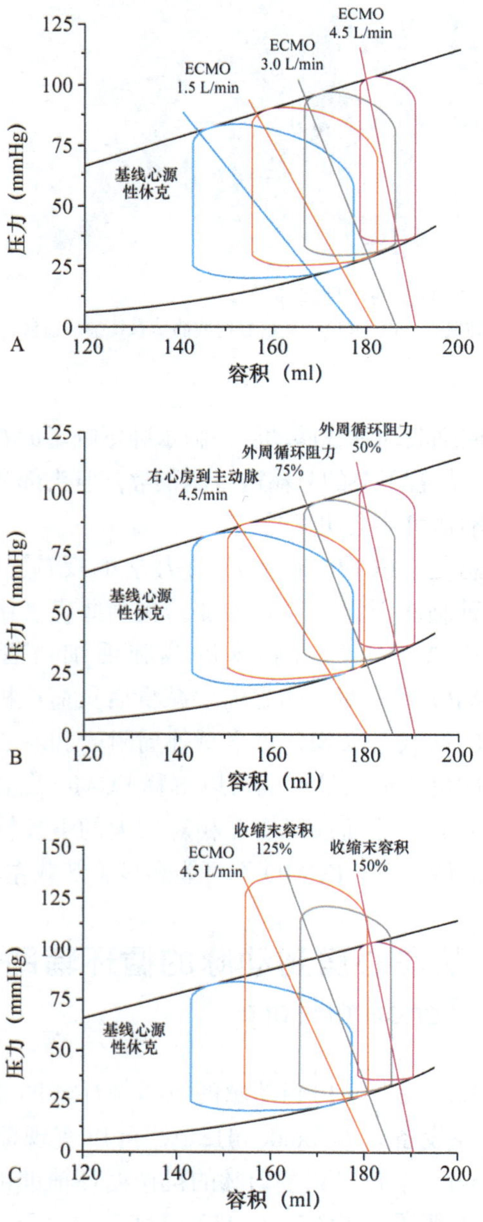

图 4-3 压力-容积环

阻力（TPR）降低和弹性顺应性增加时，这些主要影响会被改变。在这种情况下，收缩末期和舒张末容积都可能减少，同时PVA和MVO_2也会减少（图 4-3B）。

三、从左心室到主动脉的循环辅助－Impella和LVAD

多种设备将血液从左心室泵送到动脉系统，包括临时使用的经皮穿刺导管植入的左心室辅助装置和全植入式的左心室辅助设备（LVAD），后者提供长期或永久支持。经皮临时设备包括市售的Impella 2.5、Impella CP、Impella 5.0和Impella LD系列设备以及经皮心脏泵（the Percutaneous Heart Pump，PHP），这些设备理论上可以达到约5 L/min的平均流量。长期设备包括HeartMate和VAD，这些设备可以达到超过7 L/min的平均流量。尽管这些设备采用不同的机制来泵送血液（例如，轴向、离心和混合流泵技术），以及不同的技术植入体内，提供不同的流量范围，但相同的原理支配着它们的血流动力学效应。从左心室直接连续泵送血液，与心动周期的相位无关（舒张期、收缩期、等容收缩期等），导致正常等容期的丧失。这将PVL的正常梯形形状转变为三角形。与其他支持形式不同，从左心室抽取血液并不依赖于通过主动脉瓣的射血。随着泵流速的增加，左心室的负荷逐渐减轻（PVL向左逐渐移动），左心室峰压生成减少，PVA和MVO_2显著下降。同时，动脉压力增加，以至于左心室峰压和动脉压力逐渐脱离关联。这种直接卸载也导致左心房和肺毛细血管楔压的降低，血氧饱和度、动脉压、组织灌注和代谢均可得到改善，并引发左心室收缩性和TPR的继发性改变。在左心室到动脉泵送的情况下，这些继发性变化导致左心室卸载程度更大。还要注意，在这种LV Ees增加和TPR减少的特定情况下，左心室压力足以克服主动脉压力，发生左心室射血；然而，PVL的三角形形状仍然存在。从左心室到主动脉的长期MCS需要考虑另一个特性：轴向和离心泵之间的差异，分别以HVAD和HeartMate 3为代表。一些学者基于理论考虑认为两者是有差异的，但目前临床数据显示这两种泵的整体血流动力学效应没有显著性差异。

第三节　右心导管测量左心室辅助装置的血流动力学变化

右心导管连续有创血流动力信号的测量主要限于临床研究环境，不在日常临床实践中常规应用。但是，右心导管测量有助于收集数据，不仅适用于一般人群，也适用于各种疾病患者。标准肺动脉导管（PAC）提供的信息对于评估可能需要机械循环辅助的患者、明确评估患者的容量状态、心室支持是否充足以及诊断潜在的MCS并发症（包括泵内血栓形成）至关重要。对基础理论的深入理解有助于指导临床医生制订患者评估和管理策略，旨在最大限度地利用PAC衍生的测量数据。通过在MCS的泵速范围，同期评估中心静脉压（central venous pressure，CVP）、肺毛细血管楔压（PCWP）和心排血指数来评估MCS支持的充分性和药物治疗充分性的方法。为此，患者接受标准化的速度坡度测试（指设备转速），其中设备每分钟转数（revolutions per minute，RPM）最初降低到最低推荐值，然后按标准化的数值逐步增加。在每个RPM下，在重新建立稳态条件后（通常为2～5 min），记录血流动力学参数（CVP和PCWP）。测试的最大RPM取决于设备的最大推荐转速或高血压、抽吸事件或心律失常的发生。图4-4A显示了在典型长期LVAD患者的最高和最低速度下获得的右心房、肺动脉和PCWP原始追踪实例。如图所示，RPM的增加与肺动脉压力和PCWP的显著降低相关；右心房压力受影响较小。注意正常的呼吸变化，为了获得正确的结果，重要的是在呼气末进行读数，因为在自发呼吸期间，呼气末是压力最高的阶段（注意，这些描记通常是自动计算机分析的，不考虑呼吸的阶段，可能会提供误导性的结果）。如图4-4B所示，根据临床可接受的CVP（3～12 mmHg）和PCWP（8～18 mmHg）范围，CVP-PCWP图可以划分为5个区域：①正常；②右心衰竭；③左心衰竭；④双心室衰竭和（或）液体超负荷；⑤低血容量区域。所示的测试包括8个不同的RPM（步骤0到7，设置LVAD的泵速，由低到高的不同转速，不同机型仅显示档位）。该患者在低速时CVP和PCWP的值较高。随着RPM的增加，CVP-PCWP点移动到正常范围，包括达到适当的心排血指数。尽管基于坡度测试结果的泵速调整尚未显示与改善临床结果相关，但建议通过识别提供CVP、PCWP和心排血指数正常值的速度来确定最佳速度。在这个例子中，步骤4和5的速度将满足这一条件。然而，个体患者的反应取决于许多因素，例如容量状态、内源性右心室收缩力、全身血管和肺血管特性以及任何共存的瓣膜病变。因此，并非每个患者的所有测量值都能进入正常范围。这些偏差表明需要进一步评估以确定下一步的诊疗。图4-4C显示了在坡度测试中测量的4名临床稳定、似乎补偿良好的LVAD患者的CVP-PCWP关系，4名患者的年龄为47～74岁，接受长期LVAD的支持（心排血指数用符号编码）。这些患者的血压得到合理控制（70～95 mmHg），设备未显示血栓或功能故障（例如，乳酸脱氢酶值190～385 U/L）。A患者在低速时处于“左心衰竭”区域，随着转速的增加而移动到正常区域。B患者在不同速度下保持低CVP和PCWP范围，与转速无关，提示可能存在低血容量状态，可能受益于液体补充和（或）减少利尿治疗。C患者尽管转速增加，CVP和PCWP仍然升高，但心排血指数始终足够，提示可能存在液体超负荷状态，可能需要更多的利尿。D患者CVP升高，PCWP轻微影响，提示右心功能障碍。

上述是长期LVAD的患者在不同的泵转速下用肺动脉导管监测的血流动力学指标变化。同样的原则也适用于接受临时经皮植入的LVAD患者。对上述血流动力学数据变化的了解有利于管理MCS患者。与国际心肺移植学会（International Society for Heart and Lung transplantation）目前的患者管理指南相比，这种方法是否能改善结果，仍是正在进行的研究课题。一项初步的回顾性研究表明，使用有创性血流动力学引导的RPM优化和药物治疗有可能改善临床结果。如前所述，应用血流动力学可以直接帮助设备选择和患者管理。

综上所述，用于治疗急性和慢性血流动力学衰竭患者的MCS选择日益增多。这些装置的特点差别很大，它们的主要血流动力学效应和继发性

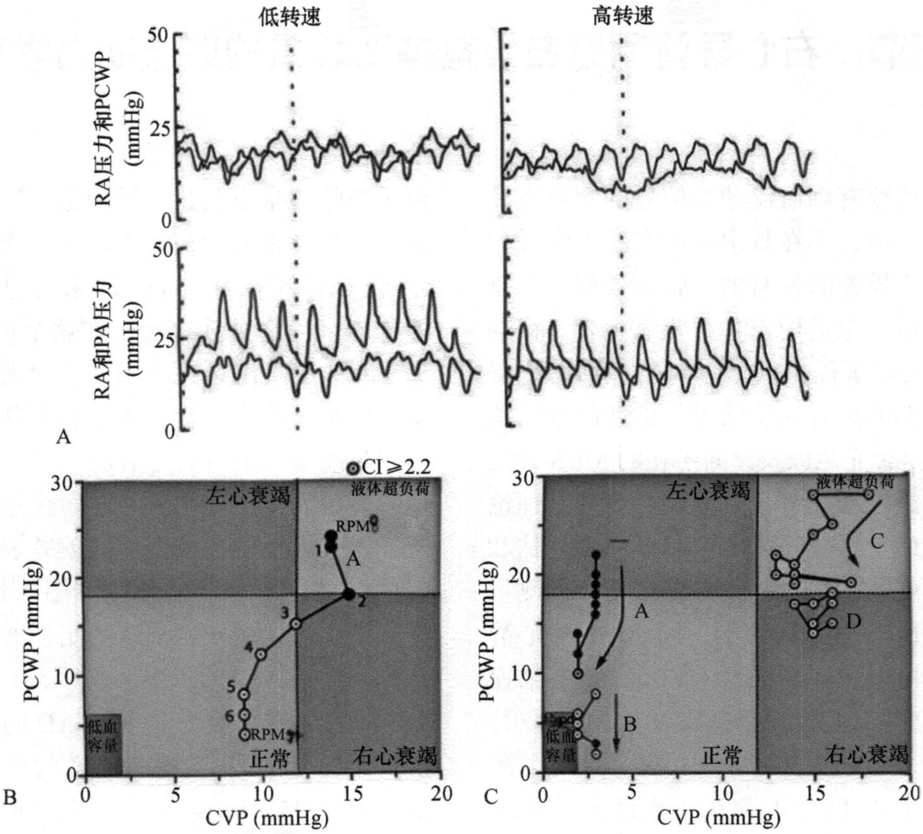

图 4-4 长期 LVAD 的转速变化对标准 PAC 测量的血流动力学数据的影响

（**A**）斜坡试验中测量的最低和最高泵速下右心房（RA）、肺动脉（PA）和肺毛细血管楔压（PCWP）的原始数值图。注意正常的呼吸变化。（**B**）随着心室辅助装置速度的增加，中心静脉压（CVP）和 PCWP 同时发生变化。（**C**）来自 4 名不同患者的数据显示速度变化的反应差异。CI，心脏指数；RPM，每分钟转数。

机体反应也有很大的不同。目前尚缺乏指导最佳设备选择和使用的临床数据。利用标准血流动力学测量的方法有可能产生积极影响。理解心室-血管-装置相互作用的基本原理，为理解个体患者的反应提供了基础。当前对于重度双心室衰竭的 MCS 解决方案的生理学理解甚至更少，包括全人工心脏、双心室经皮装置或双心室长期植入装置的生理学理解相对较少，上述心脏力学原理、心室-血管耦合和心室-血管-装置耦合的基本原则也为解决这些复杂情况提供了基础。

第四节　植入机械循环辅助装置的左心室血流动力学

一、体外流体动力学研究

LVAD 是植入在心室顶端的泵，以提供必要的左心室卸载，适用于因左心室功能障碍而经历某种形式心力衰竭的患者。连续血流 LVAD 能提供的平均心排血量为 4 L/min，最大为 8 L/min，在生理心排血量的范围内。这些设备用于终末期心力衰竭患者，通常作为桥接移植，或作为终点治疗。然而，随着长期支持的平均持续时间增加，设备在血流动力学方面的性能成为患者生存的一个越来越重要的因素，技术的进步预计将改善患者的长期结果和生活质量。植入一个 LVAD 涉及多个风险，例如由于 LVAD 在心室内的存在以及 LVAD 产生的非脉动流动而导致血栓形成。体外试验研究了由于 LVAD 植入而导致的心室血流动力学的变化，采用了一种弹性心室，该心室与植入的人工二尖瓣和主动脉瓣一起，纳入一个脉冲复制器中，生成与低心排血量（CO_{cam} = 2.4 L/min）相匹配的真实脉动进出流量。随后，在心室顶端连接一个连续轴向泵，以模拟LVAD，并研究其对心室血流动力学的影响，作为LVAD流量吸引的函数，使用粒子图像测速（particle image velocimetry，PIV）。使用一个简化的左心室模型连接到一个心血管脉冲复制器，旨在重现与心脏在低左心室射血分数条件下观察到的心室体积随时间的变化。通过体外模拟研究当植入LVAD时，左心室中的生理血流动力学如何变化，特别是在血流的动能和心室内涡流动力学方面，作为LVAD流量的函数。特别是，监测心肌的适当冲洗和滞留区域的出现，作为血栓形成的潜在风险。此外，还研究了LVAD极限情况下在左心室内的阻碍效应。

二、LVAD改变心排血量

对于一个低心排血量的受损左心室，LVAD如何恢复其正常生理血液输送的能力呢？可以通过改变旁路流量来研究四种LVAD运行模式，即零（LVAD关闭）、低（$CO_{VAD}=3.1$ L/min）、中（$CO_{VAD}=4.1$ L/min）和高（$CO_{VAD}=5.8$ L/min），当LVAD处于活动状态时，心室在一次心搏中排出的净血容量增加。因此，可以定义一个LVAD改变的心排血量CO_{tot}，以考虑连续的旁路流量，$CO_{tot}=CO_{cam}+CO_{VAD}$；其中$CO_{cam}$相当于仅由于主动脉瓣膜打开产生的等效心排血量，这里设定为2.4 L/min。这个低心排血量对应于危及生命的情况，并在所有实验中保持不变。CO_{VAD}是由LVAD的吸力产生的，R_{CO}是两者之间的比率，即$R_{CO}=CO_{VAD}/CO_{cam}$。后者是关于LVAD血液输送相对于主动左心室收缩的一个指标。总心排血量CO_{tot}，依赖于LVAD泵，心排血量的改善直接与LVAD流量的增加相关，且逐渐接近正常生理范围。特别是，低流量配置产生的CO_{tot}为5.5 L/min，当LVAD设置为中等流量时，CO_{tot}增加到6.5 L/min。与CO_{cam}相比，总心排血量比CO_{cam}增加了2倍多，左心室排血量从“严重低于正常”变为“正常”，符合美国心脏协会的标准。此外，当LVAD吸力设置为高流量时，R_{CO}比率达到2.4，这意味着LVAD泵送的效果是左心室主动收缩的2倍以上。因此，总心排血量CO_{tot}超过8 L/min。

三、与正常心室的血流动力学比较

尽管在舒张期观察到相对较高的流速，但在整个心脏周期内，心室内仍然产生低速区域。该低速区域位于心室顶端，正好在LVAD障碍物的背风处，后者作为一个钝体，产生强烈的尾流，强烈改变心室血流动力学。由二尖瓣喷流引起的主要心室循环在心室的上部产生高动能，位于LVAD入口上方，而中心的白点对应于涡核，这是诱导旋转速度的最小值，这在涡流动力学中是众所周知的。相反，心室顶端的低动能区域（动能比心室上部小70%以上）是由于LVAD障碍物减速流动在固体障碍物周围的流体颗粒。该区域的大小与LVAD障碍物的大小成比例，因此占据了心室截面的显著部分。

与正常心室的动力学显著不同，即没有植入LVAD，尽管低EF，动能在心室内更均匀分布并填充整个体积，且动能的最小值位于回流核心，同时心室顶端的动能比LVAD心室的情况高出80%，当检查跨流涡度分量时，这些辅助心室的血流动力学与正常左心室之间的异常更加明显。

在没有LVAD的情况下，心室内循环对应于直径为dv的正涡度结构，约占心室长度的60%，并占据了心室体积的很大一部分。此外，涡旋在垂直dv轴上距离zv轴约55%的位置渗透，从而导致心室顶端的流体循环并冲刷左心室壁。需要注意的是，围绕心肌的负涡度实际上是边界层内的壁涡度，这是由固体边界处的无滑移条件所引起的。相反，当植入LVAD时，主要涡旋结构缩小，dv轴约40%，并向阀平面上方移动，达到zv轴约40%。因此，心室顶端的涡旋诱导速度降低，心室顶端变得停滞。

在保持LVAD在心室顶端的持续吸引，同时去除LVAD阻塞，在高LVAD流量的舒张峰值时，动能相对于标准LVAD案例分布更好，类似于健康心室的动能图。此外，主要涡流的大小增加到dv轴约50%，渗透距离增加到zv轴约50%；这两个参数都大于LVAD阻塞情况下的值。因此，当从心室中去除突出的管道附属物时，避免了心室顶端附近形成低速区域。由于LVAD的阻塞，主要的循环涡旋远离顶点移动，从而在LVAD入口管附近形成一个低速的滞留区域。实验证明，在LVAD心室中测得的动能分布变化是由于LVAD入口的障碍，而不是LVAD吸引本身。

四、LVAD 改变的压力

LVAD 对心室压力的影响，在舒张期从参考压力水平（心脏舒张末压）开始，随后略有上升。随后，在主动脉通道的收缩射血期间达到最大压力。这种时间变化与体内测量的典型心室压力相符，且对于不活动的 LVAD，峰值收缩压力约为 100 mmHg，与低 EF 的临床观察一致。重要的是，当 LVAD 流量增加时，心室压力降低，而在高 LVAD 状态下的峰值收缩压力相对于不活动 LVAD 的情况下降高达 40%。在高 CO_{VAD} 下，收缩压力峰不仅降低，还变得更宽，不再那么尖锐。因此，LVAD 操作的吸力显著影响了心室内的生理血流动力学，同时也扰动了正常的压力场。之前的实验和数值研究一致，左心室压力随着 LVAD 支持水平的增加而降低。心室内压力的变化可以驱动心室心肌的重塑，并影响主动脉瓣的开闭周期，增加主动脉瓣关闭不全的风险，即主动脉瓣在舒张期未能完全关闭，从而导致血液从主动脉漏入左心室。主动脉瓣的退行性变化在长期 LVAD 支持后确实经常被发现，并且，超过 60% 的 LVAD 支持患者表现出主动脉瓣的瓣膜融合。

五、植入辅助装置的心室动力学

体外 LVAD 植入后，观察到心室的水平位移增加，LVAD 的植入以及旁路管抑制了心室的垂直位移，增加了心室的质量，从而降低了心室在心脏周期中共振的振荡模式的频率，类似于质量-弹簧振荡器，并导致较低的横向模式共振。因此，LVAD 减少了心室在舒张期的垂直延伸，增加了水平延伸，以恢复未植入心室的相同体积（心排血量）变化，并且舒张期心室扩张并不依赖于旁路流量的大小。

由于 LVAD 植入引起的异常血液循环可能导致心室顶端静止区域形成血栓，这反过来可能进一步损害左心室，或最终脱落进入系统循环，导致卒中或缺血。关于 LVAD 的生理效应的研究表明，这些设备可能导致主动脉壁组织的降解、血栓形成和更高程度的溶血，这些都是在 LVAD 治疗时需要考虑的重要生理因素。

六、体外研究的局限性

尽管几何形状和无量纲数被设置得尽可能接近生物心室，但体外模型仅包含了一些生理上在人体心脏中发生的代表性特征。例如，二尖瓣被建模为一个简单的单向阀，尽管低射血分数使二尖瓣叶片无法在二尖瓣通道内翻转，但与二尖瓣叶片相连的腱索和乳头肌肉并不存在。此外，硅胶模型的内部表面光滑，而心内膜则有不规则的褶皱，称为小梁。此外，实验中的二尖瓣环是平面且刚性的，而在真实的心脏中，其形状会随着心搏而变化，呈现出椭圆形。另一个相关的区别是，这里的心室动力学是由活塞施加的周围流体的压力作用驱动的，这些压力不可避免地垂直于心室表面，而心肌的主动收缩是由在肌肉细胞中传播的电刺激引起的，并且是各向异性的，因为它沿着局部纤维方向定向。当使用被动弹性材料制造的心室时，这种机制在实验中无法重现。然而，实验室的好处是可以在可控和可重复的条件下进行，并且还允许使用适合研究流动复杂结构的速度测量技术，如粒子图像测速（PIV）。此外，所得到的血流动力学是现实的，更接近临床经验，特别是在心肌因通过二尖瓣通道的流入而放松的舒张期。未来可能研究植入 LVAD 的体内血流动力学，例如使用超声心动图 -PIV，这是一种相当新颖的非侵入性技术，通过跟踪超声对比剂的声学反射来测量心脏或动脉内的瞬时血流速度。这种方法可以验证体外研究中由于 LVAD 植入导致的涡流动力学变化在患者中是否真实发生，并监测其如何依赖于 LVAD 的大小。

第五节　左心室功能的恢复

重度心力衰竭的治疗在过去 20 年中发生了根本变化，指南不断更新。左心室辅助装置（LVAD）的适应证逐渐变化，成为支持终末期心力衰竭患者的治疗，适用于多种临床场景：作为心脏桥接移植、作为终点治疗、作为决策的桥梁，甚至作为恢复的手段。植入时患者的特征持续演变。在过去，大多数 LVAD 植入是在住院且依赖静脉正性肌力药物支持的患者中进行，而如今的趋势是提前植入，旨在改善生存率和生活质量的最大化。这意味着我们逐渐降低患者的 Intermacs 评分（Intermacs 评分 1 ～ 4）。最近的随机试验是在更危重的心力衰竭患者（Intermacs 评分 1 ～ 3）中进行的。由于 LVAD 治疗的自然疗效是最终的心脏移植、终身支持或恢复的桥梁，近年来的研究努力主要集中在提高设备的整体安全性、耐用性和设备性能上。实际上，在成功的目标治疗 LVAD 患者中，主要目标是提高生活质量和优化 LVAD 性能。左心室恢复目前很少作为临床目标，因此 LVAD 的移除仅是偶然现象。相反，生活质量、运动能力和生存率的改善是 LVAD 植入后最常被探讨的指标。为了获得这些结果，我们寻求尽可能高的心排血量，这与原心室和 LVAD 产生的最高耐受流量相一致，以改善器官在静息和运动时的氧合。因此，建议进行身体康复和暂时增加 LVAD 泵的流量，以改善患者的体能。实际上，几种因素限制了 LVAD 患者的运动表现。如果左心室恢复或最高心排血量是 LVAD 患者的主要目标，那么了解左心室 /LVAD 的耦合被认为是至关重要的，以帮助临床医生确认是否走在正确的道路上。

心室内的血流动力学和动能分布在原生心室（射血分数降低）和植入 LVAD 的心室之间存在差异。在原生心室中，血流呈现出一种独特且明确的模式：从二尖瓣开始，血流向后外侧方向流向心尖区域，沿着心室壁流动，然后改变方向朝向主动脉瓣。在植入 LVAD 的心室中，轴向涡流的形成和导管的大小决定了动能分布的均匀性降低，并且在心尖部位的血流显著减缓。

LVAD 患者由于心内持续血流泵出以及外周血管的影响而产生特殊心内血流动力学模式。具体来说，LVAD 在其所有阶段影响左心室的力学。然而，LVAD 患者的心室内力学分析很少，也不属于常规超声评估的一部分。实验模型提出，心室血流的变化可能导致室壁应力的降低，特别是在心尖和心尖周围部位。

LVAD 会改变心室内血流动力学和压力。LVAD 流速的增加导致心室内收缩峰值压力显著降低，这有望能恢复左心室的容积和功能。

因此，LVAD 患者能撤出 LVAD，自身心功能恢复是最好的选择，那么，在 LVAD 血流量减少期间监测心室内区域血流动力学是必要的，以评估正常模式的恢复，尽管这种方法从未被应用。事实上，在 LVAD 拔出套管或 LVAD 配有套管的情况下，心室对血流的适应可能也是血栓形成的有利条件。此外，许多其他因素，如导管材料和表面特性，以及患者的凝血状态，可能具有一定的临床意义，解释了观察到患者间的血流差异。

目前临床上可考虑一旦实现患者的病情稳定和健康，应尽可能逐步且缓慢地降低 LVAD 泵的流量，以允许左心室功能的恢复。这种方法原则上可能是唯一可以推动左心室功能恢复的方法。众所周知，要达到这一目标，即如何评估患者是否为 LVAD 植入后自身心功能可能恢复的病例，是否可以撤除 LVAD，在血泵转速减少的程度及频率方面，可以根据患者具体的病情转归、LVAD 类型进行个性化调整。目前，尚没有批准的撤除 LVAD 的方案，在少数撤除 LVAD 的病例中，撤除的过程没有统一和明确的方法。因此，目前的“思考与进展”是一种工作假设，其临床有效性和适用性仍需进一步验证。

主要参考文献

［1］Burkhoff D，Sayer G，Doshi D，et al. Hemodynamics of Mechanical Circulatory Support［J］. J Am Coll Cardiol，2015，66（23）：2663-2674.

［2］Chung BB，Sayer G，Uriel N. Mechanical circulatory support devices：methods to optimize hemodynamics during use［J］. Expert Rev Med Devices，2017，14（5）：343-353.

［3］Putowski Z，Pluta MP，Rachfalska N，et al. Sublingual Microcirculation in Temporary Mechanical Circulatory Support：A Current State of Knowledge［J］. J Cardiothorac Vasc Anesth，2023，37（10）：2065-2072.

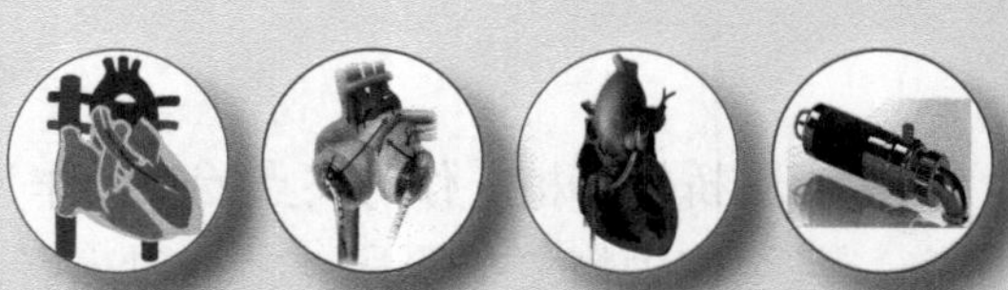

第五章

机械循环辅助的应用

机械循环辅助（MCS）以多种形式存在，旨在暂时替代重要器官的功能。一般来说，这些工具主要是支持性治疗，帮助器官恢复，有时需要转为长期机械循环辅助。

心源性休克是一种低心排血量的状态，如果不及时治疗，会导致重要器官缺血甚至死亡。心源性休克的原因有很多，包括血管疾病、心律失常以及非缺血性或缺血性心肌病。标志性的临床研究，包括急性心肌梗死合并心源性休克的早期再灌注试验和心肌梗死合并心源性休克的主动脉内球囊反搏试验，以及欧洲心脏病学会心力衰竭指南，将心源性休克定义为收缩压低于 90 mmHg 超过 30 min，并伴有低灌注的临床表现，包括四肢发凉、意识改变、尿量减少、血清乳酸升高，以及依赖儿茶酚胺维持血压。最初，药物治疗是主要的治疗方法，随着心源性休克的进展，可能需要通过机械循环辅助来稳定循环（图 5-1）。

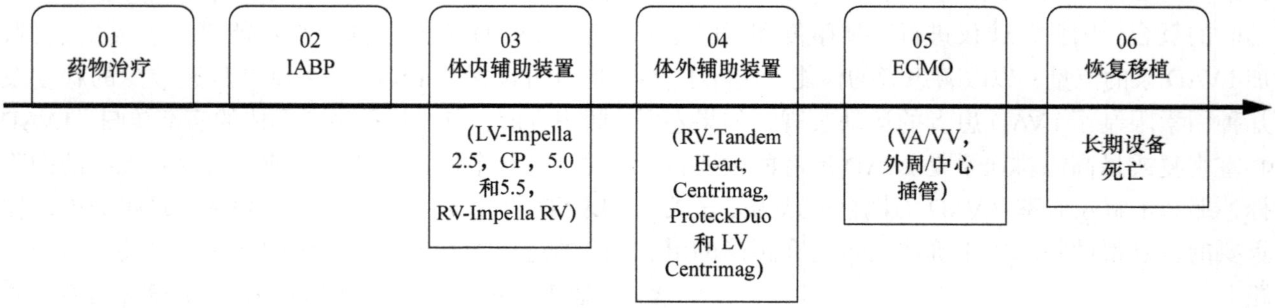

图 5-1　心源性休克治疗的逐步升级

（ECMO，体外膜肺氧合；IABP，主动脉内球囊反搏；LV，左心室；RV，右心室；VA ECMO，静脉-动脉体外膜肺氧合；VV ECMO，静脉-静脉体外膜肺氧合）

第一节　机械循环辅助在左心室衰竭中的应用

左心室衰竭主要分为两种类型：射血分数降低的心力衰竭（HFrEF）和射血分数保留的心力衰竭。HFrEF 传统上被描述为收缩性心力衰竭，其特征是左心室收缩功能受损及搏出量的减少，随后出现涉及神经激素通路的级联和适应性重构，导致左心室壁的扩张和变薄。相比之下，射血分数保留的心力衰竭，历史上称为舒张性心力衰竭，源于对压力负荷的慢性心肌变化，最常见于慢性、没有控制的高血压。

在急性或失代偿的慢性左心衰竭中，患者因肺水肿和静脉淤血而出现的呼吸困难和端坐呼吸，可能导致心肾综合征或充血性肝病。在 HFrEF 中，正性肌力药物被用作一线治疗，以增强心肌细胞的收缩力（即肾上腺素、多巴酚丁胺、米力农和多巴胺）。对于那些药物治疗无效的晚期心力衰竭或心源性休克患者，应考虑机械循环辅助。

主动脉内球囊反搏（intra-aortic balloon pump，IABP）是第一个也是目前使用最广泛的机械循环辅助设备。IABP 常常在急性心肌梗死合并心源性休克的患者中使用，也用于心脏手术后休克或高风险经皮冠状动脉介入治疗（percutaneous coronary intervention，PCI）。这是一种临时机械循环辅助设备，旨在短期使用（数小时到数天）。该设备通常通过股动脉经皮植入，上行至左锁骨下动脉远端约 2 cm 处的降主动脉里。导管的远端包裹着一个长圆柱形气囊，包含一个用于动脉压力传导的腔和另一个用于气囊充气或放气的腔。气囊在心室舒张期充气，收缩期放气。在主动脉瓣功能正常的时候（无反流），这种“反脉冲（反搏波）”会增加从升主动脉到主动脉根部的压力，从而在充气时提高冠状动脉的舒张压。气囊在左心室收缩前（即主动脉瓣膜开放前）立即放气，产生文丘里效应以降低后负荷并促进左心室的射血。IABP 仅能直接增加适度的心排血量（0.5 ～ 1 L/min），但冠状动脉灌注压的增加可以导致心室的每次搏出量增强和心排血量的改善。尽管最近的一些试验对 IABP 在急性心肌梗死患者中的使用提出了质疑，但在对部分患者的研究中还是显示出了疗效。一项涉及 148 名患者的四项随机对照试验的荟萃分析表明，在高风险 PCI 过程中使用 IABP 的患者全因死亡率显著降低。此外，IABP 在心源性休克和心脏手术后的患者使用静脉-动脉 ECMO（venous-arterial ECMO，VA ECMO）也可能有用，这些患者在多项研究中显示出住院死亡率较低和更成功地脱离 VA ECMO。这种益处可能是改善组织器官灌注、改善冠状动脉灌注、降低左心室后负荷，以及帮助同时接受 VA ECMO 和 IABP 植入患者的左心室减压。

为了提供更高水平的支持，可以使用体内心脏泵。对于短期（最多 14 天）支持，像 Abiomed Impella（Abiomed，Inc.，Danvers，MA）这样的经皮体内泵提供临时的左心室辅助（图 5-2 为辅助左心室的国内 CorVad 示意图，类似美国 Impella）。这是一种微型、连续流动的轴流泵，从腋动脉或股动脉植入，逆行穿过主动脉并跨越主动脉瓣。该泵从左心室腔抽取血液，并通过升主动脉的一个孔口将其引流出去，从而提供左心室减压并增加心排血量。该设备的不同版本可以提供不同流量的心排血量支持。Impella 2.5 可以产生高达 2.5 L/min 的血流，而 Impella CP 可以提供 3 ～ 4 L/min。Impella 5.0 和 5.5 分别可以提供 5 L/min 和 6.2 L/min 的心排血量，但需要通过外科切口植入。

终末期心力衰竭患者的长期机械循环辅助是通过植入一个耐用的左心室辅助装置（LVAD）来实现长期循环支持。一般的 LVAD 配置包括一个植入左心室尖端的流出导管，连接到一个轴流或离心泵，该泵从心室腔抽取血液并通过管道移送到升主动脉。LVAD 植入的两个适应证传统上被称为“桥接移植”，用于列入心脏移植名单的患者，以及“终点治疗”，用于那些被认为不适合移植的患者，这些患者显然将依赖 LVAD 度过余生。第一代 LVAD 的设计试图复制天然心脏的脉动作用，但发现其效果不如第二代和第三代设备所使用的连续血流、非脉动设备。

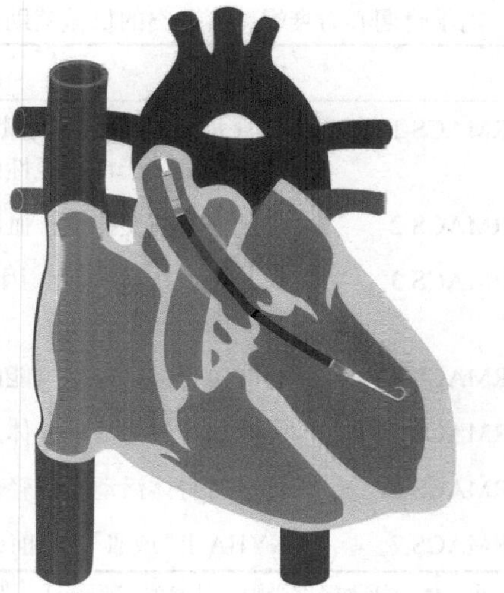

图 5-2　辅助左心室的国内 CorVad 示意图

市场上第一个连续血流 LVAD 是 HeartMate Ⅱ（Thoratec，Pleasanton，CA），最初被批准用于桥接移植。该轴流设备比其前身更小，扩大了对小体重患者的适用机会，但仍需植入到腹膜前囊中。与前一代设备相比，使用 HeartMate Ⅱ 的患者在 2 年内无致残性卒中以及设备修复或更换的生存机会显著增加。

第三代 LVAD 采用离心和部分或完全磁悬浮的泵，以避免血液与轴承部件接触。无接触环境减少了热量的产生，并降低了对血液成分的剪切力，从而减少了溶血并降低了血栓形成的倾向。当前设备的选择对卒中风险的差异性影响最显著。最新的机械辅助循环支持跨机构登记系统（INTERMACS）年度报告显示，在美国，HeartMate 3（Thoratec，Pleasanton，CA，雅培实验室）已经成为最常见的植入 LVAD（表 5-1）。现代的 LVAD 非常耐用，即使是接受终点治疗的患者，整体两年生存率也超过 70%。

表 5-1 用于晚期心力衰竭患者分类的机械辅助循环支持的量表

分类	内容
INTERMACS 1	尽管儿茶酚胺使用剂量增加和（或）使用机械循环辅助，但血流动力学仍不稳定，终末器官严重低灌注（严重心源性休克）
INTERMACS 2	静脉强心药支持下，血压可接受，但肾功能、营养状况或淤血征象迅速恶化
INTERMACS 3	低剂量或中等剂量（因低血压使用）的强心药支持，血流动力学稳定但伴有症状恶化或进行性肾衰竭的征象
INTERMACS 4	暂时停止强心药是可能的，但患者经常出现症状复发，通常伴有液体过负荷
INTERMACS 5	完全停止体力活动；休息时稳定，但经常有中度水潴留和一定程度的肾衰竭
INTERMACS 6	休息时身体活动受到轻微限制，没有淤血；容易因轻度活动而疲劳
INTERMACS 7	NYHA Ⅱ[a] 或Ⅲ[b]，目前或最近没有不稳定的容量负荷

[a] NYHA Ⅱ：体力活动轻度受限，休息时感到舒适，但日常的体力活动会导致疲劳、心悸或呼吸困难。
[b] NYHA Ⅲ：体力活动明显受限，休息时感到舒适，但比日常体力活动少的运动即会导致疲劳、心悸或呼吸困难。

使用持续流动 LVAD 的患者在动脉波形上可能只有最小的脉动性。平均动脉压（MAP）是血压的唯一可靠指标，可能无法通过非侵入性振荡式血压袖带准确测量。非侵入性血压最准确的测量方法是通过充气血压计袖带，逐步放松直到在肱动脉中检测到多普勒信号，从而显示 MAP。除了血压，心脏功能的主要决定因素是患者的右心室功能。

第二节　机械循环辅助在右心室衰竭中的应用

与左心室衰竭一样，当患者接受药物治疗失败时，机械循环辅助被考虑用于急性右心室衰竭。长期右心室辅助装置（right ventricular assist device，RVAD）支持受到右心室的几何形状限制。大多数长期 MCS 是为左心室设计的。长期使用耐用设备来支持右心室，是基于轴流泵设备的非指征使用。小型观察性研究显示该设备的长期使用有一定成功率，但并未广泛使用。文献中关于右心室衰竭机械循环辅助患者的结果差异很大，有 42% ～ 75% 的患者恢复。机械循环辅助的类型取决于右心室衰竭的病因。

美国 Impella RP 是一种微轴泵，提供临时的经皮右心室支持装置（最长可达 14 天）（图 5-3）。它通过股静脉植入，穿过三尖瓣和肺动脉瓣，远端尖端终止于肺动脉。血液从右心房引流并返回肺动脉，绕过右心室。该泵提供高达 4 L/min 的流量，是唯一获得美国食品药品监督管理局（FDA）批准的右心室经皮泵。Impella RP 是恢复右心室功能的桥梁，根据 FDA 批准可维持约 14 天。Impella RP 的并发症，包括溶血、因抗凝治疗引起的出血、肢体缺血、系统内血栓、肺水肿、肺功能不全加重和三尖瓣反流。在设备初次放置过程中也可能遇到血管损伤，需要血管外科修复。由于肺动脉中的血流增加会加重肺功能不全，

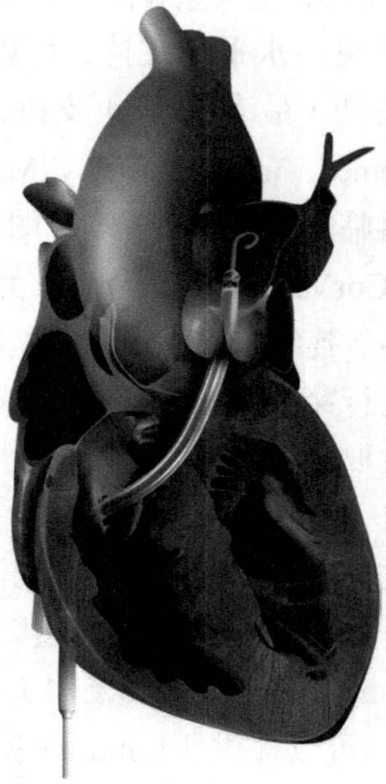

图 5-3 美国 Impella RP 对右心室的辅助示意图

Impella RP 在肺功能不全患者中是禁忌的。在三尖瓣置换和修复后的患者中，由于设备位置在手术部位，使用该设备也是相对禁忌证。

通过体外泵可以实现更高水平的右心室支持，尽管它们更具侵入性。这些设备通过右心房或右心室的插管进行静脉引流，由体外离心泵提供支持，流出导管放置在肺动脉中。导管通过肋下小切口到体外，与其他中心插管策略一样，移除时需要重新进入胸腔。文献中提到，RVAD 最常在 LVAD 植入后使用。Tandem Heart 在右心室辅助研究中显示了 RVAD 植入在多种适应证下的成功率。有 8 个中心被纳入这项回顾性研究中，共纳入了 46 名患者，这些患者接受经皮插管或者 RVAD 的经外科中央型置管。作者发现，在这两种插管策略中，都实现了急性血流动力学的改善，包括提供了更高的心排血量和更低的充盈压力；同时，因急性心肌梗死或 LVAD 后出现右心室衰竭的患者，死亡率得到最大幅度的降低。

第三节　全人工心脏

全人工心脏（total artificial heart，TAH）已被证明在某些患者中，作为移植的桥梁，提供循环支持是有效的，这些患者通常不适合使用左心室辅助装置或双心室辅助装置。目前的全人工心脏的临床适应证包括：①不可逆的严重双心室衰竭；②在左心室辅助装置支持下的失代偿性右心衰竭；③心脏移植失败或排斥；④反复或顽固性室性心动过速及心室颤动；⑤心内血栓和肿瘤；⑥心肌梗死后室间隔缺损；⑦终末期的先天性心脏病；⑧主动脉瓣关闭不全或其他瓣膜问题伴有左心室或右心室衰竭；⑨在限制型心肌病患者中，心力衰竭伴有小心室。在过去 10 年中，接受全人工心脏的患者超过 75% 被归类为 INTERMACS 1 或 2 型。

Syncardia 全人工心脏（SynCardia Systems，Tucson，AZ，图 5-4）是目前唯一获得 FDA 批准的设备，尽管目前有几种新型全人工心脏系统正在研究中。Syncardia 全人工心脏仅用作桥接移植；然而，它也正在积极进行临床试验以用作目的（终点）治疗。这种脉动式全人工心脏由两个聚氨酯人工心室组成，心室内由聚氨酯隔膜将血液与空气分开。每个心室都有流进和流出阀，控制血液流动，并根据选择的大小，可以产生 50 ml（适用于体表面积小于 1.85 m^2 的患者）或 70 ml（适用于体表面积至少为 1.7 m^2 的患者）的搏出量。心室与原生心房相连，流出道缝合到主动脉

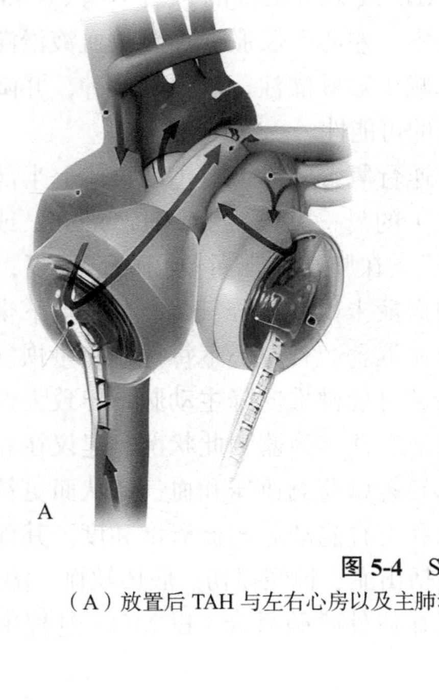
A

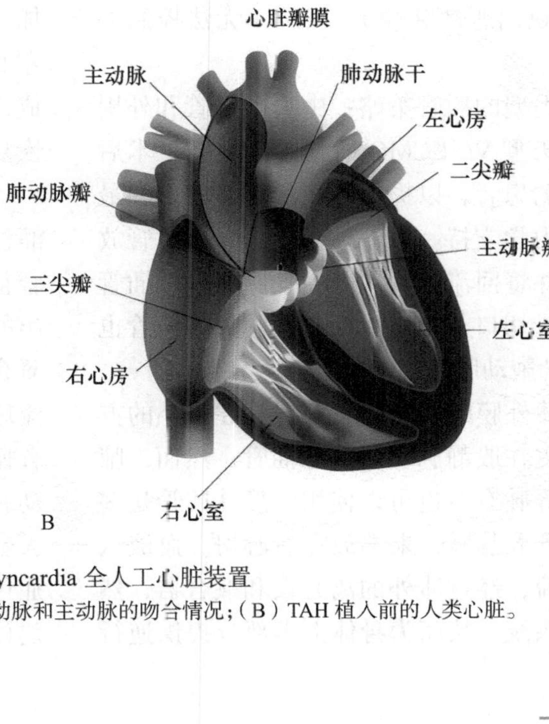

B

图 5-4　Syncardia 全人工心脏装置
（A）放置后 TAH 与左右心房以及主肺动脉和主动脉的吻合情况；（B）TAH 植入前的人类心脏。

和肺动脉。每个心室都有一条经皮气动导线（连接到外部控制台），提供诊断和监测信息。最近，Freedom Driver（便携式蓄电池供电的轻型气动泵）已获得批准使用，可以让患者出院继续使用。

接受全人工心脏植入患者的术后关注点包括肾衰竭、泵血栓、出血、血流动力学控制和感染。有趣的是，接受全人工心脏的患者会出现特殊的BNP的突然减少，这被推测可导致肾功能障碍和衰竭，即使在先前没有肾损伤的患者中也会出现。为了减轻一些术后并发症，患者通常最初使用肝素抗凝，随后使用华法林；目标INR为2.0～3.0，目标血压MAP维持在65～85 mmHg，并鼓励对经皮导线部位进行细致周到的护理。

已经有多项研究关注接受全人工心脏作为桥接移植患者的预后。弗吉尼亚联邦大学医学中心发布了66名患者的数据：平均支持时间为87.5天，76%成功过渡到移植，15%在Freedom Driver上出院，11%仍在等待移植，14%在已使用全人工心脏设备时死亡，未等到移植。Copeland等人也发现了类似的结果，101名患者的支持时间平均为87天，68%成功过渡到移植，32名患者死亡。

第四节　体外膜肺氧合

有时，临床需要完全的心肺替代治疗。静脉-动脉体外膜肺氧合（arterial-venous extracorporeal membrane oxygenation，VA ECMO）可以实现心脏和肺部的联合辅助，这也是完全右心室辅助的首选治疗方法，同时也是短期双心室支持的考虑方案。VA ECMO的绝对禁忌证是没有持久辅助的途径且没有恢复的期望。如果无法确定这一点，可以将VA ECMO视为“心脏移植的桥梁”。理想情况下，应在植入前设定合理的恢复时间表，以指导在没有恢复或替代治疗的情况下撤出辅助装置。其他相对禁忌证包括①年龄过高或过低，②肥胖，③影响生活质量的既往病症（神经系统状态或晚期恶性肿瘤），以及④无法控制的出血风险。

有两种类型的插管策略：中央型插管和外周型插管。中央型VA ECMO通常用于心脏手术后心源性休克的患者，以提供最大的心脏减压和最佳的血流动力学支持。插管通常将静脉引流管放入右心房，并将回流管放入升主动脉。这种插管需要通过胸骨切口重新进行探查。中央型插管也可以通过切开腋动脉实现动脉插管。

外周型体外膜肺氧合是一种侵入性较小的方法，通常经皮在股静脉和股动脉插管；然而，腋动脉和颈内静脉有时也可以使用。静脉插管是多孔的，延伸到腔静脉，末端放在右心房。血液从静脉系统引流，经过体外的离心泵和氧合器，然后返回动脉系统，从而为身体上半部分提供逆行灌注。抗凝通常使用肝素，在插管时开始，并继续以部分凝血活酶时间约为正常值的1.5倍为目标。由于插管造成的同侧腿部远端缺血是一个重要问题，通常在插管时会插入远端灌注导管，以提供通过插管点的顺行血流。对于中等体型的成年人，VA ECMO流量3～4 L/min能够提供足够的右心引流，减少外周静脉充血，并满足代谢需求。外周VA ECMO期间的逆行动脉流量对左心室造成后负荷压力的增加。因此，左心室功能不全或主动脉关闭不全的情况下，左心室的排出受限可能会导致左心室膨胀。对于肺楔压升高的患者，应使用正性肌力药物或机械通气策略（如增加IABP或美国Impella或者中国CorVad）来减压左心室。左心室膨胀增加导致血液淤滞和血栓形成，减少冠脉灌注，导致肺水肿，并降低左心室恢复的可能性。

逆行氧合动脉流量（为身体上半部提供逆行灌注）的另一并发症为“Harlequin”或“南北综合征”。在肺功能严重受损的情况下，左心室排出的血液未得到充分氧合，与来自下半身的逆行氧合血混合。若左心室每搏输出量恢复，混合血流区域可能被推向降主动脉，导致大血管由未氧合血液灌注。为监测此状况，建议在右上肢植入动脉导管以监测血压和血气，从而更精确地反映大脑和上脊髓动脉的血氧饱和度。其他常见并发症包括出血、神经损伤、肢体缺血、溶血和气栓。建议在体外膜肺氧合（ECMO）过程中进行抗凝治疗，但文献中存在诸多经验表明，由于出血并发症，抗凝治疗在某些患者中可安全地暂停，当然，临床上需要充分评估患者的出凝血风险。

当超声心动图显示左心室功能改善或动脉或肺动脉波形的搏动改善时，可逐步减少 VA ECMO 的流量。最终，应进行“撤机测试”。在开始测试之前，确保患者的生理参数稳定，包括血压、心率、氧合指数等。通常，首先给予治疗水平的抗凝，然后逐渐将 ECMO 泵流量减少至约 1 L/min 或更少。在此阶段，临床团队需密切监测患者的血流动力学变化，特别是心室的收缩、舒张功能以及全身血液灌注情况。随后，进行“撤机测试”的核心环节，通常持续 30 min ～ 1 h。在此期间，评估患者的心脏功能是否能够独立维持循环。应重点观察患者是否出现低血压、心律失常或其他缺血表现。同时，需定期监测血氧饱和度和乳酸水平，以评估全身组织灌注情况。一旦测试完成，若患者在此期间能够维持足够的灌注和氧合（中心静脉氧合、外周动脉氧合、超声心动图和肺动脉导管血流动力学变化），则可考虑撤除 ECMO 支持。在撤机后的观察期内，继续监测患者的心脏功能和整体状态，确保其能够顺利过渡到自主循环。临床意义方面，“撤机测试”不仅是评估患者心脏功能恢复的重要环节，也为后续的临床决策提供了依据。患者的成功撤机通常预示着心脏功能的恢复，而未能通过测试的患者则需继续接受 ECMO 支持或其他机械循环辅助治疗措施。因此，合理的撤机测试对于优化患者的治疗方案和预后评估至关重要。

第五节　机械循环辅助在呼吸衰竭中的应用

体外膜肺氧合用于呼吸衰竭。在静脉-静脉体外膜肺氧合（venovenous extracorporeal membrane oxygenation，VV ECMO）中，未氧合血从腔静脉中引流出，经过体外膜肺氧合后返回到右心房。VV ECMO 的适应证包括①急性呼吸窘迫综合征（低氧血症型呼吸衰竭和高碳酸血症呼吸衰竭），②肺移植的桥梁，③肺出血，④漏气综合征。在低氧血症型呼吸衰竭中，建议在 PaO_2/FiO_2 < 150 mmHg 且 FiO_2 > 90% 的患者中考虑使用 VV ECMO。对于在 FiO_2 > 90% 下 PaO_2/FiO_2 < 100 mmHg 且持续 6 h 或更短的患者，尽管进行最佳的医疗和机械通气支持，VV ECMO 也是适应的。如果肺恢复的可能性极小，即使急性呼吸衰竭，也不建议使用 VV ECMO。在严重 ARDS 的终末期肺病患者中，已成功实现肺移植的桥接，如在 2019 冠状病毒病（COVID-19）合并 ARDS 患者的病例中可见。然而，目前在 COVID-19 ARDS 背景下 VV ECMO 的建议和预后仍然存在争议。文献表明，COVID-19 患者中观察到的免疫炎症反应是该病毒特有的，并可能因接触体外膜肺氧合而进一步加重。需要进一步的研究和数据来进一步确定该患者群体中的机械循环辅助。与严重成人呼吸衰竭的常规通气支持相比，体外膜肺氧合的相对禁忌证与不良结果相关，包括①高设置的机械通气（FiO_2 > 90% 或 Pplat > 30 cmH_2O）超过 7 天，②中枢神经系统出血，③终末期恶性肿瘤，④不可恢复的中枢神经系统损伤，⑤重大药物免疫抑制（绝对中性粒细胞计数，absolute neutrophil count，ANS < 400 mm^3），⑥无法控制的出血。

VV ECMO 的插管可以是单个双腔导管植入右颈内静脉，或两个单独的静脉引流和回流导管。在双腔导管的情况下，较小的腔向三尖瓣定向重新注入氧合血，而较大的引流腔则朝向下腔静脉，放置时需要 X 线透视或经食管或经胸超声心动图定位。单个双控导管的优点是改善了活动性，但存在导管移动和再循环（氧合血被引流管引流）的风险。

使用股静脉和颈内静脉的双套管通常是最快的方法。通常，引流管通过股静脉放置到下腔静脉，达到肾静脉水平，回流管则放置在上腔静脉与右心房的交界处。保持两个导管的尖端至少相距 10 cm，可以避免氧合血回输到体内后被引流管抽吸再次进入体外装置。插管时给予肝素（50 ～ 100 U/kg）作为一次性剂量，如果没有出血并发症，部分凝血活酶时间应维持在正常值的

1.5 倍左右。VV ECMO 的主要目标是提供肺保护性通气，并为肺恢复争取时间。因此，目标是将呼吸机的设置降低到尽可能低的压力和容量，以尽量减少呼吸机引起的肺损伤。

因此，即使对心源性休克和严重呼吸衰竭患者的临床诊断和医疗管理有所改善，这类患者的预后仍然较差。机械循环辅助仍在不断发展，在这些需要高级生命支持的患者管理中发挥着越来越大的作用。对于所有管理这些危重病患者的医生来说，熟悉这些设备，包括其适应证和潜在并发症，是非常有用的。

第六节　机械循环辅助在室性心律失常中的应用

在房性和室性心动过速中，心室充盈时间的减少和心房收缩力的减少导致心排血量显著降低，从而导致心源性休克。管理心源性休克合并室性（室上性）心律失常尤其具有挑战性。正性肌力药物可能加重心动过速或加快心率；抗心律失常药物通常伴随负性肌力效应，而电复律可能会加剧循环衰竭甚至导致心搏骤停。在心律失常风暴期间，原心排血量的下降可以通过植入经皮机械循环辅助（MCS）装置来部分弥补，以确保终末器官灌注。这为医生提供了一个稳定的时间窗口，寻找心律失常的原因并进行适当的治疗干预（例如，经皮冠状动脉介入和导管消融术）。在明显的血流动力学失代偿情况下，或作为“预防策略”以避免在高风险患者的介入心脏治疗中出现循环不稳定时，可以使用临时 MCS。尽管在心源性休克和导管消融手术中 MCS 的使用越来越普遍，但考虑到缺乏大型观察性研究和随机临床试验，推荐水平仍然较低。因此，关于 MCS 装置的时机和种类的证据也很少被研究。那么，目前关于室性心律失常和心律失常风暴中 MCS 装置使用的可用证据是空白的。

机械循环辅助装置，如 Impella 和静脉-动脉体外膜肺氧合（VA ECMO），可能是支持血压并确保导管消融术过程中足够的终末器官灌注的有效手段。然而，MCS 植入有其成本和内在的并发症风险，主要是出血和血管并发症。因此，在导管消融术过程中选择理想的 MCS 植入患者至关重要，特别是在考虑预防性植入这些装置以提高导管消融术手术的安全性时。

尽管在室性心律失常的导管消融术过程中，MCS 的使用越来越普遍，作为急性血流动力学失代偿的抢救性治疗和避免心血管不稳定的预防策略，但缺乏来自大型随机临床试验的强有力证据，目前的大部分知识基于专业中心的经验。最近发表的一项系统评价分析了关于在危及生命的心律失常中使用临时 MCS 的可用证据，并对 PAINESD 风险评分的应用得出了有趣的结论，进一步讨论了 VA ECMO 在电风暴中的预防性使用。尽管如此，关于患者和装置选择以及在室性心律失常和电风暴的导管消融术过程中植入的理想时机仍然不清楚。

一、心律失常使用机械循环辅助的背景介绍

室性心律失常是导致心脏性猝死（sudden cardiac death，SCD）的主要原因。植入型心脏转复除颤器（ICD）已被广泛证明在预防高风险患者的室性心律失常方面优于抗心律失常药物。不过，植入型心脏转复除颤器并不能完全阻止室性心律失常的复发，即使在必要和救命的情况下，电击对生活质量的影响也很严重。

射血分数降低的心力衰竭伴随更高的猝死风险和较差的预后。左心室射血分数（LVEF）被认为是心肌病患者室性心律失常和死亡率的最强预测因子，并且在考虑将植入型心脏转复除颤器作为初级预防时，它是决策过程中的主要标准。在缺血性心脏病患者中，LVEF 降低被视作室性心律失常复发的独立预测因子，并且植入型心脏转复除颤器作为次级预防。尽管如此，预测猝死仍然是临床医生面临的挑战。未来，植入型心脏转复除颤器适应证患者的选择可能不仅依赖于超声心动图得出的 LVEF，还包括多参数成像，如心脏磁共振和应变超声。

室性心动过速的导管消融术（catheter ablation，CA）是一种经皮技术，可以永久治疗室性心动过速并防止其复发。目前的专家共识建议对抗心律失常治疗无效或耐受不良的复发性室性心动过速使用导管消融术。术前规划，主要基于12导联心电图结果，是选择映射和消融策略的基本步骤。为了实现成功的消融，已经开发了四种不同的策略来映射室性心动过速：激活映射、引入映射、起搏映射和基质映射。每种技术在特定的背景下基于心律失常机制和室性心律失常的血流动力学耐受性具有各自的优点和应用。

需要进行导管消融术的室性心律失常患者可能表现出结构性心脏病，通常是缺血性心脏病。在这种临床情况下，导管消融术过程中急性血流动力学失代偿并不少见，约11%的患者会受影响，并且与死亡率增加相关。此外，合并结构性心脏病降低了对室性心动过速发作的血流动力学耐受性，使得在没有心血管支持的患者中进行激活和引入映射变得不安全。对于导管消融术，使用全身麻醉，特别是如果时间较长，会进一步增加心血管失代偿的风险。与导管消融术过程中急性血流动力学失代偿相关的其他临床因素包括年龄较大、并发症（糖尿病和慢性阻塞性肺疾病），以及既往有室性心动过速风暴的表现。

二、心律失常相关心源性休克的经皮机械循环辅助

心排血量（CO）由心率（heart rate，HR）和左心室（left ventricular，LV）的每搏量（stroke volume，SV）决定（CO＝HR×SV）。每搏量（SV）是舒张末期容积（EDV）与收缩末期容积（ESV）之间的差值（SV＝EDV－ESV）。

从第一个方程可以很容易理解，极度心动过缓会导致心排血量减少，最终造成低输出心源性休克。与此同时，心房和心室的心动过速可能导致舒张期心室充盈时间减少，以及心房对心室舒张充盈的贡献丧失。这最终造成每搏量降低，从而导致心排血量降低。这些持续的心律失常（不会导致心室颤动和猝死）通常仅在已经受损的心室中引起心源性休克。血流动力学耐受的室性心动过速对压力-容积环的影响，导致前负荷减少，从而减少每搏量和心排血量。

（一）与心律失常相关的心源性休克的主要病因

任何心律失常都可能是既往存在的基础性心肌病（例如，缺血性或扩张型心肌病）引起的，因此可能是心源性休克状态的直接原因，反之亦然。实际上，频繁的心律失常（主要是房颤）最终可能导致心肌病和难治性心源性休克。关于心律失常引起的心源性休克报告很少，可能被低估。但Hékimian等人报告称，在60%非缺血性疾病使用VA ECMO的人群中，心源性休克是近期出现室上性心律失常的首要疾病表现。

由心动过缓引起的心源性休克（窦性、特发性心室、逃逸节律等）病因包括急性心脏疾病（缺血、心肌炎、心肌病等），缺氧（肺栓塞、急性呼吸窘迫综合征等），药物（β受体阻滞剂、钙通道阻滞剂、地高辛、胺碘酮等），低体温，设备故障（起搏器功能障碍、导线断裂等），离子紊乱（高钾血症、高镁血症），急性传导异常（窦房或房室传导障碍、心房颤动或扑动），先天性心脏或传导异常。

由心动过速引起的心源性休克（心室颤动、室性心动过速、尖端扭转性室速、心房颤动、心房扑动等）病因包括急性心脏疾病（缺血、心肌炎、心肌病等），药物（可卡因、甲基苯丙胺），离子紊乱（低钾血症、低镁血症），瓣膜性心脏病，先天性心脏或传导异常（布鲁加达综合征、长QT综合征）。

急性持续性心动过缓最常与缺氧、传导异常、药物中毒或基础性（缺血性）心肌病相关。持续性心动过速可分为（相对良性）房性心动过速和（恶性）室性心动过速。房颤是最常见的持续性房性心律失常，其最重要的风险因素与年龄相关（60岁以上人群中有4%经历过持续性房颤发作）。一般而言，房性心动过速耐受性良好，除非其发生在已经受损的心室之上。在有心动过速和不明病因的扩张型心肌病患者中，应怀疑心律失常导致的心肌病。

最常见的恶性心律失常是缺血引起的持续性室性心动过速，可能导致心室颤动（ventricular fibrillation，VF）、心脏性猝死（SCD）或心源性休克。室性心动过速可能与新发急性心肌梗死相关，或源于先前损伤后的瘢痕组织。有报告称，致命

性室性心律失常在超过10%的急性心肌梗死病例中发生，这些患者的生存率不佳。

（二）心律失常风暴期间的心室-动脉耦合与解耦合

在正常的心动周期中，左心室在等容收缩阶段克服舒张期血压，直到主动脉瓣打开，血液被排出左心室外。然而，在低心排血量状态（例如，心律失常室性心动过速风暴）期间，前负荷和舒张充盈时间的下降会导致脉压差和灌注压力的下降，最终导致心脏停搏。在心律失常风暴期间，心排血量的下降可以部分通过插入经皮机械循环辅助装置（例如，Impella装置，国内正在临床研究阶段的CorVad装置）来弥补，该装置提供从左心室到主动脉的持续前向血流。该血流对后负荷敏感，随着全身血管阻力的降低，终末器官灌注增加，同时对前负荷依赖，需右心室提供足够的血容量以有效运作。如果左心室衰竭无法在由经皮MCS装置的持续血流所增加的平均动脉压和降低的前负荷之间形成的新平衡中克服后负荷，动脉波形将会平坦。这个过程称为心室-动脉解耦合。

（三）心律失常引起的心源性休克的机械循环辅助

由心动过缓引起的心源性休克通常可以通过用正变时性药物或紧急临时起搏心室来逆转，这为医生提供了诊断和解决潜在原因的时间窗口。

管理伴有室性（室上性）心律失常的心源性休克患者尤其困难。推荐使用多巴酚丁胺等正性肌力药物治疗心源性休克，但这可能会加剧室上性心动过速或加快这些患者的心率。抗心律失常药物（例如，胺碘酮）通常具有负性肌力作用，可能会加重心源性休克状态。电复律常常会加重循环衰竭或心搏骤停的风险。

因此，紧急实施机械循环辅助装置可以有效地稳定心源性休克患者，并为医生提供稳定的时间窗口，以寻找心律失常的潜在原因并进行治疗干预（例如，血运重建和半紧急消融）。在与心律失常相关的心源性休克领域，机械循环辅助的研究仍然非常有限，需要进一步研究。

（四）左心室辅助装置与心室血流动力学

左心室辅助装置（LVAD）用于支持衰竭的心脏，作为临时手段（恢复桥接和移植桥接）或作为终点治疗。原心脏功能的降低与LVAD产生的持续血流之间的相互作用形成了复杂的相互关系，这可能影响左心室功能的恢复。

Viola等人的一项体外研究证实了LVAD血流如何影响心室内血流动力学和压力。实际上，LVAD引起的左心室卸载导致心室峰值收缩压的降低，这与LVAD输出有关。考虑到室内压力的增加会导致左心室心肌的不良重塑，LVAD通过其卸载效应可能有助于恢复原生心脏功能。接受长期LVAD治疗的患者生理血流动力学条件的恢复仍然是一个复杂的争论问题，目前正在形成一个新兴的研究领域。

三、在室性心律失常的导管消融期间的经皮机械循环辅助

（一）在室性心律失常的导管消融期间，抢救性机械循环辅助和预防性机械循环辅助

血流动力学不稳定、心源性休克和心搏骤停都是在电生理期间导管消融的潜在严重并发症，可能对结果产生不利影响，并增加30天、6个月和1年的死亡率。一系列手术报道，在导管消融过程中出现电风暴时实施VA ECMO作为抢救治疗可以应对急性血流动力学的恶化，尽管导管消融术（CA）成功率高达83%，但短期死亡率几乎达到90%，预后不良。

在导管消融期间经历心血管不稳定的患者，即使在紧急实施机械循环辅助后，预后仍然不佳，这使得关注点从围术期急性血流动力学失代偿的稳定转向识别支持高风险患者的预防策略。一项单中心研究得出有希望的结果，与接受抢救机械循环辅助植入的患者相比，接受经皮LVAD（Impella）预防性插入的患者30天死亡率较低（4% vs. 58%）。尽管证据稀少，但在高风险室性心动过速的导管消融期间进行预防性临时机械循环辅助植入的临床依据是强有力的。对于高风险患者（即，具有结构性心脏病、合并症和多次ICD电击）的临时机械循环辅助植入的适当时机仍在讨论中。然而，考虑到在导管消融过程中需

要紧急实施机械循环辅助的患者有高死亡率，这一点显然至关重要。因此，在手术前识别可能在室性心动过速的导管消融过程中经历急性血流动力学恶化的患者至关重要。

（二）PAINESD 评分与血流动力学失代偿的风险

2015 年，Santangeli 等人研究了接受射频导管消融治疗瘢痕相关室性心动过速的患者中围术期急性血流动力学失代偿的患病率和预测因素。在这项研究中，几乎十分之一的患者经历了血流动力学不稳定，提高了死亡率。作者识别出 8 个预测围术期急性血流动力学失代偿的临床因素（PAINESD 风险评分）：高龄、慢性阻塞性肺疾病、使用全身麻醉、缺血性心肌病、心力衰竭（NYHA Ⅲ和Ⅳ级）、左心室射血分数降低、室性心动过速风暴表现和糖尿病。

同一研究小组证明，实施经皮 LVAD 的预防性策略有效降低了围术期急性血流动力学失代偿的发生率。与预防性经皮 LVAD 患者和需要抢救性机械循环辅助的患者相比，对心脏移植的需求减少和（或）死亡率下降。然而，在进一步分析 PAINESD 评分的不同类别时，发现高评分患者的死亡率较高［PAINESD 评分≥ 15：风险比（HR）0.43；95% 置信区间（CI）0.21 ～ 0.87；P = 0.02］。相反，预测低风险的患者并未体验到任何益处（PAINESD 评分≤ 8：HR 0.63；95% CI 0.24 ～ 1.66；P = 0.35）。

在他们的系统评价中，Mariani 等人计算了 2016 年后发表的研究中的 PAINESD 评分，显示在 CA 期间需要临时抢救性机械循环辅助的患者 PAINESD 评分值较高。他们证实了与抢救性 MCS 策略相比，优先植入临时 MCS 对生存率有积极影响，特别是在电风暴的情况下。作者强调，PAINESD 风险评分可以被视为“一种识别可能在电生理期间受益于临时预防性 MCS 的高危患者的有效工具”。他们建议，将 PAINESD 临界评分定为 15，以考虑提前植入临时 MCS，特别是在需要延长室性心动过速（ventricular tachycardia，VT）标测或预计长时间不稳定 VT 的情况下。

（三）机械循环辅助对消融成功率的影响

临时机械循环辅助不仅可以在导管消融期间急性血流动力学失代偿的情况下提供心血管支持，还可能成为促进室性心动过速治疗的工具。一些研究探讨了临时机械循环辅助是否影响室性心动过速消融的成功率。

在这些情况下，当患者处于窦性心律时，通常使用起搏和底物标记来找到消融目标。然而，成功的消融是以瘢痕标测和消融为代价的。此外，对于那些在基质引导的导管消融术（CA）不成功后出现持续性室性心动过速、与非缺血性扩张型心肌病相关的室性心动间隔以及源自广泛瘢痕的室性心室间隔的患者，可能需要一种替代策略。

近十年前，针对瘢痕相关的室性心律失常患者，这种方法的可行性和优势开始在小组患者中进行评估。2011 年，Miller 等人发表了其中一项最早的研究。他们展示了临时机械循环辅助（MCS）与 Impella 2.5 如何在不稳定 VT 的延长期间保证内脏灌注，从而与使用主动脉内球囊泵（IABP）或没有机械循环辅助的情况相比，具有手术优势。

一年后，Bunch 等人分析了一组高风险的血流动力学不稳定 VT 患者，这些血流动力学不稳定室性心动过速的高危患者在激活和夹带标测的指导下接受 CA，并由 Tandem Heart 辅助。尽管手术时间较长，但急性并发症（如死亡和卒中）的发生率以及持续室性心动过速患者的植入型心脏转复除颤器或治疗的自由度，与没有临时 MCS 的底物标测组匹配相当。

一项回顾性研究证明，接受经皮左心室辅助装置进行不稳定 VT 消融患者的总射频消融时间较短，与没有 MCS 手术相比，住院时间缩短。底物标测技术对于非缺血性心肌病相关的室性心律失常患者的消融效果较差；在这一部分患者中，结合临时 MCS 和激活 / 夹带标测的方法可能特别有益。

尽管在不同的病例系列中发现了差异，但长期随访并未显示是否接受临时 MCS 的消融患者之间室性心动过速复发率的统计学差异。这些发现可能与目前可用研究中的患者选择（异质性）和心律失常病因有关。只有一项研究显示，经皮 LVAD 支持与 30 天再住院、再次进行室性心动过速消融、复发性 ICD 和 3 个月死亡率的较低复合终点有关。

在血流动力学耐受的室性心律失常的背景下，

基于底物的消融策略已被证明在急性手术的有效性，室性心动过速复发方面与激活和夹带标测技术相似，且并发症和死亡率也相当。对于那些经历了不稳定室性心动过速的底物（基质）消融并复发的患者，尽管成功修改了基质，但由激活或夹带标测的引导并由临时 MCS 辅助的消融可能是一种合理的治疗策略。

（四）临时 MCS 设备的比较

不同的设备，从 IABP 到 VA ECMO，已被提出作为消融手术中的血流动力学支持，从而进一步增加了研究之间的变异性。每种 MCS 设备可以保证不同水平的循环辅助。不幸的是，只有少数研究解决了 MCS 设备之间直接比较的具体问题。

IABP 在室性心动过速消融过程中提供血流动力学支持的效果被证明不如经皮左心室辅助装置（Impella 2.5）。在一项多中心研究中，Reddy 等人发现，与 IABP 支持的患者相比，植入 Impella 或 Tandem Heart 促进了几种不稳定 VT 的激活和夹带标测，且抢救性电击次数更少。一项回顾性分析比较了经皮循环辅助装置（Impella、Tandem Heart 和 VA ECMO）与 IABP，证明在死亡率、住院时间、急性肾损伤发生率和 30 天再住院方面，接受经皮循环辅助装置支持的患者短期结果更好。尽管在不稳定室性心动过速的消融过程中经皮循环辅助装置的围术期支持表现更好，但在分析中期和长期结果（如室性心动过速复发和死亡率）时并没有发现显著差异。

Impella 和 Tandem Heart 的植入有特定的禁忌证：左心室血栓、机械主动脉瓣置换和室间隔缺损。在选择临时 MCS 设备时，必须考虑这些禁忌证。此外，这两种设备在技术上也受到限制，涉及 Tandem Heart 需要经房间隔穿刺和 Impella 在标测期间电磁干扰相关的技术限制。

VA ECMO 可以提供双心室支持和呼吸支持，因此允许其在极端血流动力学不稳定的情况下使用，例如心搏骤停，并作为心脏恢复或移植的桥梁。完全的心血管和呼吸支持的益处得到平衡，尤其是在股动脉经皮插管的情况下，伴随着血液的逆行输注，随之而来的左心室后负荷增加可能引发恶性循环，增加心室壁应力和氧消耗。

鉴于其提供终末器官灌注的能力，VA ECMO 为出现电风暴、抗心律失常治疗无效的室性心动过速（VT）和复发性心室颤动（VF）的成年患者提供了一种有用的血流动力学辅助的解决方案。由于难治性 VT/VF 引起的低血压、与反复电击相关的心脏震荡，以及在 VT/VF 心律失常风暴在消融过程中经常需要镇静 / 麻醉的结合，可能会加剧急性血流动力学失代偿。在抗心律失常治疗无效的电风暴引起的心源性休克的情况下，紧急植入 VA ECMO 可能是一种能够在植入后实现 50% 生存率的抢救性策略。然而，一项纳入 21 名患者的小型病例系列显示，在室性心动过速消融过程中接受 VA ECMO 的急性血流动力学失代偿患者的死亡率较高（88%），尽管手术成功率较高。

VA ECMO 是最常用的临时 MCS 设备，作为心血管支持的抢救性策略，适用于需要射频消融治疗心动过速引起的心肌病儿童、新生儿和婴儿的血流动力学不稳定原发性心律失常，以及在急性暴发性心肌炎合并心律失常的情况下提供血流动力学支持。

四、永久性心室辅助装置对心律失常的影响

永久性心室辅助装置（VAD）是终末期心力衰竭的一种治疗选择，作为心脏移植的桥梁，甚至可以作为终点治疗。据报道，植入 LVAD 后室性心律失常的发生率为 20% ～ 60%。如果短期效果微不足道，那么耐久性 LVAD 患者长期和复发性室性心律失常的影响则不容忽视。事实上，这些患者室性心律失常的持续存在可能会导致右心功能障碍，最终导致血流动力学损害。从死亡率的角度来看，LVAD 植入后室性心律失常的存在不会影响短期死亡率，但会显著增加长期死亡率。在这些患者中发生室性心律失常的机制有多种，包括：前负荷改变伴室性塌陷和“抽吸相关”的室性心动过速、心肌内电解质平衡发生变化、原发性心肌病、设备相关的机械刺激和交感神经亢进状态。LVAD 植入术后室性心律失常的预测因素包括 LVAD 前室性心律失常的病史和心力衰竭的持续时间，而潜在心肌病类型对 LVAD 术后室性心律失常的作用仍有争议。

一项回顾性队列研究探讨了室性心律失常在双心室辅助装置（biventricular assist device，BIVAD）患者中的作用。接受 BIVAD 辅助的患者中，室

性心律失常的发生率很高，与倾向匹配的左心室辅助装置（LVAD）人群相似（分别为 46% 和 38%）。他们还发现，在 BIVAD 植入后持续存在室性心律失常的患者，其综合预后较差。

五、在心律失常风暴中的静脉–动脉体外膜肺氧合（VA ECMO）

对强心药和血管收缩剂等无效的心源性休克患者预后不良，而 VA ECMO 提供了恢复血流动力学和预防终末器官损伤的能力。决策时间和启动 VA ECMO 的时间非常关键。存在一个狭窄的“抢救性机会窗口”进行 VA ECMO，超过此时间，患者可能会发展为脑缺血损伤、多脏器衰竭、再灌注性脓毒症，并且病情过重，无法从临时机械循环辅助（MCS）中受益。VA ECMO 在危及生命的心律失常中的应用包括由心脏缺血引发的心律失常风暴、伴有室性心律失常的暴发性心肌炎、导管室手术的围术期、意外低温以及某些中毒（特别是用紫杉针或可卡因或苯丙胺等娱乐性药物的混合物相关的中毒）。右心室衰竭也可能导致难治性心律失常，如在埃布斯坦（Ebstein）畸形或其他先天性心脏病中，由于呼气末正压引起的急性肺心病加剧。

在 70 岁以下发生心搏骤停的患者中，VA ECMO 启动的理想治疗窗口（即从崩溃到运行体外生命支持的时间）是在目击崩溃后的 40 min 内。与可接受的脑功能评分（CPS）1 ～ 2 相关的最大可接受延迟为 60 min。关键在于难治性心搏骤停 10 ～ 15 min 时做出的决策。这也与预计转运到设施或将 ECMO 带到现场的时间以及经皮插管时间为 14 ～ 20 min 相关。

从崩溃到提供高级生命支持的时间不应超过 5 min，与良好结果相关的现场初始节律是可电击的心室颤动 / 室性心动过速。与良好结果相关的其他参数是除颤时间和冠状动脉缺血事件中经皮冠状动脉介入治疗的时间。体外生命支持（extracorporeal life support，ECLS）的禁忌证包括年龄超过 70 岁、无目击的心搏骤停、心肺复苏（cardiopulmonary resuscitation，CPR）时间过长（假设运行 ECMO 的时间过长）、已有不可逆的神经、肿瘤或其他限制恢复潜力的系统性疾病、对全身抗凝的禁忌证、主动脉夹层、心脏压塞和严重主动脉瓣关闭不全。

ECMO 已证明其对心搏骤停和心源性休克的结果有显著影响。ECMO 在难治性心搏骤停中的生存益处在 CHEER（机械 CPR、低温、ECMO 和早期再灌注）试验中得到了证明。研究人员报告，在院内心搏骤停（in-hospital cardiac arrest，IHCA）后接受 ECMO 的患者中，生存率高达 60%，尤其是与心脏病因相关。急性心肌梗死或缺血是最常见的病因，占心搏骤停的 35% ～ 50%。无脉室性心动过速 / 心室颤动是 13% ～ 39% 的 IHCA 患者的初始心律，其中临时 MCS 和 ECMO 的使用逐渐增加。在过去十年中，IHCA 中 ECMO 的使用率增加了 3 倍，显著提高了总体医院生存率，从 35.4% 提高到 43.5%（$P < 0.0001$）。ECMO 在 IHCA 患者中的结果优于院外心搏骤停（OHCA）。OHCA 护理的最新进展显示，和对照组（22%）相比，180 天研究组（31.5%）的神经功能结果良好，与早期院内转运、侵入性评估和治疗的既定方案相关。

在围术期心律失常中使用 VA ECMO 的情况正在增加。在被识别为 PAINESD 风险评分高风险的患者或遭受电风暴并接受预防性临时 MCS 治疗的患者中，观察到显著的死亡率益处。主要由紧急 VA ECMO 支持的围术期危及生命的心律失常患者的特征是年龄较大、缺血性心肌病较多、左心室射血分数较低以及合并症较多。无论 VA ECMO 队列的不良情况和泵故障率如何，抢救性消融成功地预防了室性心律失常的复发，并导致有无 VA ECMO 支持的心律失常风暴之间的 1 年结果相当。

严重的意外低温与室性心律失常相关，患者应转诊至最近的有体外生命支持可用的医院。建议在严重低温患者（即体温＜ 28℃）和定义为室性心律失常或心搏骤停的血流动力学不稳定情况下实施 VA ECMO。激活体外生命支持通道或保持气道和可触及缓慢心律（窦性、交界性节律或心房颤动伴慢心室率）的低温患者送往最近的医院可能具有挑战性。体温低于 30℃的低温存在显著限制心脏复律的机会，无论是电复律还是药物复律。

一项研究表明，在建立体外生命支持和体外心肺复苏中心的欧洲城市地区的一系列重度低体温患者中，医院生存率达到了 89%。回温需要较短时间的 VA ECMO（中位数 48 h），伴随血流减少和较低的气体流量。这与心脏从低体温恢复过程中的早期后负荷效应以及低体温相关的低二氧化碳产生有关。

插管不应干扰心脏复苏技术，如果采用股股插管方法作为围术期支持，则代表了围术期支持或在体外生命支持期间的理想选择。

在所有情况下，回流动脉插管可能会频繁阻塞远端腿部灌注，在大多数中心，通过常规插入前向 6 ～ 7 F 血管鞘到股浅动脉来解决。插入应尽可能靠近 ECMO 回流插管，因为它们之间的无流段很快会成为血栓形成的部位。

即使在 VA ECMO 支持的循环衰竭中，也应维持最低心排血量在 1 ～ 2 L/min，这将确保左心室卸载并防止心腔内血栓形成。如果无法实现，可用的卸载方法包括 Impella，一种通过二尖瓣和左心耳或经室间隔途径的左心室外科方式减压，或使用 IABP。

六、机械循环辅助期间行星状神经节阻滞

如上所述，机械循环辅助是一种极具成效的策略，其主要作用在于当心脏在心律失常风暴期间出现收缩无效的状况时，为循环提供有力的支持，从而使心脏能够获得充分的休息。尽管在体外生命支持环境中启动 VA ECMO 之后，窦性心律或许能够得以恢复，然而，即便在拥有完全循环支持的情况下，难治性室性心律失常依然有可能顽固地存在。在近期的一项针对在心律失常风暴中接受机械循环辅助治疗的患者所展开的研究中，那些生存下来的患者与未能生存的患者，在使用抗心律失常药物［诸如胺碘酮、利多卡因和（或）电解质调整］这一方面，并未呈现出任何差异。

星状神经节的经皮阻滞早已在各类不同的人群当中有所描述，其中就涵盖了那些在机械循环辅助时遭遇电风暴的患者。这是一种具备微创特性（既可以是盲插方式，也能够在超声引导下进行）的技术。该技术通过将局部麻醉药物注射到星状神经节周围，从而实现神经阻滞。这种阻滞不仅可以调节交感神经的活性，还可能对机体的多种生理功能产生影响。例如，它可以改善局部血液循环，减轻炎症反应，并且对免疫系统也可能产生一定的调节作用。

在临床应用中，星状神经节的经皮阻滞除了在上述提到的机械循环辅助时遭遇电风暴的患者中有所应用外，还在许多其他疾病的治疗中显示出了潜在的价值。例如，对于一些患有慢性疼痛综合征的患者，该技术可能有助于缓解疼痛症状，提高生活质量。此外，在一些自主神经功能紊乱的疾病中，如多汗症、雷诺病等，星状神经节的经皮阻滞也可能成为一种有效的治疗手段。然而，尽管星状神经节的经皮阻滞具有诸多潜在的益处，但在实际应用中仍存在一些挑战和限制。例如，操作过程中的技术难度可能会影响阻滞的效果和安全性。此外，局部麻醉药物的剂量和种类的选择也需要谨慎考虑，以避免可能的不良反应。未来的研究需要进一步探讨如何优化该技术的操作流程，提高其治疗效果和安全性，以及拓展其在更多疾病中的应用。

目前星状神经节的经皮阻滞技术已经被证实，当所有其他的药物治疗手段均宣告失败时，它能够以颇为显著的比例有效缓解室性心律失常所带来的负担，并且在此过程中，并不会引发严重的并发症。

综上所述，机械循环辅助是为心律失常风暴患者的血流动力学提供支持的一种有效策略。对于设备的选择，需要考虑到团队的经验、临床的环境以及所需要的心脏循环辅助的支持力度等多个方面。辅助疗法，例如调整药物剂量、调节代谢以及经皮星状神经节阻滞等，对于稳定心律失常是极为重要的，而这方面还需要开展进一步的研究工作。

第七节　儿童体外膜肺氧合

体外膜肺氧合（ECMO）于 1972 年首次用于治疗呼吸衰竭的危重成人患者。从那时起，ECMO 的应用已经扩展到治疗心力衰竭、呼吸衰竭或两者兼有的患者。50 年前起，ECMO 逐渐从体外循环发展到现在经常用于重症儿童的抢救治疗。Bartlett 于 1976 年首次在 4 名婴儿中使用，现已成为成人和儿童心源性休克常用的体外生命支持方式。目前，它被广泛应用于缺血性损

伤或心脏手术后的恢复，支持心肌病患者的循环，并作为儿童心脏移植的桥梁，成功地为因严重心肌功能障碍而预期死亡的患者提供了心脏支持。ECMO的优点是能够在大多数出现心力衰竭、心肺功能衰竭或心搏骤停的新生儿和儿科患者的床边快速部署，适用于广泛的年龄和体重范围，并提供双心室和肺的支持。越来越多的证据支持ECMO用于院内心搏骤停的儿科患者，在心搏骤停期间使用ECMO也被称为体外心肺复苏。

ECMO的目的是提供足够的气体交换、氧合和灌注，以改善终末器官功能障碍，并为患者的基础疾病得到有效治疗留出时间。ECMO不直接治疗导致患者心肺衰竭的潜在疾病，但可以作为最终治疗的桥梁，如康复或心和（或）肺移植。根据1989年开始收集数据的体外生命支持组织（extracorporeal life support organization，ELSO）统计，自1989—2022年底，已有36 233例儿童行ECMO，年龄29天至17岁。其中35.5%用于治疗肺部疾病，45.8%用于治疗心脏疾病，18.7%用于支持心肺复苏。

呼吸衰竭仍是新生儿ECMO的主要适应证，其他潜在病因的分布已经发生了变化，先天性膈疝（congenital diaphragmatic hernia，CDH）已取代了胎粪吸入综合征和新生儿持续性肺动脉高压，成为最常见的适应证，原因可能与高频振荡通气、吸入一氧化氮和表面活性剂使用有关，VA ECMO是主要使用模式。尽管ECMO在新生儿呼吸衰竭中的应用呈下降趋势，但其在原发性心力衰竭中的应用却有所增加，先天性心脏病是最常见的适应证，ELSO登记中最常见的亚型是左心发育不全综合征。

儿科患者经历了ECMO用于呼吸和心脏支持的快速增长。原发性肺部感染（细支气管炎、支气管肺炎、百日咳）仍然是儿童呼吸衰竭的主要病因，VV ECMO已成为支持呼吸衰竭儿童的主要模式。左向右分流先天性心脏病也是心衰患儿最常见的ECMO指征。

ECMO在小儿的适应证：①心力衰竭，VA ECMO通常用于先天性心脏手术后无法脱离体外循环的心力衰竭儿童，也可用于各种其他心脏疾病。52%的儿童心脏ECMO病例的主要诊断为先天性心脏病，包括左心发育不全综合征、左或右心室流出道梗阻和室间隔缺损。其他需要体外循环ECMO的主要诊断包括：心搏骤停、心源性休克、心肌病、心肌炎、难治性心律失常、严重肺动脉高压、大面积肺栓塞或心脏创伤。VA ECMO也可以作为心脏移植或心室辅助装置植入的桥梁。②感染，脓毒症休克已成为使用ECMO的一种越来越常见的指征，占使用ECMO进行呼吸支持的儿科患者的8%。美国重症医学会和国际重症医学会都认为ECMO是感染性休克的一种潜在治疗方法。具体建议VV ECMO治疗脓毒症引起的急性呼吸窘迫综合征，而VA ECMO只有在其他治疗无效的情况下才能作为脓毒症休克的抢救治疗。由于证据质量非常低，这两项建议推荐指数低。一项基于1990—2008年ELSO注册数据的研究报告称，0～18岁儿童患者使用ECMO治疗脓毒症的总生存率为68%，但1个月至12岁儿童的生存率降至40%，13～18岁儿童的生存率降至32%。③呼吸衰竭，小儿呼吸衰竭是ECMO的常见适应证。呼吸衰竭可继发纵隔肿块、细支气管炎、肺实质疾病（如肺炎、肺挫伤、急性呼吸窘迫综合征）或肺泡出血、难治性哮喘、先天性胸膜瘘、气道损伤或持续性漏气、急性胸痛综合征、溺水或误吸事件引起的高碳酸血症和低氧血症。在没有心脏或循环功能障碍的情况下，建议采用VV ECMO。儿童呼吸系统疾病ECMO的具体适应证：氧合指数＞40 mmHg；PaO_2/FiO_2比值＜60～80 mmHg；高通气压力下，常频呼吸机时平均气道压＞0～25 cmH_2O或振荡通气时平均气道压＞30 cmH_2O导致气压损伤；难治性高碳酸血症定义为pH＜7.2或$PaCO_2$＞100 mmHg。虽然VV ECMO已成为儿童呼吸衰竭治疗首选，但对于没有VV ECMO的机构或明显合并心力衰竭的低氧血症患者，VA ECMO也是一个可行的选择。在大约5%的儿童肺移植病例中，ECMO被用作肺移植的桥梁，然而这一领域的研究仍在进行中。④ECRP，美国心脏协会将ECMO插管作为心搏骤停的一种治疗选择。从心搏骤停到插管的时间对ECPR的成功至关重要，ECMO启动每延迟5 min，死亡概率增加4%。⑤毒素暴露，虽然ECMO不是毒素暴露的特异性治疗，但它提供了器官恢复、解毒药物使用、毒素代谢的时间，同时在心功能恢复或考虑移植时开始透析以消除毒素。毒素可导致休克、致命性心律失常、直接心脏损伤或呼吸衰竭。⑥烧伤，一些研究已经证明了ECMO对儿童烧伤患者的生存益处。烧伤面积＞60%被提倡作为儿科烧伤ECMO的临界值。

小儿ECMO的相对禁忌证：机械通气＞14天；既往存在预后不良的慢性疾病；近期接受同种异体骨髓移植；近期手术或创伤有持续出血风险；近期神经外科手术或颅内出血；染色体异常。

小儿ECMO的绝对禁忌证：严重神经损害；无法治愈的恶性肿瘤；伴有出血并发症的神经外科手术；严重颅内出血伴占位效应；严重凝血病；超早产；原发疾病不可逆。

一、ECMO在先天性心脏病儿童中的应用

1970年，Baffes等人首次报道了ECMO在接受心脏手术的先天性心脏病（CHD）患儿中的成功应用。在儿童CHD人群中，ECMO用于支持与术前血流动力学不稳定、术后低心排血量综合征（low cardiac output syndrome，LCOS）相关的心脏或心肺衰竭患者。近年来，在ECPR过程中快速使用VA ECMO已使儿科患者生存率提高。根据最新的ELSO国际总结，有9620例新生儿和14078例儿童因心力衰竭而进行ECMO，占这些年龄组心力衰竭患者的31%，其中7943例（10%）在ECPR情况下进行。

近年来，因心力衰竭而接受ECMO的患者的平均生存率保持稳定，43%的新生儿和53%的儿科患者存活至出院或移植，但仍低于两个年龄组呼吸衰竭ECMO的平均水平（分别为73%和60%）。CHD是心脏ECMO最常见的适应证，其中81%为新生儿，52%为儿童。根据美国胸外科医师学会（Society of Thoracic Surgeons，STS）的数据，2.8%的围术期新生儿/儿科患者需要MCS（ECMO＞95%），风险因素包括年龄小（平均年龄13天）、机械通气、心律失常或休克、较复杂的手术和较长的体外循环时间。MCS使用率最高的是接受Norwood手术、复杂双心室修复和Damus-Kaye-Stansel（DKS）手术的患者。

对于患有CHD的儿科患者，ECMO插管应被视为临时支持或达到移植目的的手段，而不是长期治疗手段。如预计患者的潜在病理改变是可逆的，心功能有望恢复时，ECMO可以作为恢复的桥梁（临时支持）；对于需要长期支持的不可恢复性心脏病患者，ECMO可以作为VAD支持的桥梁；ECMO也可以作为心脏移植的桥梁；对于有明显合并症且恢复预期不同的患者，ECMO可以作为进一步决策的桥梁。对于CHD患儿，VA ECMO的指征为对药物治疗无反应的心源性休克。主要支持设置为术前稳定、术后支持或ECPR。

术前ECMO支持：先天性心脏病（肺静脉回流梗阻、三尖瓣下移畸形伴循环分流、法洛四联症伴肺动脉瓣膜缺失）引起心源性休克的新生儿，有时需要启动ECMO。Mascio及其同事对80家医院的96596例先天性心脏手术进行了研究，他们发现0.5%的患者术前使用机械循环辅助（n＝463），另外0.1%（n＝151）的患者术前和术后均使用。在这些病例中，ECMO用于改善终末器官灌注，并在手术修复前提供生理稳定性。

术后ECMO支持：CHD的ECMO支持2.2%发生在术后。常见手术类型为：Norwood手术（17.0%）、复杂双心室修复术（包括室间隔缺损动脉转换手术和主动脉弓修复术）（14.0%）、动脉干修复术（9.4%）和Ross Konno手术（9.3%）。术后心功能障碍可表现为未能脱离体外循环或在重症监护病房发生低心排。手术因素包括复杂的手术修复和较长的体外循环时间（＞251 min）。10%～25%的心脏手术后患儿出现低心排，表现为心排血量低和终末器官灌注不足，导致高乳酸血症，动静脉氧饱和度低。术后ECMO支持的适应证包括持续低心排及持续性心律失常。

ECPR定义为在常规心肺复苏术期间或自发循环恢复后20 min内启动ECMO。与ECMO的其他应用一样，ECMO的最终目的是恢复有效的氧气输送和二氧化碳的清除，降低缺血再灌注损伤的风险。在新生儿和儿科人群中，每年的ECPR病例一直在增加。此前一项针对儿童心脏ECPR病例的大型研究显示存活率仅为42%。与常规CPR患儿相比，ECPR患儿的生存率提高，神经系统预后良好。

二、ECMO在先天性膈疝儿童中的应用

先天性膈疝（congential diaphragmatic hernia，CDH）是指腹部和胸部之间的天然屏障缺失。由此在胎儿发育过程产生的肺实质压迫，影响双肺的结构水平，导致婴儿出生时有不同程度的肺发育不良。在宫内由于胎盘和胎儿循环允许正常水

平的气体交换，对发育中的胎儿的影响最小。出生后未成熟的肺不能满足循环的需要，导致缺氧，进一步加剧肺动脉血管阻力，引起进行性呼吸衰竭及新生儿持续性肺动脉高压（persistent pulmonary hypertension of the newborn，PPHN）。低氧和高碳酸血症发作可加重 PPHN，这种恶性循环可导致严重的致残率和死亡率。

ECMO 是一种维持心脏和肺功能的抢救治疗。新生儿 CDH 有不同程度的肺功能不全，在最严重的情况下可使用 ECMO 来支持心肺功能，报道称约有 30% 的 CDH 新生儿接受 ECMO。具体使用过程中，临床医师必须评估使用 ECMO 的风险和益处。根据体外生命支持组织（ELSO）的数据，每年有 250 ～ 300 名患有 CDH 的婴儿发展为呼吸衰竭，严重到需要接受 ECMO，其中大约一半的婴儿无法存活，剩下的幸存者有高度的致残率，如神经精神发育不良。

新生儿呼吸 ECMO 的早期主要集中在持续肺动脉高压的管理上，随后的一系列随机对照研究发现，ECMO 可提高呼吸衰竭新生儿的存活率、减少神经发育障碍。1977 年，德国首次报道了 ECMO 治疗 CDH，该报告称 ECMO 将存活率提高到 25%。目前 CDH 是新生儿接受 ECMO 治疗后死亡率最高的疾病，无任一项随机试验来确定在 CDH 中使用 ECMO 是否有益。1997 年，美国报道高频通气和 ECMO 均未显著改善 CDH 患者的预后，治疗的重点集中于多模式治疗方案中。尽管有最佳的呼吸机和肺血管舒张剂支持，但仍然有不稳定的循环及难以纠正的低氧血症，目前 ECMO 用于使用综合治疗后仍无法纠正的最严重病例。

ECMO 前管理主要包括：①产房进行协调良好的初始复苏，然后在新生儿重症监护病房进行评估和复苏；②产后建立有效人工气道，充分胃肠减压，积极行胸部 X 线片，头部超声和超声心动图检查；③建立足够的静脉和动脉通路；④加强呼吸机管理避免气压伤、容量伤；⑤对于呼吸衰竭新生儿，使用高频振荡通气。

CDH 患者的肺总容量小，产前诊断严重肺发育不全是决定是否需要 ECMO 的重要因素。严重的低氧血症和高碳酸血症，是决定是否考虑 ECMO 治疗的主要病理异常之一。由于严重的肺发育不全难在短期内完全逆转，使得从 ECMO 中脱离变得困难或不可能。PPHN 通过引起右向左分流和持续的胎儿循环，进一步加剧低氧血症和高碳酸血症。PPHN 是预测 ECMO 需求和 CDH 病死率的重要因素。肺容量与 PPHN 的发展并无相关性，出生后 24 h 的氧合指数可预测预后。常频或高频振荡通气进行有效的通气工作对 PPHN 至关重要，iNO 可减少新生儿其他原因的 PPHN 对 ECMO 的需求，但对 CDH 没有决定性作用。由血流动力学紊乱、PPHN 或任何相关的先天性结构性心脏异常，可引起心功能障碍、心排血量减少和组织氧合受损，促进 ECMO 的需求。

产前参数如胎儿肺头比（LHR）、观察与预期 LHR（O/E LHR）、胎儿总肺容量（TFLV）、观察与预期 TFLV（O/E TFLV）、预测肺体积百分比（PPLV）和肝胸比（LiTR）确定肺发育不全的程度。有些研究显现肝的胸内位置也与 ECMO 的使用高度相关，80% 的胎儿在产前成像中肝呈上升趋势需要 ECMO。但在不同的机构中，这些测量和 ECMO 使用标准存在异质性。除了肺大小和肝位置外，必须评估 CDH 胎儿的相关结构和遗传异常，因为这些异常的存在可能会显著影响启动 ECMO 的决定以及胎儿的整体结局。据报道，伴有染色体异常的 CDH 患儿使用 ECMO 很少见，但不是绝对禁忌证。

先天性膈疝综合预后指数（CDH-PI）评分由 10 个参数组成，分值高低与 ECMO 需求相关，63% 评分＜ 6 的新生儿接受了 ECMO 治疗，而评分＜ 5 的新生儿中有 75% 接受了 ECMO 治疗。

ECMO 使用指征包括：尽管有效通气和肺动脉高压治疗，仍无法维持血氧饱和度＞ 85%；尽管最佳通气，动脉血 PCO_2 高于目标范围，呼吸性酸中毒（pH ＜ 7.15）；峰值吸气压力（PIP）持续＞ 25 cmH_2O，或转换为 HFOV 后未能改善；代谢性酸中毒 pH ＜ 7.15，血乳酸＞ 5 mmol/L；低血压，对液体和肌力药物无反应、尿量＜ 0.5 ml/（kg · h），持续 12 ～ 24 h。

ECMO 使用相对禁忌证包括：胎龄＜ 34 周；体重＜ 2 kg；存在持续性出血或无法纠正的凝血功能障碍；脑室内出血（≥ 2 级）；严重的先天性发育畸形，致死性染色体异常。

为新生儿 CDH 提供 ECMO 支持的两种方法是 VA 和 VV。VA ECMO 最常通过右颈动脉和颈静脉插管进行。VV ECMO 是通过将双腔（DL）

套管置入右颈内静脉来实现的。如果颈静脉的大小不足以容纳最小的 VVDL 套管（目前 13F），VV 插管困难。插管方式通常由机构偏好或新生儿的疾病程度决定。许多研究比较了 VV 与 VA ECMO 治疗 CDH 的差异，没有死亡率差异的报道，但多数机构选择 VA ECMO。在 VV ECMO 使用的情况下，一些机构常规放置额外的头颈静脉导管，这样做是为了降低脑静脉压，降低脑出血的风险。但有些研究持相反意见，故是否放置头部引流管应根据患者的个体因素、设备的可用性和机构的经验来决定。

由于 CDH 婴儿的复杂解剖结构，如颈部血管发育不良，右侧 CDH 纵隔移位及肝在右侧胸腔，因此 ECMO 插管比治疗单纯新生儿呼吸衰竭更为困难。因此，静脉插管可能更倾向于进入扩张的奇静脉的开口。除了这些解剖学上的挑战之外，没有证据表明 VV 或 VA 在右侧 CDH 婴儿中更有优势。最近美国小儿外科协会的一项调查研究显示，右侧 CDH 患者更倾向于采用 VA ECMO。

CDH 患者 ECMO 的理想时间长度很难确定。对于严重 CDH 患者，ECMO 时间可超过 4 周，但仍可获得令人满意的肺部预后，对于 ECMO 运行的时间限制尚无共识。ECMO 期间行 CDH 手术治疗可能导致较高的出血发生率，因此手术治疗多在 ECMO 脱管后进行。但目前 ECMO 期间谨慎的抗凝治疗和围术期氨甲环酸的使用，已使出血并发症减少，相比之下延迟手术时机引起的肠道并发症（缺血或肠扭转）及长时间肺组织和肺血管的受压可能对患者损伤更为严重。ECMO 的 CDH 患者最佳手术时机很难确定，应综合考虑如下因素：早期（2 周内）手术及谨慎管理围术期风险。

ECMO 治疗的 CDH 患儿存活率为 50%，这一数字在过去几十年里几乎没有变化。ECMO 是否能提高 CDH 患儿的生存率仍然是一个关键问题。目前未有针对 CDH 和 ECMO 的随机对照试验，因此结论暂不明确。可以明确的是 ECMO 确实可以帮助那些可能无法生存的患儿。每个 CDH 患儿 ECMO 支持持续时间、病情轻重不同，故无法准确确定两者之间的关联。

随着 CDH 新疗法的发展，ECMO 的需求可能会减少，最终可能会被淘汰。然而它目前仍是病情最严重的 CDH 患儿（如重度肺发育不全、难治性肺动脉高压或伴有复杂心脏畸形）的挽救生命的重要手段。在 CDH 患儿中使用 ECMO 仍需仔细审查，并评估该组患儿的适应证。后期还需要进行多中心随机对照试验，以帮助 CDH 患儿从这种干预措施中受益。

三、ECMO 在新生儿中的应用

ECMO 是治疗新生儿呼吸衰竭或 CDH 且对最大剂量药物治疗无反应的一种挽救生命的方法。1975 年，罗伯特·巴特利特博士首次为一名患有胎粪吸入综合征的 1 天大的新生儿实施了新生儿 ECMO，根据 2017 年体外生命支持组织（ELSO）的注册报告，目前接受 ECMO 治疗的患者中，新生儿占 44.8%，儿童占 24.1%，成人占 31.1%，全球每年有超过 4 万名新生儿接受 ECMO 治疗。

主要指征是经过常规治疗无效的严重呼吸衰竭或心肺功能衰竭：① PPHN：由于肺血管阻力异常增高，导致严重的低氧血症，常规治疗难以纠正；②胎粪吸入综合征：大量胎粪吸入可引起严重的肺部炎症和通气换气功能障碍；③新生儿呼吸窘迫综合征（neonatal respiratory distress syndrome，NRDS）：多见于早产儿，肺表面活性物质缺乏，导致进行性呼吸困难和低氧血症，在使用肺表面活性物质及机械通气等治疗效果不佳时，也可考虑 ECMO 治疗；④先天性膈疝：因腹腔脏器疝入胸腔，压迫肺组织，影响肺的发育和功能，常导致严重的呼吸循环障碍，可考虑使用 ECMO；⑤早产儿：胎龄≥ 34 周且出生体重＞ 2 kg，只要风险可控，根据具体情况可考虑使用 ECMO。

一旦决定 ECMO 对患儿最为有利，接下来就要决定采用哪种模式。新生儿 ECMO 的两种主要模式为 VA 和 VV。在 VA ECMO 中，血液通常通过右心房的导管从静脉系统引出，进入 ECMO 回路，再返回动脉循环，通常情况下在 VA ECMO 中，血液从主动脉分流至 ECMO 回路（图 5-5）。在 VV ECMO 中，血液从静脉系统分流至 ECMO 回路，并通过通常置入右心房的双腔导管回流至静脉系统，也可使用头静脉引流导管（VVDL＋V）获取额外的静脉引流。

新生儿 ECMO 是一种用于支持新生儿心肺功能的重要技术，在实施过程中需要严密监测多项

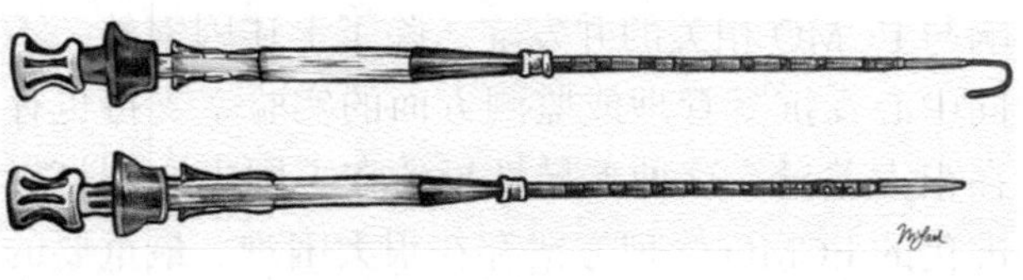

图 5-5　新生儿 VA ECMO 的动脉和静脉插管

生命体征，以确保治疗的安全和有效。

心率是反映新生儿心脏功能的重要指标之一。在 ECMO 治疗期间，应持续监测新生儿的心率变化。正常新生儿的心率一般为 120 ～ 160 次 / 分。如果心率过快或过慢，可能提示心脏功能异常或其他问题。例如，心率过快可能是疼痛、发热、缺氧等原因引起，而心率过慢可能是心脏传导阻滞、药物副作用等原因导致。通过心电图监测可以实时获取新生儿的心率信息。此外，还可以使用脉搏血氧仪等设备间接监测心率。脉搏血氧仪通过检测新生儿的脉搏波来计算心率，同时还可以测量血氧饱和度。在监测心率时，应注意观察心率的变化趋势以及与其他生命体征的关系。如果心率持续异常，应及时采取相应的治疗措施，如调整 ECMO 的参数、给予药物治疗等。

呼吸频率是反映新生儿呼吸功能的重要指标。在 ECMO 治疗期间，由于新生儿的呼吸功能部分或全部由 ECMO 机器支持，因此呼吸频率可能会发生变化。正常新生儿的呼吸频率一般为 30 ～ 60 次 / 分。如果呼吸频率过快或过慢，可能提示呼吸功能异常或其他问题。例如，呼吸频率过快可能是肺部感染、疼痛、缺氧等原因引起，而呼吸频率过慢可能是呼吸中枢抑制、药物副作用等原因导致。可以通过呼吸监护仪等设备监测新生儿的呼吸频率。呼吸监护仪可以通过检测新生儿的胸廓运动或气流变化来计算呼吸频率。此外，还可以观察新生儿的呼吸节律、深度和呼吸困难程度等。如果发现呼吸频率异常，应及时调整 ECMO 的参数，如调整通气模式、增加或减少通气量等，以保证新生儿的呼吸功能正常。

血氧饱和度是反映新生儿血液中氧气含量的重要指标。在 ECMO 治疗期间，应密切监测新生儿的血氧饱和度变化。正常新生儿的血氧饱和度一般在 95% 以上。如果血氧饱和度过低，可能提示肺部通气功能障碍、心脏功能不全或其他问题。例如，肺部通气功能障碍可能导致氧气摄入不足、心脏功能不全可能导致血液循环不良，从而影响氧气的输送。可以使用脉搏血氧仪等设备监测新生儿的血氧饱和度。脉搏血氧仪通过检测新生儿的脉搏波来计算血氧饱和度，具有无创、方便、快速等优点。在监测血氧饱和度时，应注意观察血氧饱和度的变化趋势以及与其他生命体征的关系。如果血氧饱和度持续过低，应及时调整 ECMO 的参数，如增加氧气流量、调整通气模式等，以提高新生儿的血氧饱和度。

血压是反映新生儿心血管功能的重要指标之一。在 ECMO 治疗期间，应持续监测新生儿的血压变化。正常新生儿的血压一般为收缩压 60 ～ 90 mmHg，舒张压 40 ～ 60 mmHg。如果血压过高或过低，可能提示心血管功能异常或其他问题。例如，血压过高可能是疼痛、焦虑、药物副作用等原因引起，而血压过低可能是血容量不足、心脏功能不全、血管扩张等原因导致。可以通过无创血压监测仪或有创血压监测仪等设备监测新生儿的血压。

体温是反映新生儿身体代谢和生理状态的重要指标之一。在 ECMO 治疗期间，应密切监测新生儿的体温变化。正常新生儿的体温一般为 36.5 ～ 37.5℃。如果体温过高或过低，可能提示感染、代谢紊乱或其他问题。例如，体温过高可能是感染、环境温度过高、散热不良等原因引起，而体温过低可能是环境温度过低、保暖不足、代谢紊乱等原因导致。可以使用体温计等设备监测新生儿的体温。体温计可以通过测量新生儿的腋下、口腔或直肠温度来获取体温信息。在监测体温时，应注意保持新生儿的体温稳定，避免环境温度过高或过低。如果发现体温异常，应及时采取相应的治疗措施，如调整环境温度、给予药物治疗等。

脑氧饱和度是反映新生儿脑部氧气供应情况的重要指标。在 ECMO 治疗期间，由于新生儿的脑部血液循环可能受到影响，因此需要监测脑氧饱和度变化。正常新生儿的脑氧饱和度一般在 60% 以上。如果脑氧饱和度过低，可能提示脑部缺氧，可能会导致脑损伤等严重后果。可以使用脑血氧饱和度监测仪等设备监测新生儿的脑氧饱和度。脑血氧饱和度监测仪通过无创的方式监测新生儿脑部的血氧饱和度，具有实时性好、准确性高等优点。在监测脑氧饱和度时，应注意观察脑氧饱和度的变化趋势以及与其他生命体征的关系。如果脑氧饱和度持续过低，应及时调整ECMO的参数，如增加血流量、调整通气模式等，以提高脑部的氧气供应。

新生儿接受ECMO治疗，尽管技术不断改进，临床实践也日益增多，但出血和血栓形成等凝血并发症仍是新生儿ECMO患者出现并发症和死亡的重要原因。这些并发症是患者的血液与人工循环系统接触以及患者自身因素所致。抗凝治疗是预防血栓形成并发症的必要措施，但同时也增加了出血的风险。在新生儿中，由于其凝血系统尚未发育完善，抗凝治疗的管理尤其具有挑战性。出血并发症的其他风险因素包括早产儿未成熟的生发基质、患有脓毒症的新生儿出现弥散性血管内凝血以及该患者群体中频繁发生的手术和操作干预。ECMO会导致血液处于高凝状态。为了保持回路通畅并减少血栓并发症，通常需要使用普通肝素进行抗凝治疗。

对于接受ECMO治疗的新生儿和小婴儿，尤其要考虑到其正在发育的止血系统。尽管新生儿出生时止血系统的所有成分均已存在，但新生儿、婴儿和青少年之间仍存在重要差异。“发育性止血”对理解及管理接受ECMO治疗的新生儿和小婴儿的凝血状况具有重要意义。新生儿ECMO患者的出血事件通常是多因素的，超过半数的患者会出现这种情况。抗凝、手术部位出血、与回路相关的消耗性凝血病以及基础疾病是主要病因。

出血的处理方法因病因而异，但通常会采取一些共同措施。无论病因如何，都可以减少抗凝剂的剂量和（或）暂时停用。应最大限度地补充血液制品（血小板、新鲜冰冻血浆、冷沉淀和浓缩红细胞），以使凝血功能恢复正常。消耗性凝血病是ECMO常见的且往往难以治疗的并发症。由于在ECMO回路中消耗，会发生血小板减少症，并可能伴有危及生命的颅内出血。对于接受ECMO的新生儿，应密切监测这一并发症，并进行头部超声检查。

在ECMO中，目前尚无标准的抗凝方案。在插管类型、用于制造回路组件的材料、构成回路本身的组件（如使用囊袋等）以及插管所采用的外科技术等方面存在显著差异。所有这些因素在凝血启动过程中都起着非常重要的作用，从而影响与ECMO相关的并发症。除了上述因素外，不同中心在抗凝管理或监测方面的实验室支持也存在很大差异。这种差异性导致在不同中心制订标准化的ECMO管理方案存在很大困难。最重要的是，目前对凝血的评估仅涉及“凝血启动时间”的测量。

现有的检测方法，如活化凝血时间（ACT）、凝血酶原时间（PT）、活化部分凝血活酶时间（APTT）并不能测量凝血启动过程的最终产物“凝血酶”或该过程的最终结果“血凝块”。此外，目前所有的检测方法都是基于血浆的检测，无法测量血小板对血凝块形成的作用。这些是我们目前监测抗凝能力的重大局限性，未来需要加以解决。

需ECMO治疗的新生儿在插管前通常接受了积极的液体复苏以维持心肺功能。患者还可能出现广泛的炎症和细胞因子释放，导致毛细血管通透性增加。这些因素会导致液体过载和水肿。液体管理及清除是ECMO治疗新生儿的重要方面。需要经常评估患者的体液状态并调整液体摄入量。可能需要使用利尿剂、缓慢持续超滤或连续性肾脏替代治疗（continuous renal replacement therapy，CRRT）来清除多余的体液。

一旦患者的可逆性病变过程得到改善，肺部已充分参与工作，且仅需极少量的ECMO流量支持即可维持氧合和血流动力学稳定，即可考虑拔管，对于经过合理时间治疗仍未改善或出现严重并发症（如严重脑出血或大量无法控制的出血）的患者，也可考虑拔管。在拔除插管之前，会先进行一次脱离支持的试验。首先，增加患者的呼吸支持，达到预计能够使肺部脱离ECMO支持的水平。在VV ECMO中，关闭吸氧，封住氧合器，实质上消除了膜上的气体交换。在VA ECMO中，打开桥接装置，夹闭插管，停止患者向回路的血流。密切监测氧合、通气和血流动力学状态。患者在脱离回路试验期间可能需要使用正性肌力药物，因为回路不支持心脏功能。如果患者在脱离回路试验中能耐受指定的时间，就可以移除回路。

新生儿体外膜肺氧合的常见并发症有出血和血栓，新生儿癫痫发作，心脏相关并发症，如心功能不全、低血压、心律失常和心肌顿抑等。其他常见并发症还有肾功能损害、感染。

四、儿童 ECMO 期间的神经损伤及功能监测

ECMO 期间的神经损伤如颅内出血（intracerebral hemorrhage，ICH）、急性缺血性卒中、癫痫发作（惊厥性或非惊厥性）和脑死亡，仍存在较高的发生率及死亡率。ELSO 登记报告新生儿和儿童 ECMO 的神经系统并发症发生率为 10% ～ 20%，36% ～ 38% 的儿童存活至出院，9% ～ 26% 的儿童在随访中发现运动困难或认知延迟。ECMO 后的神经影像学显示中度（38%）或重度（30%）并发症的发生率高得多，约 50% 的儿童 ECMO 幸存者有长期的神经功能缺损。

ECMO 患者神经损伤的病理生理是复杂的、多因素的。大脑对脑血流的改变极为敏感，ECMO 时右颈总动脉和右颈内静脉结扎可减少右颈动脉的顺行血流，同时增加左颈动脉的血流。在这种情况下，右大脑半球的灌注依赖于完整的 Willis 循环。在动物模型和人类中，VA ECMO 中观察到的非搏动性血流与脑血管反应性改变和微循环灌注缺陷有关。在正常条件下脑动脉的自我调节确保在一定范围的全身灌注压力下有足够的脑血流量，但 ECMO 可能损害脑的自我调节，使大脑容易受到缺血性和出血性损伤。

在接受 ECMO 的患儿中，经颅多普勒超声（transcranial doppler，TCD）发现在高 ECMO 流量下，平均脉搏指数（perfusion index，PI）随着 ECMO 启动和时间的推移而下降，但在低 ECMO 流量下却增加，推测 PI 的增加与可能导致脑出血的脑血流量（cerebral blood flow，CBF）增加相关。这些发现可能在一定程度上与 ECMO 镇静，脑代谢需求减少有关。

（一）主要神经损伤

1. 惊厥

发病率为 6% ～ 23%，在具有广泛视频脑电图（EEG）监测技术的机构报道的发病率较高。其中高达 83% 的惊厥发作患者发生了亚临床发作，这表明亚临床癫痫发作可能在临床上未被充分诊断，ECMO 期间进行神经监测非常必要。大多数惊厥发作发生在 ECMO 的 48 h 内，大约 50% 为惊厥持续状态。ECMO 患儿惊厥发作的风险因素包括 ECPR、ECMO 前发生心搏骤停、左心发育不全、缺血性脑卒中和乳酸性酸中毒。

2. 颅内出血

接受 ECMO 的儿童发生脑出血，对于后续治疗中是否中断抗凝或调整抗凝目标，以及是否继续 ECMO 支持的决断都极困难。一旦发生死亡率可高达 80%。

3. 缺血性损伤

在接受 ECMO 支持的儿童中，有 2% ～ 17% 的儿童出现缺血性损伤。缺血性损伤主要原因为低灌注状态引起的全局性缺氧缺血性损伤，以及血栓栓塞引起的局灶性动脉缺血性卒中。患有缺血性脑卒中的 ECMO 患儿死亡率更高，约 75%。与 MRI 相比，计算机断层成像（CT）和超声模式检测缺血性损伤的敏感性较低。使用标准化、通用成像的前瞻性研究将有助于了解真正的发病率，但考虑到危重患者转运风险和便携式设备的缺乏，这一研究很难进行。

（二）监测技术

虽然神经系统检查是确定神经功能的金标准，但在接受 ECMO 治疗的患者中，可靠的检查通常是不可用的。由于儿童 ECMO 治疗中需要镇静和麻痹，以及可能存在代谢异常引起的可逆性精神状态改变，包括脑病和谵妄，常导致常规神经系统检查可靠性差。

头颅超声是目前最常用的临床常规神经监测技术之一，首选用于囟门未闭患儿。具有可以在床边进行，相对安全，并且可以在需要时重复，从而可以评估病变的任何进展的优点。但仍有一些局限性，如：成像质量取决于超声医师的技能和经验，大脑的一些区域难以视觉化，一些异常仍然超出了超声检查的范围。小脑出血很难通过前囟门的超声检查发现，而经乳突检查或经后囟门检查可提高敏感性。目前体外生命支持组织的神经监测指南推荐：前 3 ～ 5 天每天监测，随后根据临床情况（如新发作惊厥或血红蛋白突然下降）进行动态复查。

在儿科患者中需验证颅内前后循环改变后的代偿途径，经前交通动脉左向右血流和右大脑前动脉近端逆行血流是颈动脉阻塞的常见代偿途径。血流速度的观察也至关重要，发生脑出血的儿童在出血前一天的脑血流速度高于正常水平。相反，最低的脑动脉血流速度与发生缺血性病变有关。

头颅超声异常不仅与幸存者长期神经发育预后有关，并且能预测严重病变。但与 MRI 相比敏感性有限，一项对 50 例 ECMO 后新生儿脑 MRI 检查的研究，显示 MRI 和超声检查结果不一致，超声检查正常的患儿中有一半发现 MRI 异常。因此，头颅超声继续被用作主要的神经影像学筛查方式，但需要用 CT 或 MRI 进行确认性检查。

对于无法获得头颅超声的较大儿童，头部 CT 仍然是首选成像方式。CT 提供了大脑的完整详细视图，能够以高敏感性识别脑出血，然而 CT 在识别早期缺血性损伤方面，尤其小病变不太敏感。虽然增强 CT 可以通过血管造影和灌注成像来研究血流，但 ECMO 患者血流动力学的改变会显著影响这些成像的准确性和结果。辐射暴露的风险，及在没有便携式 CT 的情况下，院内转运的风险，均限制了其在临床怀疑急性神经损伤患者中的应用。

对于 ECMO 患者，弥散加权成像序列能够早期发现梗死，敏感型加权成像甚至可以发现微小的出血，能够检测到 CT 无法检测到的病变。但不太可能实现连续的床边神经监测，因为将患者放置在扫描仪上可能会损害套管的位置、成本高、检查时间长和对临床常规治疗的干涉均限制了其使用。

脑电图通过测量皮层电活动提供有关脑生理学的直接信息，为危重儿童提供了连续无创监测。脑电图电极阵列可提供全大脑皮层整体功能的信息、显示是否有癫痫波、脑电背景可以提供关于脑血流的间接信息。如脑灌注减少，脑电图表现为最初较快频率的丧失，随后慢频活动增加，最终呈抑制活动。连续脑电图监测用于存在继发性脑损伤和神经功能恶化风险的危重 ECMO 儿童，振幅整合脑电图监测用于新生儿 ECMO。ECMO 前和（或）期间振幅整合脑电图的严重异常预示死亡或中度至重度颅内神经损伤。

已被证实四种生物标志物（GFAP、NSE、S100b、MCP-1/CCL-2）的峰值血浆水平与儿童 ECMO 患者的不良结局和死亡率显著相关，NSE 与主要结局显著相关。在出现任何神经损伤迹象前 1 ～ 3 天，血浆 S100b 和胶质原纤维酸性蛋白（GFAP）显著升高，因此是预测 ECMO 儿童即将发生神经损伤的生物标志物。尽管神经炎症生物标志物可能有助于预防神经损伤，但它们在 ECMO 治疗期间并未被常规评估，需要更多研究证实这些生物标志物与即将发生的脑损伤之间的相关性，减少假阳性，如在 ECMO 期间由于溶血导致的 NSE 升高。

近红外光谱（NIRS）提供了一种连续监测区域脑氧饱和度（$crSO_2$）的方法。在婴儿和儿童中，NIRS 显示 ECMO 后氧血红蛋白浓度立即降低，同时脱氧血红蛋白浓度升高，在第一个小时内恢复到基线水平。最近的研究分析了 NIRS 与神经系统预后之间的关系，在 153 名婴儿和儿童中，$crSO_2$ ＜ 50% 且较基线变化（$\Delta crSO_2$）至少 20% 时与死亡或脑损伤相关。研究人员发现，急性神经损伤的儿童在接受 ECMO 时，平均脑氧反应指数＞ 0.3，自身调节受损的时间比例更高。用 NIRS 测量脑氧饱和度的好处为可以提供连续监测，很容易集成多模态监测。但监测额叶区域的作用受限。这些设备与成人使用时的差别见表 5-2。

ECMO 神经监测的一个关键目标是识别有神经损伤恶化风险的患者，有足够的时间进行神

表 5-2 儿童与成人 ECMO 神经监测手段的区别

监测手段	儿童	成人
头颅超声	ECMO 前和实施中进行 最初头颅超声异常或高危儿童在 ECMO 最初 3 ～ 5 天，每天一次	不推荐，无法穿透颅骨
EEG	在 ECMO 插管后 12 ～ 24 h 内考虑启动，24 ～ 48 h 或以上 如果检测到癫痫发作 / 间隔期异常，在癫痫发作控制后延长脑电图至少 24 h	在镇静状态下不能被唤醒以遵循指令的 ECMO 患者中开始 考虑在 ECMO 启动 24 h 内开始，如果发现癫痫发作 / 间断性异常继续
NIRS	可以进行持续监测	可以进行持续监测
CT	其他神经监测发现异常	其他神经监测发现异常
生物标志物	不容易获得	不容易获得
MRI	神经损伤被怀疑	神经损伤被怀疑

经保护干预。目前的ELSO指南建议结合不同的模式，包括HUS、CT、EEG、脑血氧仪及颅脑超声等，用于神经监测和早期识别神经损伤。越来越多神经监测策略提供了一个更深入了解生理变化的依据，确定神经系统预后的预测因子，为ECMO患者提供精准医疗，制订个性化优化的治疗方案，改善脑灌注减少神经损伤的发生率。例如，ECMO时动脉CO_2分压的显著降低一直与不良神经事件和死亡率相关，调节ECMO血流速率可达到神经保护的目的。

旨在解决当前神经监测设备的局限性的研究设备正在开发和临床试验中，如ECMO内便携式MRI；NIRS自调节监测的发展表明了持续评估大脑健康的可能。这些工具可以很容易地与EEG结合，包括自动检测的定量脑电图，以提高神经血管单元的动态评估能力和实时检测关键神经系统事件的能力，将为预防永久性神经系统损伤的干预提供机会。

五、儿童ECMO主要不良事件

（一）神经系统不良事件

神经系统不良事件是在体外膜肺氧合（ECMO）支持期间、首次ECMO后颅内成像期间出现的，以及尸检期间确定的（不包括先前存在的卒中、颅内出血和弥漫性缺血性损伤；神经系统不良事件特别是新生儿需排除因困难或创伤性分娩导致的颅脑损伤）神经损伤。

1. 缺血性卒中

新出现的局灶性神经损伤临床表现与血管区域相对应，或脑内的血管区域符合一个主要标准或两个次要标准：①严重缺血性脑卒中：影像学（颅脑超声、CT或MRI）或病理（尸检）证实缺血性脑卒中；②轻度缺血性脑卒中：无影像学或病理证实的局灶性神经学征象，并伴有以下两项或多项：定位于血管区域的持续性局灶性神经功能障碍（可包括新的局灶性脑电图改变）；持续局灶性神经功能障碍与已知的血栓移位相关；由血管神经科专家或儿科神经危重症专科医生诊断卒中。

2. 无占位效应的颅内出血

影像学（颅脑超声、CT或MRI）或病理（尸检）证实；脑实质的点状出血、微出血和无占位作用的缺血性脑卒中出血转化（非外伤所致）；低级别1～2级脑室内出血。

3. 有占位效应的颅内出血

影像学（颅脑超声、CT或MRI）或病理（尸检）确认；脑实质出血和3～4级脑室内出血，导致占位效应或梗阻性脑积水（非外伤引起）。

4. 颅外出血

蛛网膜下腔、硬膜下腔或硬膜外腔内出血（非外伤所致）。

5. 混合性轴内、外出血

影像学（颅脑超声、CT或MRI）或病理（尸检）确认；包括轴外出血和轴内出血的组成部分，有或没有占位效应（不是由创伤引起的）。

6. 弥漫性缺血性损伤

影像学（颅脑超声、CT或MRI）或尸检病理证实；急性弥漫性脑损伤；损伤类型包括全大脑半球、皮质和皮质下。

7. 惊厥发作

不是由于先前存在的惊厥，符合一个主要标准或两个次要标准。轻微发作：一种有明确开始和结束的短暂体征或症状的临床事件，推测是由于大脑中异常过度或同步的神经元活动所致。如果发生在EEG检查未做时，则需要使用以下两种方法进行确认：脑电图显示局灶性神经元功能障碍和大脑皮质过度兴奋（如复发性区域性癫痫样异常）；由神经科专家根据症状或对治疗的反应诊断。

8. 癫痫持续状态

超过5 min的连续惊厥活动（临床或脑电图），超过10 min的连续非惊厥发作（临床或脑电图），或在EEG 60 min的时间内总共发作时间超过12 min。

9. 神经病变

ECMO引起的新发神经病变或神经丛病变；包括股神经、坐骨神经或腓神经病变，臂神经或腰骶神经丛病，或二级或三级Horner综合征。

10. 因神经病变导致死亡

患儿的转归按照儿童脑功能类别（pediatric cerebral performance category，PCPC）评分分为4种类型，从基线（发病前或ECMO前，可以回顾性获得）到出院评1～6分。PCPC评分为4分的患者患有严重残疾，由于脑功能受损而依赖他人进行日常支持，但神志清楚。如果患者符合多种类型，则选择最严重的类型。例如，如果患者出院时PCPC评分从基线4分增加1分到PCPC评分为5分，则将其归类为3型而不是2型。如果患者ECMO前PCPC评分为5分，结果为死亡，则分类为4型，而不是2型（增加1分）或3型（PCPC评分＞4）。

1型，PCPC评分无变化；2型，PCPC评分提高1分；3型，PCPC分数增加2分或PCPC分数增加到4分以上；4型，死亡。

在预防与处理策略上，选择安全的插管技术，建立远端脑灌注，维持循环稳定，放弃或终止ECMO支持。

（二）出血不良事件

ECMO支持期间和脱管后6 h内，出血至少每天被评估。

1. 出血不良事件类型

1型，伴有下列任何一种情况的明显出血：可测量的失血量＜2 ml/（kg·h）（24 h内高达20 ml/kg；对于体重50 kg的患者，总可测失血量＜100 ml/h持续2 h或更长时间，24 h内高达1000 ml）或血敷料更换频率不超过每6 h一次；临床上不明显的出血：如气管内、鼻胃管、留置导尿管、黏膜或皮肤出血包括瘀点或紫癜；观察到活动性出血，除局部使用止血药物（不使用全身药物或血液制品）。

2型，伴有下列任何一种情况的明显出血：可测量的失血量为2～5 ml/（kg·h），持续2 h或更长时间（在24 h内高达40 ml/kg）；对于体重50 kg的患者，总可测失血量为100～250 ml/h，持续2 h或更长时间，在24 h内可达2000 ml）；血红蛋白下降：在12 h内下降1～3 g/dl（10～30 g/L），但氧输送能力未受损；乳酸低于3 mmol/L（＜27 mg/dl）或在12 h内下降；胃肠道出血、肺出血、纵隔插管部位出血，或手术部位出血多为1型，但不符合3型出血的标准。

3型，伴有下列任何两种情况的明显出血：超过5 ml/（kg·h）持续2 h或更长时间（或24 h内超过40 ml/kg。对于＞50 kg的患者，总可测失血量＞250 ml/h持续2 h或更长时间，或24 h内＞2000 ml）。在没有其他原因的情况下，出现与出血相关的血流动力学不稳定：血流动力学不稳定时血管活性药物的使用增加；容积管理，以保持泵的预负荷。严重的血红蛋白下降：在12 h内下降（绝对值）超过3 g/dl（＞30 g/L），以乳酸浓度超过3 mmol/L（＞27 mg/dl）为证据，连续2次测量至少间隔2 h。出血引起心脏压塞或隔室综合征（腹部或肌肉隔室）。

4型，死亡。

预防策略包括避免插管并发症，避免不必要的有创操作，评估凝血状态调整抗凝目标。儿童需在ECMO期间密切观察凝血功能，常用监测内容包括活化凝血时间（activated clotting time，ACT）、APTT、抗Ⅹa因子活性、黏弹性止血分析实验。

2. 处理策略包括判断出血部位及原因

（1）抗凝治疗：调整出现其他措施难以纠正的严重出血，可考虑暂时减少或停止全身抗凝治疗，并动态评估出血及凝血情况，直到出血停止或减少到最小/中等程度。

（2）红细胞输注：目前没有足够的证据提出关于儿童ECMO的红细胞输注的具体适应证的建议。输注红细胞与否应基于临床情况和对氧输送和耗氧量充足性的整体评估，而不仅仅是血红蛋白。如存在危及生命的出血时，考虑合理启动输血方案。

（3）补充血小板及凝血因子：通过维持血小板阈值高于100×10^9/L和纤维蛋白原水平高于150 mg/dl，直到出血停止或减少到最小/中等程度或出血率。当血小板计数为100×10^9/L时预防性输血小板不太可能使患者受益。单采血小板输注的剂量：＜35 kg的患儿，5～10 ml/kg；≥35 kg的患儿，1 U。当INR＜1.5时，预防性血浆输注纠正INR不太可能使患者受益，而可能造成伤害。对于纤维蛋白原水平较低的儿童，为防止出血，可考虑使用纤维蛋白原浓缩物或低温沉淀物代替血浆输注。冷沉淀剂量1～2 U/10 kg，应避免频繁输注。

（4）抗纤溶：药物或外科治疗可考虑使用赖氨酸类似抗纤溶药物；当存在止血、血液制品输注、抗纤溶治疗、减少/停止抗凝治疗和（或）考虑手术干预后仍存在的严重出血时，可以合理考虑使用凝血酶原复合物浓缩物；对于伴有侵入性手术出血的ECMO患者，可考虑在手术部位使用非牛源性局部止血剂。

（5）心脏出血：心脏出血造成心脏压塞导致血流动力学受损的儿科ECMO患者，可考虑手术减压或超声引导下心包穿刺，必要时心包引流。

（6）肺出血：伴有肺出血的儿科ECMO患者，考虑局部滴注赖氨酸类似物抗纤溶药物。

（7）血胸：伴有胸段出血/血胸的儿科ECMO

患者，合理考虑采用血液制品替代和（或）不进行抗凝治疗的保守治疗试验。由于存在额外出血的风险，不建议放置胸腔引流管，除非泵流量和氧合减少，或者无法脱离 ECMO。

（8）胃肠道出血：必要时可考虑内镜下治疗。

（三）机械不良事件

设备故障不良事件仅发生在持续的体外膜肺氧合（ECMO）支持期间。

可能导致故障的 ECMO 设备组件包括血泵、膜肺、插管、管道、管道连接器、加热器单元、ECMO 控制台。插管功能障碍不需要更换，但需要有肉眼可见的导管内血栓形成的证据，从而进行血栓移除的干预。管道功能障碍包括更换，节段交换或切断。在某些情况下，不是更换有问题的组件，而是整个 ECMO 系统将需要更换。在其他情况下，由于无法定位于特定组件的功能障碍，整个系统将需要更换。

设备故障类型有四型：1 型结构失效，任何影响血液和空气密封性的问题，导致血液泄漏、气泡进入或栓子，导致需更换或脱离 ECMO 进行处理，或导致患者死亡。2 型功能衰竭，正常机械操作失败或假定失败，需更换或脱离 ECMO 处理，或导致患者死亡；血泵、部分膜肺、热交换器、ECMO 控制台或整个系统（集成时）的正常运行故障或假定故障。3 型设备功能障碍，设备无法在最佳参数下工作，需更换或与 ECMO 分离进行处理，或导致患者死亡。4 型设备更换，更换没有记录故障的设备。

对患者的影响有五级：1 级，短暂、无症状或症状轻微，仅临床观察到；2 级，因维持患者生命体征，需要逐步增加非体外生命支持；3 级，尽管已治疗，但仍存在低血压或低氧血症；4 级，需要心肺复苏的心搏呼吸骤停；5 级，死亡。

预防策略包括落实管道检查，至少每 6 h 一次；避免引流端管路打折，避免从引流端输液；监测氧合器后血气分析；控制静脉引流压力；及时检查热交换器的水位及水温。

六、儿童 ECMO 的插管策略

ECMO 在儿科人群中的适应证很广泛，主要用于原发性呼吸衰竭、原发性心力衰竭、“其他”或混合性心肺衰竭，以及体外心肺复苏（extracorporeal cardiopulmonary resuscitation，ECPR）。常见的模式包括 VV、VA 和静脉动脉 VVA。VV ECMO 主要提供肺支持，VA ECMO 主要提供呼吸和心脏支持。对于需要高强度肌力支持或有潜在心脏结构异常或心功能受损的儿童，VA ECMO 是首选模式。在新生儿和幼儿中，颈静脉的大小可能无法容纳较大的血管套管，混合或三重插管策略很少用于儿童。在 VV ECMO 支持下发生心力衰竭的患者中，可以在现有 ECMO 回路中添加动脉插管，而无需替换现有的单腔或双腔静脉插管。在初次插管后静脉引流不足的情况下，可以使用额外的股静脉或头静脉导管来补充静脉流入。

尽管在过去十年中 ECMO 应用有所增加，大多数新生儿 ECMO 是针对呼吸适应证进行的，年龄较大的婴儿和儿童中，ECMO 用于主要心脏指征或作为 ECPR 的一部分。VA ECMO 占新生儿 ECMO 使用的 90% 以上，且是原发性呼吸衰竭的最常见治疗方式。与新生儿不同，年龄＞29 天的儿科患者中，纯呼吸衰竭 VV ECMO 有轻微的优势，但 VA ECMO 仍然经常用于较小的儿童的主要呼吸指征。

（一）插管类别和型号

套管类型大致可分为单腔和双腔配置。单腔插管设计包括专门用于静脉引流（回路流入）和动脉回流（回路流出）的设计，以及可用于动脉或静脉流动的设计。VV 和 VA ECMO 的插管大小和位置的确定基于血管大小和支持患者心肺疾病所需的 ECMO 流速。儿童的流量需求为：新生儿 120 ～ 200 ml/（min·kg），儿童 80 ～ 120 ml/（min·kg）。静脉引流决定 ECMO 的流量，静脉引流选择偏大号的插管，灌注管选择满足目标流量的最小插管。一般情况下压降不超过 100 mmHg，不同制造商推荐的套管尺寸略有不同。表 5-3 概述了儿科患者的一般插管尺寸。

（二）插管部位选择

颈部穿刺置管是儿科人群的主要接入技术之一，包括颈内静脉和颈动脉。能通过在颈部进行手术引流右心房（静脉套管置入右颈内静脉）并将血液回流到主动脉瓣远端（动脉套管置入右颈总动脉），右心的压力显著减少，从而使心脏恢

表 5-3 儿童 ECMO 插管的管径尺寸

体重	动脉插管大小		静脉插管大小		
	短（颈动脉/腋动脉）	长（股动脉）	单腔		双腔（颈动脉）
			短（颈动脉）	长（股动脉）	
＜ 3 kg	8 ～ 10 Fr	–	12 ～ 14 Fr	–	12 ～ 13 Fr
3 ～ 10 kg	10 ～ 12 Fr	–	14 ～ 16 Fr	–	12 ～ 16 Fr
10 ～ 20 kg	12 ～ 14 Fr	12 ～ 15 Fr	14 ～ 18 Fr	15 ～ 19 Fr	19 Fr
20 ～ 30 kg	14 ～ 16 Fr	12 ～ 15 Fr	16 ～ 20 Fr	19 ～ 21 Fr	19 ～ 20 Fr
30 ～ 40 kg	16 ～ 18 Fr	17 ～ 19 Fr	20 ～ 22 Fr	19 ～ 23 Fr	19 ～ 23 Fr
＞ 40 kg	18 ～ 20 Fr	19 ～ 23 Fr	22 ～ 24 Fr	23 ～ 27 Fr	27 ～ 31 Fr

复。这对合并肺动脉高压的儿童尤其有益。对于较大的儿童患者可采用另一种插管策略，使用颈内静脉引流，通过右锁骨下动脉或腋窝动脉输送含氧血。

中心插管在大多数机构中是由心胸外科医生通过胸骨切开切口开始的一项技术，在心脏术后患者中更为常见。中心置管包括直接静脉置管至右心房和直接动脉置管至升主动脉。中心置管的好处是大的套管尺寸允许良好的流量。这对于需要大于 150 ml/（kg·min）不能从外周插管获得的脓毒症患者、外周插管难以获得高血流的肥胖患者，或血管太小、狭窄或不能外周插管的患者尤其有用。

股动脉和股静脉插管可作为体重＞ 30 kg 儿童的 VA ECMO 插管。在体外心肺复苏中，无论是经皮插管还是切开插管，都能够在较少干扰或停止胸部按压的情况下插管。5 岁以下儿童的股动脉导管置入已被证明有动脉闭塞或肢体长度不一致的发生率。常见并发症包括胃肠末梢出血、假性动脉瘤、肢体缺血和腔室综合征。如果观察到肢体缺血，可能存在继发于插管阻塞或栓塞/血栓导致的低血流状态，需要移除闭塞的血块。

（三）不同 ECMO 模式的插管部位选择

1. VV ECMO

（1）新生儿及体重＜ 15 kg 的儿童：选择单部位颈内静脉（双腔）。双腔管尖端位于右心房；血液经上腔静脉和右心房排出，含氧血回流至右心房，流向三尖瓣进入肺动脉。单引流部位的双腔插管也可以放置在肺动脉内，静脉血从右心房排出，含氧血直接重新注入肺动脉。

（2）体重＞ 30 kg 的儿童：选择单部位颈内静脉（双腔）或双部位颈内静脉-股静脉。从股静脉引流并回流到颈内静脉或从颈内静脉引流并回流到股静脉。

（3）再循环：再循环发生在 VV ECMO 中，当再输注的含氧血液被排回 ECMO 回路时，引起全身低氧合和 ECMO 回路高饱和度，与插管位置、泵流量和心排血量直接相关。当泵血流量高于患者自身心排血量时再循环出现，并可导致左/右心衰竭或严重肺动脉高压。主要症状为动脉血氧饱和度低。

2. VA ECMO

（1）体重＞ 30 kg：选择股静脉-股动脉（穿刺置管优选双侧）。

（2）心脏术后儿童：经胸插管，右心房-主动脉。

（3）新生儿及体重＜ 15 kg 的儿童：颈部插管，颈静脉-颈动脉。

（四）插管技术

经皮穿刺插管适用于颈静脉、股动静脉。没有针对儿童插管技术的前瞻性对比研究，但在观察性研究中，经皮插管的安全性和成功率与切开插管相似。有报道 VV 插管在小至 2 kg 的新生儿中也非常成功和安全，插管时应对颈椎血管和下腔静脉进行双重评估。

外科切开插管为经皮穿刺失败的后备方案，新生儿可选择颈动脉、腋动脉插管。

超声、透视和超声心动图都在 ECMO 插管中发挥作用。术前，超声可用于计划的 VA 或 VV ECMO 插管，以估计血管大小并选择合适的插管。儿童 ECMO 插管的首选方法是同时使用 X 线检查（最好是实时透视）和超声心动图，以确保最佳插管位置并避免损伤。在插管过程中，超声心动图的图像引导确保了准确性和安全性。盲目插管可导致心脏或血管损伤，心脏并发症的发生，有报道儿童 ECMO 插管穿孔的发生率为 5%。

（五）拔除插管

1. 颈部 ECMO 插管

新生儿和儿童颈 ECMO 脱管可以在插管部位周围荷包线缝合，然后移除导管，很少需要开放性探查和结扎。拔除后按压 10 ～ 12 h。

2. 开放式放置的导管

需在手术室拔除并同时进行血管修补或重建，如果存在明显的远端血栓，则球囊取栓。如果动脉小并且近端血管健康，拔除后可考虑进行一次修复。但血管内膜功能很难评估，其损伤可能因 ECMO 使用时间的延长而存在。对于血管成形术或重建的具体时间目前还没有一致的指导意见，但一些专家建议 2 周为近似阈值。因缺乏关于儿科患者股动脉狭窄的潜在后果的数据，故建议即使是轻微的狭窄，初次修复也应考虑贴片血管成形术。

3. 拔除插管后评估

拔管后前 1 ～ 2 h 内每 15 min 进行一次部位和远端脉搏检查，然后在脱管后的 6 ～ 12 h 内逐渐间隔至 30 min 和 1 h，以便早期发现临床显著的出血或缺血。

（六）股导管相关并发症及处理

肢体缺血是报道最多的急性股动脉 VA ECMO 插管并发症，大多数肢体缺血由血栓栓塞导致。ELSO 登记数据报告在接受股动脉 VA ECMO 置管的儿童中，下肢缺血、筋膜切开术或截肢的发生率接近 0%，但儿科人群的单中心研究表明，发生率接近 5%。

儿童在 ECMO 期间或脱管之后的夹层和假性动脉瘤都是罕见的，处理与成人相似，常在血管外科的帮助下共同处理。对于假性动脉瘤，超声引导下的压迫和（或）凝血酶注射适用于小、狭窄、不引起远端缺血的假性动脉瘤。直径大于 2 cm（或原股动脉直径的两倍）是手术修复的指征。

儿童下肢 ECMO 插管的晚期并发症尚未得到很好的研究。在 VA ECMO 后，亚临床狭窄和动脉血流减少是常见的，但临床上显著或进行性缺血是罕见的。一单中心机构报道发现，平均动脉肱指数降低，37% 的患者术后 5 ～ 14 年发生股动脉狭窄或闭塞，但只有 2% 的患者有症状性跛行或肢体长度差异。

七、儿童 ECMO 期间的营养支持

体重过轻是 ECMO 插管时死亡的独立风险因素，充足的能量和蛋白质供应与 ICU 患儿生存率相关，营养过度与脂肪肝、肝功能障碍有关，因此使用 ECMO 过程中患儿的营养管理非常重要，但患儿的营养需求具有异质性，目前尚缺乏指导营养实践的统一认识。

小儿入院后 24 ～ 48 h 进行营养评估，将结果作为后期监测营养状态的基线水平。评估内容包括患者饮食信息，如饮食记录、饮食回顾、食物过敏、饮食习惯等；人体测量，如身高、体重、腰围、BMI、头围（＜ 36 月儿童）等；生化指标，如血生化等；营养为重点的体检（nutrition focused physical exam，NFPE），如能量摄入不足、皮下脂肪减少、肌肉含量降低、局部或全身水肿、器官功能障碍。儿童常用营养评估工具包括“儿童营养状态和生长风险筛查工具”及“儿科营养不良评估筛查工具”，因目前暂无上述工具在儿童 ECMO 营养评估中使用的研究，故暂无儿童 ECMO 营养评估推荐方式。

（一）儿童 ECMO 时宏观营养需求

儿童患者的总能量消耗（total energy expenditure，TEE）包括静息能量消耗（resting energy expenditure，REE）、维持代谢功能的能量以及储存在新组织中用于生长的能量。使用 ECMO 的患儿虽处于高代谢状态，但因为使用镇静、低温及肌松剂等，不一定有更高的 TEE，在一项使用呼吸质谱法的研究中，估算 0.3 ～ 36 月龄使用 ECMO 的儿童 TEE 为 40 ～ 46 kcal/（kg · d），与基础代谢率接近。

重症儿童在应激反应期间全身蛋白质降解增加，导致负氮平衡及体重降低。根据 2017 年 ASPEN 临床指南，＞ 1.5 g/（kg · d）的蛋白质需求才能实现氮平衡，由于 ECMO 儿童对蛋白质的需求增加，提供足够的蛋白质是必要的。建议对新生儿 ECMO 需提供高达 3 g/（kg · d）的蛋白质，对于大多数儿童人群，将蛋白质目标定在 2 ～ 3 g/（kg · d）以抵消分解代谢损失，并根据

年龄和危重程度逐渐增加以满足蛋白质需求。

（二）儿童 ECMO 时微量营养素需求

儿童在接受 ECMO 治疗期间可能出现营养素严重流失，在体外模型中证实，ECMO 与异亮氨酸、维生素 A 和维生素 E 的循环丢失，在动物模型中证实，ECMO 使用与硒的过度丢失有关，其机制尚不清楚。同时接受 ECMO 和 CRRT 的患儿，微量营养素丢失更加严重，CRRT 会导致离子钙、无机磷和硒等微量元素丢失。多微量营养素缺乏加重危重患儿的氧化应激反应，导致免疫功能障碍，但针对成人患者进行随机对照试验显示，补充微量营养素并不能改善死亡率、住院时间和感染情况，对于儿童患者仍缺乏研究。

（三）营养启动时间及方式

接受 ECMO 治疗的患者中，多存在启动肠内营养（enteral nutrition，EN）的障碍，如体外生命支持、肠道缺血缺氧损伤、使用血管活性药物、先天性膈疝等。早期研究认为，接受 ECMO 的患儿肠道通透性增加，早期肠内营养增加肠道缺血、细菌移位和脓毒症的风险。但 EN 是所有危重患者的首选途径，有利于胃肠黏膜的完整性和运动性。EN 对于儿科 ECMO 患者是一种适合且安全的营养方式。近年有研究报道，接受 VA 和 VV ECMO 的患儿，可以耐受肠内营养，未增加脓毒症、坏死性小肠结肠炎和呼吸道感染风险，且能减轻患者的经济负担。一项回顾性研究表明，ECMO 使用第 5 天时总体血管活性正性肌力评分（vasoactive-inotropic score，VIS）较低，表明血管活性药物使用并不充分，可以尝试谨慎肠内营养，并确定 EN 是安全的。

没有进食禁忌的情况下，一旦患者临床症状稳定，建议在 ECMO 支持后 48 h 或临床平稳后立即开始肠内营养。然而，血流动力学不稳定、CDH、严重肠梗阻或其他腹部病变存在消化功能障碍是启动肠内营养的禁忌证。一般情况，尽量减少重症患儿的 EN 中断，一般从持续低剂量 10 ～ 20 ml/（kg · d）启动并缓慢增加，每 6 ～ 12 h 调整一次，同时监测不耐受情况。理想目标是在病情的第一周达到 EN 营养目标的 2/3。在一项对接受机械通气的儿童进行的前瞻性队列研究中，EN 输送超过 2/3 的能量目标和超过 60% 的蛋白质目标与较低的 60 天死亡率显著相关。

对于肠外营养（parenteral nutrition，PN），有针对接受 ECMO 治疗的患儿的回顾性研究表明，延迟 PN（入院后＞ 48 h）与早期 PN（入院后 48 h 内）相比，机械通气时间较短，CRRT 需求更低，住院时间缩短，但死亡率没有明显差异，对生存率、神经认知发育等远期预后无明显影响。如不能提供 EN，可考虑 PN。但启动时间依然存在争议，推荐早期谨慎开展 PN，对于营养不良患儿和新生儿，推荐 3 ～ 5 天内开始 PN，对于富营养化的儿童，推荐 5 ～ 7 天内开始 PN。

（四）并发症

PN 中脂肪乳的使用与 ECMO 回路并发症如回路凝血、脂质沉积、膜氧合器功能障碍和失效有关。

识别喂养不耐受的主要体征包括：乳酸升高、呕吐、胃动力改变、腹胀或便秘。因为体内激素水平变化、镇静和肌肉松弛剂的副作用、正压通气导致内脏灌注量减少、术后肠梗阻和儿茶酚胺的使用等原因可导致喂养不耐受。ECMO 患者喂养不耐受最常见表现是胃肠道排空延迟。研究发现，无论是给予鼻胃管还是鼻空肠管，选择间歇或连续喂养，喂养不耐受的发生率均无差异。然而，如果患者通过一种喂养途径出现喂养不耐受，则更换喂养途径是合理的。如果患儿不能耐受大容量的喂养量，则可以考虑增加蛋白质含量，降低喂养量。如存在牛奶不耐受，则可选择水解奶。

用于儿科 ECMO 患儿营养输送的实用算法工具见图 5-6，建议使用逐步营养支持算法来确定早期 EN 与 PN 需求的可行性。

八、儿童 ECMO 期间抗凝管理

ECMO 过程中，血液与 ECMO 回路的异物表面接触，导致止血途径激活，可导致患者血栓形成和（或）ECMO 回路血栓形成和操作失败。全身性抗凝可减轻这种反应，但可能导致患者发生危及生命的出血，特别是当合并与危重疾病、ECMO 回路和（或）潜在危重疾病引起的血小板和凝血因子消耗时。据报道，70% 儿童 ECMO 患者出现出血并发症，38% 患者出现血栓并发症，与死亡率明确相关。但是目前新生儿及儿童凝血系统在 6

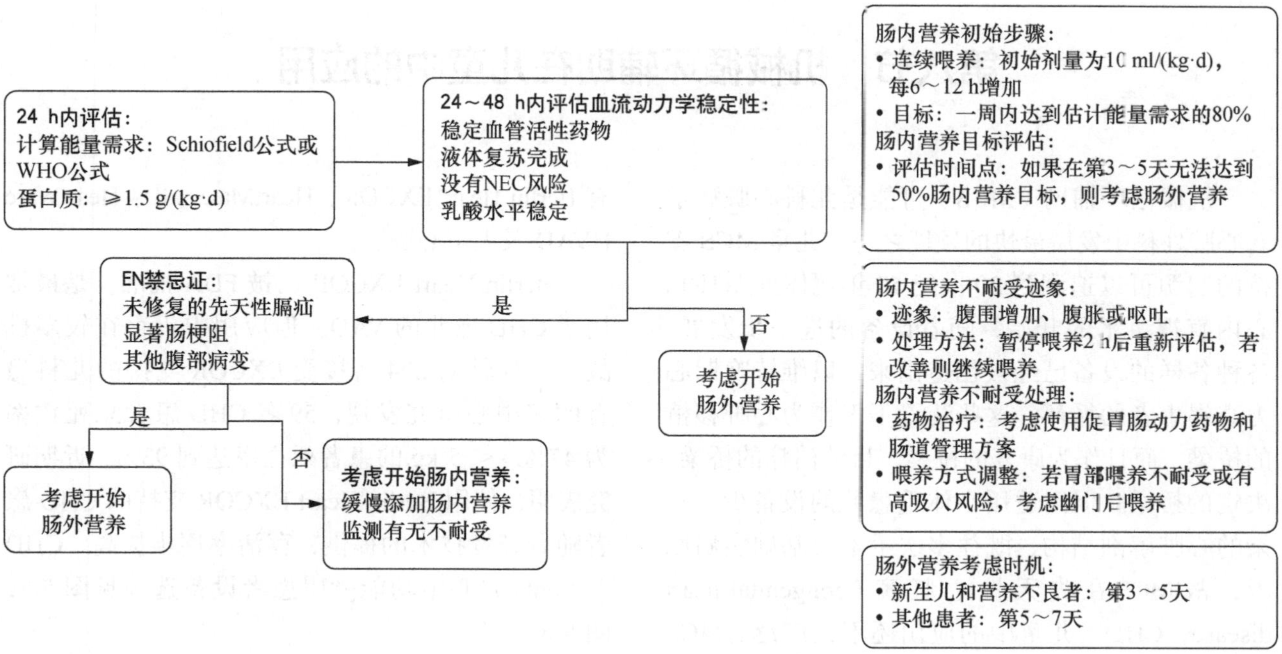

图 5-6　儿童 ECMO 期间合理的营养支持方案

月龄大时才逐渐接近成人水平，故儿童 ECMO 指导性抗凝治疗的依据有限，还没有足够的证据来推荐基于泵技术的抗凝策略在儿科 ECMO 中的使用。

（一）全身抗凝方案

（1）评估凝血风险：需评估回路凝血风险的利弊，如已存在明显出血现象，则减少或暂停抗凝治疗。目前无研究表明儿童 ECMO 不应进行全身抗凝治疗。

（2）常用药物：普通肝素和直接凝血酶抑制剂，普通肝素儿童剂量 10 ～ 50 U/（kg · h）。没有足够的证据推荐直接凝血酶抑制剂如比伐卢定，优于肝素可作为儿科 ECMO 的一线抗凝剂；在发生肝素诱导的血小板减少症的 ECMO 儿童中，可停用肝素，使用凝血酶抑制剂抗凝管理。

（3）抗凝监测指标：无儿童监测直接凝血酶抑制剂的方法及监测范围的推荐，一般选择一种或多种抗凝检测实验进行组合的检测方法，常用检测项目有 ACT、APTT、抗Ⅹa 因子测定、纤维蛋白原、血栓弹力图、血栓弹力计、血管性血友病因子及抗凝血酶等。但抗凝血酶的监测不作为常规；ECMO 中如果抗凝血酶作为血浆的辅助因子，配合肝素共同作用，应同时密切监测 ACT、APTT、抗Ⅹa 因子测定、患者有无出血及血栓形成的临床表现；非出血的儿童 ECMO 患者，考虑监测纤维蛋白原水平；有出血的 ECMO 患者，合理考虑监测纤维蛋白原水平，并补充至至少 150 mg/dl 的最低水平；对于非出血儿童 ECMO 患者，不建议进行常规监测血管性血友病因子或特定凝血因子；因儿童凝血系统尚在发育中，APTT 基线在儿童患者中会延长，而急性期反应物会造成 APTT 缩短的假象，故限制其在儿童 ECMO 患者中使用的准确性。

（二）儿童 ECMO 期间的输血支持

输血的目的是提高血液携氧能力、维持凝血功能及治疗出血的相关并发症。

（1）当决定在儿科 ECMO 患者中输注血浆或血小板时，不仅要监测止血情况（如凝血系统功能障碍和血小板计数），还要考虑患者的出血风险、输注血浆和血小板的益处及替代方案，尽量采取最小化输注。

（2）输注红细胞的适应证无推荐。一般认为输血红细胞与否取决于患儿临床情况和需氧量的整体评估，而不仅仅是依靠血红蛋白值。

（3）当血小板计数＞ 100×10^9/L 时，预防性输血小板可能反而有害。

（4）当 INR 小于 1.5 时，给予血浆输注可能是有害的。

（5）对于低纤维蛋白原水平的儿童患者，可以考虑使用纤维蛋白原浓缩物或低温冷沉淀代替血浆输注。

第八节 机械循环辅助在儿童中的应用

机械循环辅助（MCS）可能是儿科心脏病学和心脏外科中发展最快的领域之一。儿童MCS支持的起源可以追溯到20世纪50年代体外循环和心内直视手术的开始，随着设备的进一步发展，各种各样的设备已经被创造出来，以维持晚期心力衰竭患者的循环。这些装置不仅作为心脏移植的桥梁，而且作为康复的桥梁、目的治疗的桥梁、决定的桥梁。但因适用小体重患儿的设备少、复杂的心脏解剖结构、既往多次手术及基础疾病原因，故MCS在先天性心脏病（congenital heart disease，CHD）儿童中的应用还不太广泛。MCS设备可为心力衰竭患者提供短期（＜14 d）和（或）长期（＞14 d）循环支持。Centrimag and Pedimag（Abbott，Abbott Park，IL）、Biomedicus（Medtronic PLC，Dublin，Ireland）和Rotaflow（Maquet，Rastatt，Germany）等设备可以在没有氧合器的VAD配置中辅助患儿循环。CHD患者常用的长期支持或耐用设备见表5-4。

最近的一项PEDIMACS研究显示，可植入的连续血流装置VAD是儿童中最常用的设备，在植入后6个月，超过90%的患者预后良好。体外连续血流和脉动血流VAD更常用于体重＜20 kg的CHD患者，这些患者往往病情较重（如气管插管、瘫痪、饲管/全肠外营养）。无论是使用体外还是体内的连续血流装置VAD，CHD患者与非CHD患者间没有差异。单心室患者中，使用体外连续血流装置的患者死亡率为35%，而使用体外脉动流装置的患者死亡率为80%。常用设备有Berlin Heart EXCOR、HeartMate Ⅱ、HeartWare HVAD及人工心脏。

Berlin Heart EXCOR已被FDA批准，是最常用于CHD患儿的VAD，但应用中仍存在较多挑战。一项针对204名接受EXCOR支持的儿科患者的多中心研究发现，59名CHD患者总死亡率为47%，＜5 kg的患者死亡率达到93%。近期研究表明，使用Berlin Heart EXCOR支持的CHD患者随着开发技术的提供，存活率逐步提高。CHD及Fonta并心室功能障碍患者设备选择见图5-7，图5-8。

近十年来出现了一类新的MCS设备，这些装置是为患有严重和复杂心脏缺陷，如单心室的儿科患者开发的。单心室在没有完全肺循环的情况下驱动血液流经体循环和肺循环，这种静脉回流的显著改变有助于早期和晚期的病理生理变化。随着时间的推移，这些患者将发展为早期充血性心力衰竭。因此可使用设备，以提高上下腔静脉或肺动脉各部位的压力和流速。儿科机械循环辅助机构统计显示，2012至2017年期间471例植入VAD的儿科患者中108例（24%）患有先天性心脏病。儿童多使用持续血流装置VAD，与成人相比，儿科患者的预后和生存率相似，VAD植入后6个月死亡率仅为8%，但先天性心脏病患儿与非先天性心脏病的患儿进行了比较，发现先天性心脏病患儿死亡率增加了3倍以上，移植率减少50%，提示先天性心脏病是影响VAD死亡率的最重要因素。

表5-4 先天性心脏病患儿的长期机械循环辅助

装置	制造商	血流类型	流量	体表面积（m^2）
Berlin Heart EXCOR	Berlin Heart GmbH，Berlin，Germany	脉动	10 ml，15 ml，25 ml，30 ml，50 ml，60 ml	＞0.7
HeartWare HVAD	Heart-Ware，Framingham，MA	连续	2～10 L/min	＞1
HeartMate Ⅱ，3	Thoratac，Pleasanton，CA	连续	0.5～10 L/min，2.5～10 L/min	＞1.2
人工心脏	SynCardia，Tucson，AZ	连续	50～70 cc（每搏输出量）	＞1.7
Infant Jarvik 2015	Jarvik Heart，Inc，New York，NY	连续	＞1.2 L/min	＞0.4
Jarvik 2000	Jarvik Heart，Inc，New York，NY	连续	3～7 L/min	＞1.2

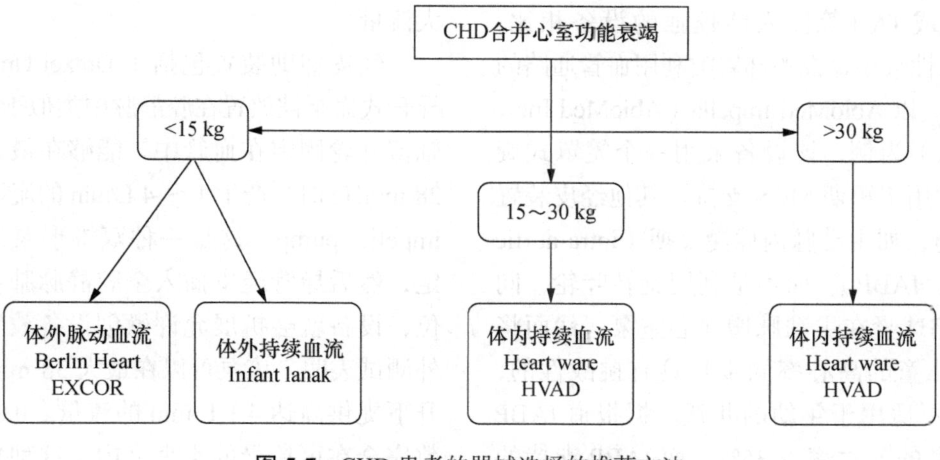

图 5-7　CHD 患者的器械选择的推荐方法

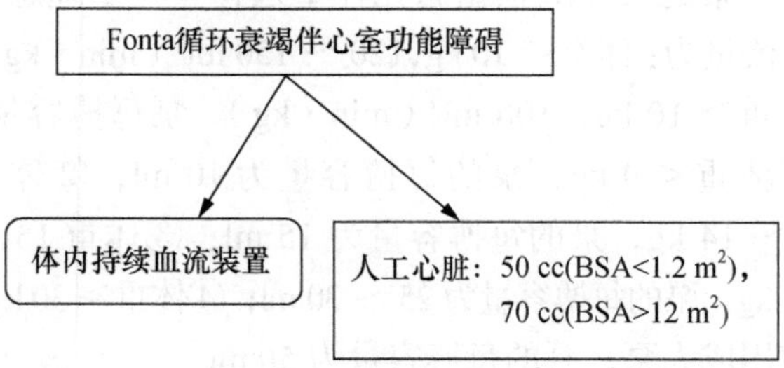

图 5-8　Fontan 循环衰竭时器械选择的推荐方法

全人工心脏（TAH）是一种气动驱动，脉动血流的体内装置。与 VADs 相比，临床批准的儿科 TAH 甚至更少，而且正在开发的数量有限。SynCardia TAH（SynCardia Systems，Tuscon，AZ）目前已获 FDA 批准在美国用于儿科实施，2012 年 9 月至 2019 年 12 月期间，只有 6 台此类设备在美国植入。

临床批准的儿童 TAH——SynCardia TAH 有两种尺寸：50 cc（儿童，2020 年）和 70 cc（成人，2014 年）。两种设备都已获得 FDA 批准为 BTT 前的支持。50 cc 的设备适用于患者体表面积（body surface area，BSA）1.2 ～ 1.7 m^2，而 70 cc 设备适用于患者 BSA ＞ 1.7 m^2。能够提供向上流动的 7.5 L/min 流量和匹配的生理压力，50 cc 的设备已经在儿科患者中使用，植入率 22%。50 cc 泵目前正在临床试验中，能否将 BSA 降至 0.9 m^2。一项关于从 1986 年到 2004 年设备使用情况的回顾性研究发现，有 68 例儿科患者接受 SynCardia TAH 治疗，患者生存率为 68%，植入数量逐年增加。其相对较大的尺寸（左心室为 77 mm×66 mm，右心室为 75 mm×80 mm）限制了在小婴儿中的使用，植入 SynCardia 50 cc 装置的患儿最小的 BSA 为 1.16 m^2，目前能否将 BSA 降至 0.9 m^2 正在临床试验中。

正在开发的儿科 TAH 有①Drexel Dragon Heart TAH：德雷克塞尔大学目前正在开发一种混合型 TAH，它由一个用于肺循环的轴向泵和一个用于体循环的离心泵组成。最大限度地减少了设备的体积，同时允许对每个循环进行单独的容量优化。泵的血流速率为 1 ～ 6.5 L/min，肺循环的压力上升范围为 10 ～ 92 mmHg，体循环的压力上升范围为 24 ～ 150 mmHg。该装置可用于体型较小的患者，并可用于 BSA 为＞ 0.75 m^2 的患者。②Rolling Heart TAH：利用在球形腔内两个旋转的圆盘来产生血液流动和压力。达到设定的最大目标流量 5 L/min 时，能够产生 175 mmHg 的全身压力上升。目前的设计使用 14w 的功率，这可能会产生加热问题。相同的每搏心排血量可能会使平衡血流状况变得困难。下一个迭代装置的直径为 80 mm，对于较小的患者来说仍较大。③Cleveland pediatric TAH：克利夫兰诊所的研究人员正在开发多个 TAH：一个是成人和青少年的标准尺寸设备，还有一个是儿童设备，它的体积是成人设备的 1/3。两者都使用单个电机，为体循环和肺循环提供动力，可以通过泵速调节和被动自适应填充产生脉动流，满足两个循环的容量需求。小儿泵长度为 70 mm，直径为 45 mm，能在压力提升到 100 mmHg 时，产生 0.4 ～ 4.7 L/min 的流量。儿童泵的端口大小和配置也与成人泵相同。该儿科装置通过体外或体内使用，可支持 BSA 为 0.3（标准装置≥ 1 m^2）～ 1.5 m^2（体重约为 50 kg）的患者。

与 VADs 或 TAH 等侵入性较强的设备相比，经皮血泵侵入性较小。设备部署类利用血管通路的心血管支架，以 AbioMed Impella（AbioMed Inc.，Danvers，MA）为例，该设备采用一个笼罩式旋转叶轮，通常用于短期 MCS 支持。其他经皮装置已在儿科实施，如主动脉内球囊反搏（intra-aortic ballon pumps，IABP）。而不是利用旋转叶轮，同步膨胀和收缩球囊在主动脉增强心室泵。然而将球囊泵送与儿童的高心率同步是具有挑战性的，因此，IABP 不适用于年幼的儿童。据报道 IABP 期间儿科患者的死亡率＞ 35%，而 IABP 支持的儿童长期生存率最低。

用于紧急心脏支持的经皮血泵，如 Impella 装置已被用于支持儿科患者。一项回顾性研究调查了 2009—2015 年期间使用四种不同 Impella 装置的 39 例儿童，存活率为 90%，心室功能恢复接近 40%。Impella 仅用于短期 MCS（约 6 天），这限制了其作为儿童长期治疗的前景。TandemHeart（CardiacAssist，Inc.，Pittsburgh，PA）也被用作儿科患者的经皮 MCS 设备，如果经皮辅助循环需要经过房间隔，患儿的移动就会影响装置的放置，因此与 Impella 相比该装置的使用频率较低。

装置类型包括植入式辅助装置和经皮辅助装置。

植入式辅助装置包括① Penn state long term Fontan blood pump，宾夕法尼亚州立大学的研究人员已经开发出一种新的植入式轴向 Fontan 泵，放置在下腔静脉和上腔静脉之间。该泵的最大流量为 9 L/min，最大压力上升为 80 mmHg，足以支撑 Fontan 循环。体内动物实验产生的功率读数在可接受的范围内（＜ 4.8 W），血液损伤指标也可接受。② Double inlet-double outlet Fontan pump，研究人员一直在开发一种 Fontan 泵，它有两个入口和两个出口，被植入腔静脉和肺动脉的连接处。泵接受来自上腔静脉和下腔静脉的血流，并将血流送入肺动脉。小型泵（直径 30 mm×19 mm）在最大压力上升 50 mmHg 时，稳定的流量窗口为 2 ～ 10 L/min。③ VentriFlo True Pulse Pump（TPP）（Ventriflo Inc.，Pelham，NH）是一种用于实验测试的用于支持 Fontan 循环的体外脉冲装置。与 Fontan 循环的连接是通过导管，泵留在体外。通过将该装置与循环“串联”，能够在最大压力上升为 28 mmHg 的情况下，产生 2.25 L/min 的最大流量。

经皮辅助装置包括① Drexel UniPCAD，这种导管式血泵被放置在腔静脉中类似于支架，旋转的轴流叶轮固定在血管中。能够在最大压力上升为 28 mmHg 时，产生 1 ～ 4 L/min 的流量。② Viscous impeller pump，这是一种双锥形泵，在导管上固定，然后导管经皮插入全腔静脉肺吻合。一旦到位，设备就会扩展允许微创设备放置。计算和体外测试表明，该泵可以在最大 38 mmHg 的压力上升下提供高达 4.1 L/min 的流量。0.07% 的溶血指数完全在可接受的水平之内。这种独特的微创设计应该允许用于婴儿和新生儿。

泵的尺寸应根据患儿体重选择。儿童理想的泵流量为：体重＜ 10 kg，120 ～ 150 ml/（min · kg）；体重＞ 10 kg，100 ml/（min · kg）。泵每搏容量：①体重＜ 9 kg，泵的每搏容量为 10 ml；②体重 7 ～ 14 kg，泵的每搏容量为 15 ml；③体重 15 ～ 25 kg，泵的每搏容量为 25 ～ 30 ml；④体重＞ 30 kg，使用成人泵，泵的每搏容量为 50 ml。

国际儿科机械辅助循环支持登记机构（pediatric interagency registry for mechanical circulatory，Pedimacs）在第三届年度报告中回顾了 2012 年 9 月 19 日至 2017 年 12 月 31 日期间在美国 30 家医院 423 名儿童（＜ 19 岁）的植入 VAD 前特征和临床转归。设备选择：植入式连续血流装置的使用频率最高（47%，平均年龄 13.4 岁），其次是体外搏动装置（28%，平均年龄 3.3 岁），体外连续装置（19%，平均年龄 3.9 岁），经皮 VAD 装置（5%）和全人工心脏装置（1%）；病因：心肌病 261 例（62%），心肌炎 48 例（11%），其他 28 例（7%），先天性心脏病 86 例（20%），其中 52 例具有单心室生理特征；两种最常见的支持策略为 342 例左心室 VAD（81%）和 64 例双心室 VAD（15%）；6 个月时的存活率为 80%，其中为体外连续装置组存活率 63%；体外搏动装置组存活率 77%；植入式连续血流装置组存活率 92%。参数风险建模显示，双心室辅助装置、经皮装置、体外连续装置、低年龄和低体重、持续性肝功能障碍为死亡风险因素。我国儿童 VAD 植入技术研究开展较少。

对患儿选择恰当的 VAD 支持时机可以减少出血事件的发生率或对右心室辅助装置的需求，对改善患儿预后至关重要。多项研究表明，在不可逆的器官障碍发生前或短期 ECMO 支持后，植入 VAD 可以促进循环灌注恢复正常；植入 VAD 可以改善肾功能，降低移植后死亡率。故建议在患儿开始出现不可逆器官功能障碍、机体低灌注、呼吸衰竭时，及时进行 VAD 支持治疗。儿童短期辅助型 VAD 适应证：①急性心功能恢复的过渡手段，如预期心功能可在短期内恢复正常；②向长期辅助型 VAD 支持治疗转换的过渡手段；③不确定是否需长期辅助治疗的患儿。儿童长期辅助型 VAD 适应证：慢性心衰等待心脏移植的患儿。具体指征包括患儿机体循环急速恶化，心脏指数＜2.0 L/（min · m^2），对肌力药物产生依赖，尤其是肾上腺素依赖；混合静脉血氧饱和度＜0.40；代谢性酸中毒导致的低心排血量；少尿或无尿；超声提示，使用最大剂量药物治疗后仍存在严重的心功能损害，且有早期肝、肾及呼吸衰竭的表现，BNP 或 NT proBNP 水平升高或进行性升高；不可逆器官损伤发生前或 ECMO 后评估休克未纠正。存在不可逆的末端器官功能障碍、严重感染、超早产儿、体重＜2.5 kg、严重神经功能障碍、具有抗凝禁忌、预后不良的先天畸形或遗传代谢性疾病、不可逆肺动脉高压都是 VAD 的禁忌证。肥厚型心肌病由于肥厚的心肌会影响血液回流，阻碍 VAD 的充盈，故为 VAD 常见的相对禁忌证之一。

单心室（single ventricle，SV）是一种复杂的先天性心脏病，常需一系列分阶段的姑息治疗，方能维持肺和全身的循环需求，这类患儿常出现心力衰竭，需要进行心脏移植。由于移植等待时间较长，尽管使用多种药物维持，出现不可逆心力衰竭的概率仍极高。因此，选择最佳的机械循环辅助（MCS）平台作为移植的桥梁对于优化终末器官灌注和促进单心室患儿的康复至关重要。选择 ECMO 或 VAD 作为移植的过渡最终取决于 MCS 的预期持续时间，目前儿童数据及经验较少，ECMO 仍然适合短期支持最佳选择。最近对单心室儿童 VAD 支持的回顾性研究显示，只有 30%～50% 的患儿存活至出院。单心室肺动脉血流经过肺动脉、Blalock-Taussig 分流、双向 Glenn（bidirectional Glenn procedure）或 Fontan 回路输送。目前如何定位流入及流出管位置仍十分困难。如患儿原肺血流由心室到肺动脉导管循环途径提供，则植入 VAD 后缺乏对由全身至肺动脉导管循环的肺血流量的准确评估，常导致肺淤血存在；如患儿原肺血流由双向 Glenn 或 Fontan 回路输送，则输出量的预测及输入量的调节，导致某些固定容量 VAD 不能使用。单心室患儿的 VAD 选择尚不明确，目前多采用：①如已接受 Norwood 或双向 Glenn 手术，选择高流量设备，使 CI＞5 L/（min · m^2）；②存在 Fontan 循环衰竭，则持续血流 VAD 略优于搏动型 VAD；如衰竭为非心室功能不全导致，可选择双心室 VAD；③ Fontan 循环转复术后心室功能保存但合并严重右心衰，使用 Berlin Heart EXCOR 进行右侧 VAD 支持。

儿童瓣膜性心脏病及终末期心衰患儿（由心肌病或先天性心脏病引起）出现明显瓣膜反流并不罕见，儿童瓣膜性心脏病影响 VAD 提供血流动力学支持的效率和疗效，因此，临床医生应仔细评估可能需要修复的瓣膜异常，在 VAD 植入时或植入后进行手术干预，明确设备选择和插管策略。在儿科 VAD 植入时存在瓣膜功能障碍及同时行瓣膜手术的数据缺乏。在一组 45 例 VAD 支持 Fontan 循环的患儿中，43% 的患儿发生了严重房室瓣膜反流，28% 的患儿发生了轻度主动脉关闭不全，8% 的患儿报告了中度主动脉不全。在接受 VAD 植入的儿童中，瓣膜性心脏病的确切患病率尚不清楚。手术室经食管超声心动图检查可以进一步确定 VAD 植入前瓣膜疾病的存在和程度，尤其可监测 VAD 植入后立即存在的现有主动脉瓣反流或新主动脉瓣反流的发展。心脏磁共振通常用于评估心室功能、纤维化和心脏解剖，对评估 VAD 植入前瓣膜反流或狭窄程度特别有用。受影响的心脏瓣膜、瓣膜病变类型（狭窄或反流）、VAD 类型和 VAD 插管位置影响瓣膜性心脏病对 VAD 支持效率的影响。VAD 流入插管置于左心室，VAD 流出口连接主动脉，主动脉瓣关闭不全（aortic valve insufficiency，AI）会导致 VAD 血流再循环，从而导致全身心排血量减少。额外的反流容量也可能导致二尖瓣反流（mitral regurgitation，MR）增加，肺动脉压力和右心室负荷增加，出现右心室衰竭和充血性心力衰竭症状。左心室辅助装置（LVAD）患者的主动脉功能不全可导致左心室舒张压升高。VAD 植入后炎性细胞因子干扰素 γ、白细胞介素 IL-1β 和肿瘤坏死因子 α 在 VAD 患儿的主动脉瓣小叶组织中表达增加，可加剧瓣膜病变。由于主动脉瓣关闭不全已在成人患者中被证实会随着时间延长逐渐出现，故儿科患者中，主动脉瓣关闭不全可能并不常见，因为儿童 VAD 支持的持续时间往往较短。如 VAD 的流入插管放置在左心房，只要主动脉瓣膜功能正常，则二尖瓣关闭不全常较轻微，对于有明显 MR 的儿童，如果考虑接受 VAD，且血流流入插管放置在左心室，则应考虑对二尖瓣进行干预。

LVAD 植入时，一般情况下，对反流心脏瓣膜的手术治疗是修复或置换。二尖瓣修复的技术多种多样，对于年龄较大的儿童，二尖瓣置换术也有多种选择，儿童主动脉瓣修复技术还不先进，尤其是小儿。近期研究表明，有一部分接受持续血流 VAD 植入的严重 MR 成人患者，可以从二尖瓣修复中获益，但儿童相关研究较少。在考虑进行搏动血流 VAD 植入的儿童中，应进行二尖瓣修复术纠正中重度反流。对于患有肥厚型或限制型心肌病并使用连续血流装置的儿童，二尖瓣置换术可能不适用于较小的心脏，对于这些心脏，需要在心房放置流入套管或完全切除阻塞的房室瓣膜。在 VAD 植入期间，最常见的二尖瓣修复术包括：缘对缘修复术，部分或完全瓣环成形术。如修复不可行，则应考虑使用生物假体替代二尖瓣。儿科患者多接受有限的或部分的环成形术。VAD 植入后主动脉瓣膜病变可导致心力衰竭等不良临床预后。VAD 植入后，如存在轻度主动脉瓣关闭不全，并出现持续和显著的心力衰竭症状，则为主动脉瓣干预的指征。儿童 VAD 植入后，尽管泵速降低到最低速度，如出现新发或主动脉瓣关闭不全持续加重，则需在手术室立即进行主动脉瓣干预。在接受 VAD 植入的儿童患者中，主动脉瓣不足可以通过中心缝合修复。三尖瓣反流可由原发性血管环扩张以及小叶和瓣下器官异常引起。在双心支持 VAD 纠正衰竭治疗时，室间隔向左移位可引起三尖瓣反流，可通过超声心动图监测室间隔位置和三尖瓣功能的情况，逐渐滴定 VAD 速度来预防三尖瓣反流。三尖瓣反流也与右心室功能不全、扩张或压力过载有关。VAD 放置后可通过减少右心室后负荷，而改善三尖瓣反流。VAD 植入术后三尖瓣反流率或已有三尖瓣反流对预后影响的数据缺乏。目前多认为右心室功能低下的儿童患者进行三尖瓣缺损修复是有益的，对于较小的儿童，通常在合拢处进行瓣环成形术缝合，而对于较大的儿童，可以在成形术中植入瓣环。先天性心脏病的儿童患者，如果先前有过瓣环修补或右心室存在肺动脉导管置放，可能发生肺动脉瓣膜功能不全。这些患者在放置右侧 VAD 时，如果存在明显的先天性或导管瓣膜功能不全，则需要更换有瓣导管或生物假体瓣膜。

持久的 VAD 改善了终末期心力衰竭儿童的预后。儿童瓣膜性心脏病影响 VAD 治疗的疗效。需要了解在不同的插管安排、瓣膜性心脏病的类型和位置以及设备类型的情况下，瓣膜性心脏病如何影响 VAD 支持的效果。改善瓣膜问题对于优化 VAD 治疗的效果，最小化手术风险和保留心室功能很重要。

主要参考文献

[1] Mariani S，Napp LC，Lo Coco V，et al. Mechanical circulatory support for life-threatening arrhythmia：A systematic review［J］. Int J Cardiol，2020，308：42-49.

[2] Christopher WT，Liang S，Amanda DZ，et al. Mechanical Circulatory Support：Primer for Consultant Specialists［J］. Clin J Am Soc Nephrol，2022，17（6）：890-901.

[3] Tavazzi G，Dammassa V，Colombo CNJ，et al. Mechanical circulatory support in ventricular arrhythmias［J］. Front Cardiovasc Med，2022，9：987008.

[4] Kautzner J，Hašková J，Stojadinovič P，et al. Percutaneous mechanical support in catheter ablation of ventricular arrhythmias：hype or hope［J］? Europace，2024，26（7）：euae186.

[5] Moeller CM，Valledor AF，Oren D，et al. Evolution of Mechanical Circulatory Support for advanced heart failure［J］. Prog Cardiovasc Dis，2024，82：135-146.

[6] Lippi G，Sanchis-Gomar F，Cervellin G. Global epidemiology of atrial fibrillation：An increasing epidemic and public health challenge［J］. Int J Stroke，2021，16（2）：217-221.

[7] Morales DLS，Lorts A，Rizwan R，et al. Worldwide Experience with the Syncardia Total Artificial Heart in the Pediatric Population［J］. ASAIO J，2017，63（4）：518-519.

[8] Fox C，Chopski S，Murad N，et al. Hybrid Continuous-Flow Total Artificial Heart［J］. Artif Organs，2018，42（5）：500-509.

[9] Karimov JH，Horvath DJ，Byram N，et al. Early in vivo experience with the pediatric continuous-flow total artificial heart［J］. J Heart Lung Transplant，2018，37（8）：1029-1034.

[10] Shugh SB, Riggs KW, Morales DLS. Mechanical circulatory support in children: past, present and future [J]. Transl Pediatr, 2019, 8 (4): 269-277.
[11] Cysyk J, Clark JB, Newswanger R, et al. Chronic In Vivo Test of a Right Heart Replacement Blood Pump for Failed Fontan Circulation [J]. ASAIO J, 2019, 65 (6): 593-600.
[12] Weiss SL, Peters MJ, Alhazzani W, et al. Surviving Sepsis Campaign International Guidelines for the Management of Septic Shock and Sepsis-Associated Organ Dysfunction in Children [J]. Pediatr Crit Care Med, 2020, 21 (2): e52-e106.
[13] Das S, Gupta S, Das D, et al. Basics of extra corporeal membrane oxygenation: a pediatric intensivist's perspective [J]. Perfusion, 2022, 37 (5): 439-455.
[14] Tonna JE, Boonstra PS, MacLaren G, et al. Extracorporeal Life Support Organization Registry International Report 2022: 100, 000 Survivors [J]. ASAIO J, 2024, 70 (2): 131-143.
[15] Alore EA, Fallon SC, Thomas JA, et al. Outcomes After Extracorporeal Life Support Cannulation in Pediatric Patients With Trisomy 13 and Trisomy 18 [J]. J Surg Res, 2021, 257: 260-266.
[16] Sakurai K, Singhal N. Extracorporeal membrane oxygenation in children: A brief review [J]. J Paediatr Child Health, 2022, 58 (9): 1525-1531.
[17] Maratta C, Potera RM, van Leeuwen G, et al. Extracorporeal Life Support Organization (ELSO): 2020 Pediatric Respiratory ELSO Guideline [J]. ASAIO J, 2020, 66 (9): 975-979.
[18] Garcia AV, Etchill EW, Bembea MM, et al. Pediatric arterial femoral cannulations for extracorporeal membrane oxygenation: Does size really matter [J]? J Pediatr Surg, 2021, 56 (9): 1643-1646.
[19] Linden AF, Howk AA, Billimoria Z, et al. Neonatal Carotid Artery and Internal Jugular Vein Management Practices at Extracorporeal Membrane Oxygenation Decannulation: No Standard Approach [J]. J Pediatr Surg, 2023, 58 (11): 2196-2200.
[20] Esangbedo ID, Brunetti MA, Campbell FM, et al. Pediatric Extracorporeal Cardiopulmonary Resuscitation: A Systematic Review. Pediatr Crit Care Med [J]. 2020, 21 (10): e934-e943.
[21] Blakeslee-Carter J, Shao C, LaGrone R, et al. Vascular complications based on mode of extracorporeal membrane oxygenation [J]. J Vasc Surg, 2022, 75 (6): 2037-2046.e2.
[22] Ijsselstijn H, Schiller RM, Holder C, et al. Extracorporeal Life Support Organization (ELSO) Guidelines for Follow-up After Neonatal and Pediatric Extracorporeal Membrane Oxygenation [J]. ASAIO J, 2021, 67 (9): 955-963.
[23] Gorga SM, Sahay RD, Askenazi DJ, et al. Fluid overload and fluid removal in pediatric patients on extracorporeal membrane oxygenation requiring continuous renal replacement therapy: a multicenter retrospective cohort study [J]. Pediatr Nephrol, 2020, 35 (5): 871-882.
[24] Alexander PMA, Di Nardo M, Combes A, et al. Definitions of adverse events associated with extracorporeal membrane oxygenation in children: results of an international Delphi process from the ECMO-CENTRAL ARC [J]. Lancet Child Adolesc Health, 2024, 8 (10): 773-780.
[25] Yu PT, Jen HC, Rice-Townsend S, et al. The role of ECMO in the management of congenital diaphragmatic hernia [J]. Semin Perinatol, 2020, 44 (1): 151166.
[26] Delaplain PT, Jancelewicz T, Di Nardo M, et al. Management preferences in ECMO mode for congenital diaphragmatic hernia [J]. J Pediatr Surg, 2019, 54 (5): 903-908.
[27] Felling RJ, Kamerkar A, Friedman ML, et al. Neuromonitoring During ECMO Support in Children [J]. Neurocrit Care, 2023, 39 (3): 701-713.
[28] Bembea MM, Felling RJ, Caprarola SD, et al. Neurologic Outcomes in a Two-Center Cohort of Neonatal and Pediatric Patients Supported on Extracorporeal Membrane Oxygenation [J]. ASAIO J, 2020, 66 (1): 79-88.
[29] Tabet M, Custer C, Khan IR, et al. Neuromonitoring of Pediatric and Adult Extracorporeal Membrane Oxygenation Patients: The Importance of Continuous Bedside Tools in Driving Neuroprotective Clinical Care [J]. ASAIO J, 2024, 70 (3): 167-176.

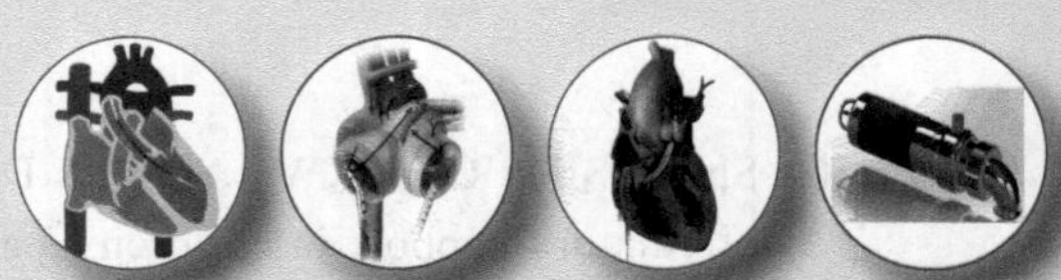

第六章

机械循环辅助装置的管理

第一节　优化转速

在左心室辅助装置（LVAD）术后初始阶段，选择LVAD泵的转速是为了充分减轻左心室的负荷，缓解左心的淤血并改善全身灌注，但是对保持主动脉瓣开放的重视程度较低。第二阶段涉及使用多模态斜坡测试（multimodal ramp test）进行全面评估，通常在植入后的前几个月内进行。

血流动力学斜坡测试（hemodynamic ramp testing，HRT）涉及逐渐增加LVAD泵的转速，同时监测血流动力学参数的变化，使临床医生能够为每位患者确定最佳的LVAD泵的转速。最佳泵的转速是在使心脏充盈压正常化的同时，将二尖瓣反流程度降低到轻度或更低，并且理想情况下至少保持间歇性主动脉瓣开放的最低泵的转速。

目前具体血流动力学参数达到的目标是RAP或者CVP＜12 mmHg，PCWP＜18 mmHg，心排血指数＞2.2 L/（min·m^2）。

在超声心动图斜坡测试中，左心室卸载的评估指标常规包括室间隔位置、主动脉瓣（AV）开口和二尖瓣反流，目前具体的目标包括间歇性AV开启和最小化二尖瓣反流，室间隔中间位。

血流动力学斜坡测试可以定期常规重复进行，以监测或针对可能由血流动力学驱动的临床变化。血流动力学优化与显著提高的生存率和较低的住院率（包括全因和心脏原因）相关。结合血流动力学-超声心动图斜坡测试可以提供指导管理LVAD患者决策的客观手段。

一、侵入性血流动力学斜坡测试——右心导管

估算HVAD（离心泵）的100 rpm与HeartMate Ⅱ（轴流泵）的400 rpm相当。根据不同的泵原理每增加相当的转速，用右心导管监测右心房压力（right atrial pressure，RAP）、肺动脉（pulmonary artery，PA）压力、肺毛细血管楔压（PCWP）、动脉压力、心排血量（CO）和通过间接Fick法估算的心指数（CI）（表6-1）。

左心室卸载通过右心导管测量的肺毛细血管楔压来评估，但并不代表右心室的后负荷，右心室后负荷受到右心循环下游压力的显著影响，即左心室舒张末压（LVEDP）。

二、超声心动图斜坡测试流程

估算HVAD（离心泵）的100 rpm与HeartMate Ⅱ（轴流泵）的400 rpm相当。根据不同的泵原理每增加相当的转速，由训练有素的超声心动图医师用超声心动图测量，时间跨度一般为10个心搏，胸骨旁长轴切面评估左心室舒张末内径（left ventricular end-diastolic diameter，LVEDD），M模式主动脉瓣开口评估，彩色多普勒评估主动脉瓣关闭不全和二尖瓣关闭不全，以及多普勒评估右心室收缩压（RVSP），监测指标包括搏动指数（pulsatility index，PI）、血压（blood pressure，BP）、心率（heart rate，HR）、左心室舒张末内径（left ventricular end systolic diameter，LVEDD）、左心室收缩末内径（left ventricular end systolic diameter，LVESD）、主动脉瓣开启度（aortic valve opening）、主动脉瓣关闭不全（aortic insufficiency）、二尖瓣反流（mitral regurgitation）、右心室收缩压（right ventricular systolic pressure，RVSP）并记录（表6-1）。

有研究显示，使用不同类型连续血流LVAD

表 6-1 斜坡测试——以市场目前流行的磁悬浮离心泵为例

转速	PI	功率	流量	血压	心率	S/M/DPAP	PCWP	CO	CI	LVEDD	LVESD	AV 启闭	AI	MR	RVSP
2000															
2100															
2200															
2300															
2400															
2500															
2600															
2700															
2800															
2900															
3000															
3100															
3200															

（离心式与轴流式）支持的心脏对泵速变化的反应不同，对于两种装置，随着速度增加，心排血量增加，楔形压降低。在 HeartMate Ⅱ（轴流泵）中，19 名患者的左心室容积逐渐减少（平均减少 127 ml），左心室变得不那么近似球形而更呈锥形，而右心室容积最初保持稳定，但在较高速度下随后增加（平均增加 60 ml），有 15 名患者达到转速≥ 10 800 rpm，1 名达到了 10 000 rpm 的最大速度，2 名达到了 10 400 rpm 的最大速度，1 名达到了 9600 rpm 的最大速度。12 名患者的 HVAD（离心泵）的结果相似，但不太明显（左心室平均减少 51 ml，右心室平均增加 22 ml），并且即使在高速下左心室仍明显呈球形，有 10 名患者达到了≥ 3000 rpm 的最大速度，2 名患者只能达到 2900 rpm 的速度。因此，在 HeartMate Ⅱ（轴流泵）患者中，右心室间隔在最高速度下变得更凸（向左心室膨出），而在 HVAD（离心泵）患者中，随着泵速的增加，左心室的锥度和球形度没有显著变化，右心室容积的增加较少，右心室间隔或游离壁曲率没有变化。对此项研究的可能解释是在左心室卸载过程中观察到的形状变化差异是泵在体内的位置。HeartMate Ⅱ 轴流泵位于膈下，可能由于流入插管的牵拉导致左心室心尖下的移位。相比之下，HVAD 离心泵插入胸腔内的左心室心尖，导致左心室心尖的变形较小，由于胸部空间有限，HVAD 离心泵可能导致心脏底部的变形较小。

三、转速设置与调整

结合侵入性血流动力学-超声心动图的斜坡测试在 LVAD 植入患者中提供了优化转速（每分钟转数，revolutions per minute，rpm）的客观手段帮助优化患者管理。

LVAD 患者如何优化血流动力学，如何提高生活质量或者临床结果，包括显著改善患者的症状，这些取决于个体患者的病理生理学和泵特性之间的复杂相互作用。在患者方面，心室收缩性和容量状态，以及肺血管和系统血管特性是重要因素。相反，泵特性通过速度依赖的压力-流量关系进行量化。专家建议根据转速调整，以适当减轻左心室（LV）的负担，同时保持中线室间隔并最小化二尖瓣反流（推荐等级：Ⅰ；证据水平：C）。建议将转速设置得足够低，以允许间歇性主动脉瓣开启（推荐等级：Ⅱ b；证据水平：B）。利尿剂、血管紧张素转化酶抑制剂、血管紧张素受体拮抗剂、β 受体阻滞剂和盐皮质激素受体拮抗剂被认为对管理容量状态、血压、心律失常和心肌纤维化有用（推荐等级：Ⅰ；证据水平：C）。

四、心室间相互作用

心室间相互作用是指一个心室对另一个心室的几何形状和功能的影响。从概念上讲，这些相互作用的存在是因为右心室和左心室及其各自的循环（即肺循环和体循环）在并行工作，同时又通过串联连接。因此，串联相互作用是因为一个心室的静脉回流依赖于对侧心室的输出，而并行相互作用是因为心室在心包所创造的有限空间内进行泵血，并通过一圈环形肌纤维和心室间隔相连。这些相互作用被用来解释一些现象，例如由选择性左心室缺血引起的右心室搏出功能下降，以及右心室容量负荷导致的左心室的功能下降。心室间相互作用被认为是心室功能障碍的原因。这对那些处于终末期心力衰竭并使用左心室辅助装置（LVAD）的患者尤其重要，因为左心室卸载、心室间隔向左偏移和内源性左心室压力生成的减少常被认为是 LVAD 后右心室衰竭的原因。

研究在 2020 年 11 月至 2022 年 9 月期间接受了血流动力学速度优化的 20 名 HeartMate 3 患者，LVAD 植入的指征主要是缺血性心肌病，并且对一半的患者来说是作为长期目的治疗（DT，或称为终点治疗），他们没有显著的人口统计学差异或合并症负担的变化，并且左心室射血分数和右心室大小及功能的半定量指标也相似，其中 7 名患者有 INTERMACS 右心室衰竭的病史（轻度 1 名；中度 4 名；重度 1 名；重度急性 1 名），在两个分组之间的分布也相似。记录他们在坡度测试中以不同速度进行的右心室压力-容积环。随着 LVAD 转速的加快和左心室卸载的增加，标准化的右心室舒张末容积增加（低速时为 72.28±15.07 ml，高速时为 75.95±16.90 ml；$P = 0.04$），而标准化的收缩末期容积保持中性。这导致右心室搏出量增大，舒张末压-容积关系变得更平缓。同时，右心室收缩末压下降（低速时为 31.58±9.75 ml，高速时为 29.58±9.41 ml；$P = 0.02$），但收缩性（以收缩末期弹性测量）没有显著变化。右心室收缩末压的降低与有效动脉弹性的降低相关，从低速的 0.65±0.43 mmHg/ml 降至高速的 0.54±0.33 mmHg/ml（$P = 0.02$）。这个最新的研究结果提示，心室间相互作用导致右心室顺应性改善，减少了后负荷，但不降低右心室收缩力。这些数据挑战了普遍认为心室间相互作用会损害右心室功能的观点，这对理解各种疾病状态下的右心室-左心室相互作用（包括 LVAD 后右心室功能障碍）具有重要意义。

LVAD 转速对右心室的作用可能是双向的，一方面，转速增加导致肺毛细血管楔压降低，从而减少右心室后负荷，促进右心室功能；另一方面，转速增加导致静脉回流到右心室增加，间隔向左心室移位，这增加了右心室前负荷，并由于异常几何形状可能降低右心室收缩力。在低到中等转速下，这些效应相互抵消，因此对右心室大小和功能没有净影响。在较高的 LVAD 转速下，间隔移位和静脉回流增加似乎占主导地位。如果在整个斜坡研究中系统地测量右心室大小参数以确定左心室减压和右心室扩大之间的“交叉点”，则可以确定泵速在哪个点上平衡会被打破。如果将泵速设置高于这个交叉点可能会导致临床上相关的右心室衰竭，这可能会随着时间的推移而显现出来。然而，这种推测需要进一步的研究来更好地解释这种可能性。

鉴于这种可能性，上述研究让临床医生需要关注一个血流动力学参数——右心室每搏功指数（right ventricular stroke work index，RVSWi）的变化。肺血管阻力（pulmonary vascular resistance，PVR）通常被定义为右心室的后负荷，然而，肺血管阻力并不能量化右心室工作对后负荷变化的补偿。随着肺血管阻力的增加，右心室的工作量会增加，从血流动力学的角度来看，右心室总工作量的更具代表性的测量指标是 RVSWi，因为它结合了每搏量和肺动脉压，因此是右心室衰竭的决定因素。

RVSWi 参数可以通过超声心动图非侵入性地估计［即三尖瓣反流压力梯度与心搏出量指数的乘积，单位：g · m/（m^2 · beat），计算公式：（平均肺动脉压-平均右心房压）× 每搏输出量指数，即每平方米体表面积每次心搏右心室所做的功］，也可以通过侵入性右心导管检查测量。

使用修正的伯努利方程，通过三尖瓣反流最大压力梯度（tricuspid regurgitation maximum pressure gradient，TRmaxPG）评估右心室和右心房之间的压力梯度，三尖瓣平均压力梯度（tricuspid mean pressure gradient，TRmeanPG）通过三尖瓣反流频谱多普勒曲线的速度积分计算。用四种不同的超声心动图方法来计算 RVSWi：RVSWi-1 =

TRmaxPG×SVI，RVSWi-2 =（TRmaxPG-mRAP）× SVI，RVSWi-3 = TRmeanPG×SVI，RVSWi-4 =（TRmeanPG-mRAP）×SVI。

每搏输出量（stroke volume index，SVI）超声的计算公式为：[左心室流出道（left ventricular outflow tract，LVOT）的速度-时间积分（velocity time integral，VTI）× 左心室流出道面积] / 体表面积（body surface area，BSA）。在胸骨旁左心室长轴测量左心室流出道内径（diameter，D）（测量位置在主动脉瓣环下方 0.5 cm），左心室流出道可认为是圆形，面积＝ π ×（D/2）2。主动脉流速需用积分的形式表示，记为速度时间积分即 VTI，VTI 等于主动脉血流频谱上基线和多普勒频谱所围成的面积。心尖五腔心切面获取左心室流出道血流，将取样容积置于左心室流出道瓣下约 0.5 cm 处，保证测量的准确性，取样线尽量平行于血流方向，调整入射角度与血流方向一致，通过脉冲多普勒 PW（pulsed wave doppler），得到稳定负向波群（空心三角波形），按下面积描记键，分别对连续 3 个波形进行描边（描记起点为 QRS 波顶点），取平均值即 VTI。用上述心超方法测量需注意：①房颤患者，为减少误差，建议至少连续测量 5 个及以上 VTI，取平均值。②如果存在流出道梗阻或左心室流出道收缩期峰流速＞ 1.5 m/s，脉冲多普勒测量的 VTI 会高估心排血量（CO）。③如存在明显主动脉瓣反流的情况，此方法所得 CO 也是被高估的。④正常情况 LVOT 估计的 CO 与从右心室流出道（right ventricular outflow tract，RVOT）估计的 CO 相等。然而，在存在严重三尖瓣反流的情况下，右心室工作量可能会增加。因此，右心室每搏做功指数将不准确。RVOT 测量得出的 CO 在临床实践中存在众所周知的局限性，特别是测量 RVOT 直径，由于右心室复杂的几何形状，超声心动图对右心室的评估存在一些局限性。如果存在心内分流或一个或两个半月瓣反流，左右心室的 SV 也是不相等的。

右心房压平均值（mean right atrial pressure，mRAP）的心脏彩超估计值来自下腔静脉直径。心超量化 mRAP，根据指南（2015 年美国超声心动图学会和欧洲心血管成像协会推荐）使用下腔静脉（inferior vena cava，IVC）的直径及其可塌陷性。IVC 塌陷率＝（呼气末 IVC 内径-吸气末 IVC 内径）/ 呼气末 IVC 内径。具体估测值见表 6-2。

研究显示，与右心导管计算的 RVSWi 数值相关性最强的是 RVSWi-2（r ＝ 0.78，P ＜ 0.001）和 RVSWi-1（r ＝ 0.75，P ＜ 0.001），RVSWI-3 和 RVSWI-4 具有中等相关性（r ＝ 0.66 和 r ＝ 0.69，P ＜ 0.001）。虽然上面四种超声心动图测量方法与右心导管计算 RVSWi 值的相关性为中等至强，只有 RVSWi-3 显示出的绝对值（使用平均三尖瓣梯度和 SVI 超声测量）与右心导管计算的 RVSWi 值之间存在较小的偏差且绝对值无显著差异。然而，没有一种超声心动图衍生的方法能够在绝对值上同时显示出良好的相关性和高度的一致性。这种差异也可以用两种方法的误差来解释。通过超声心动图，潜在的误差来源包括 SV 计算的不准确性以及肺动脉压的测量。关于 SV，从流出道测量直径存在众所周知的局限性。LVOT 血流和三尖瓣反流梯度的计算是多普勒衍生的。因此，它们都与角度有关，这可能导致低估。此外，必须通过确保仅在明确的频谱曲线上进行测量来避免高估。两种方法之间肺动脉压测量的另一个偏差来源是超声心动图对 mRAP 的估计，这可能导致不一致。关于右心导管，热稀释法可能高估 SV，特别是在低心排血量状态下。此外，右心导管的压力计算依赖于正确的校准，并且可能受到呼吸和心律失常的影响。

RVSWi 包含了右心室前负荷、后负荷以及收缩性能的要素。先前的研究表明，RVSWi 可作为临床预后的标志物，因为它反映了右心室的总工作量。对于接受肺移植的患者，较高的 RVSWi 预示着较差的预后。RVSWi 也已用于有资格使用左心室辅助装置的严重左心室心力衰竭患者中，以确定右心室的收缩力是否能满足左心室的需求，以及是否需要辅助右心室装置。在这种情况下，RVSWi ≤ 250 mmHg×ml/m^2 的截断值与需要右心室辅助装置相关。高 RVSWi 表明右心

表 6-2　超声测量下腔静脉直径和吸气塌陷率估测右房压

IVC 内径（cm）	吸气塌陷率（%）	估测的 RAP（mmHg）
≤ 2.1	＞ 50	3
≤ 2.1	＜ 50	8
＞ 2.1	＞ 50	8
＞ 2.1	＜ 50	15

注：IVC，下腔静脉；RAP，右心房压力；1 mmHg ＝ 0.133 kPa。

室的工作量增加，这是因为其努力克服增加的肺血管硬度，临床上，这在肺动脉高压的早期阶段有所体现，此时右心室可通过肥大和收缩力增加在生理上适应，但大小无显著变化。在疾病进展过程中，右心室扩张作为一种代偿机制出现，以维持足够的每搏输出量。理论上，在此阶段，右心室每搏功指数（RVSWi）达到其平台期。最终，随着肺血管阻力（PVR）的持续升高，这些代偿机制变得不足，导致右心室收缩力的进行性损害，进而使每搏输出量（SV）和平均肺动脉压（mPAP）降低。在这种情况下，右心室每搏功指数降低。RVSWi 尚未建立参考值，无法在患者之间进行绝对 RVSWi 值的比较。因此，在临床实践中，RVSWi 的作用可能最适合在随访评估中，以患者自身作为参考。即使在这种情况下 RVSWi 的临床应用似乎是一个有前途的工具，侵入性右心导管检查是首选方式。超声心动图测量的 RVSWi 也是临床评估的一种方法，根据其相关性水平，RVSWi-1 可能是首选方法，或者根据其与右心导管的更好一致性，RVSWi-3 可能是首选方法。RVSWi 的一个主要缺点是确定 RVSWi 的降低是由于治疗反应（较低的 mPAP）还是右心室衰竭，因为这两种结果都会导致三尖瓣反流压力梯度降低。可以考虑其他临床参数，如 6 分钟步行试验、N 末端脑钠肽前体（N-terminal pro B-type natriuretic peptide，NT-proBNP）、超声心动图右心室功能参数或 SVI 的变化，以进行区分。

将 RVSWi 扩展到更大规模的 LVAD 接受者群体，可以更好地理解干预心室间相互作用及其临床意义。LVAD 速度调整时 RVSWi 的动态变化，若 RVSWi 对 LVAD 植入后转速调整没有反应（无法增加），提示患者的右心室舒张功能（顺应性）受损以及在 LVAD 转速调整期间对心室间相互作用的有利影响的抵抗，随着时间的推移，这种血流动力学表型可能会导致临床上明显的右心室功能障碍。另外，植入前的 RVSWi，是否可以推断出 LVAD 植入后的右心室衰竭，这是对临床医生决定患者行 LVAD 决策的重要参考。因为目前的研究并不包括急性失代偿右心衰竭的患者。另外，某些 LVAD 受者的右心功能可能会随着时间的推移而恶化，而其他受者则可能在左心室卸载时改善。

超声心动图评估与血流动力学观察的关联性是弱的。超声心动图评估分析检测了右心室尺寸和功能的急性变化，但改变左心室负荷条件对右心室的收缩性、舒张功能和能量代谢的长期影响不能仅从所呈现的数据中推断。响应坡度测试的患者之间血流动力学变异性较高，表明需要了解每位患者的反应，以调整医疗治疗和转速设置。重要的是，通过修改转速设置，异常的血流动力学特征能够“正常化”的程度是有限的，这进一步强调了优化医疗治疗的价值。结合右心导管植入和三维超声心动图的斜坡测试可用于优化 LVAD 的转速设置。未来的研究可以选择避免右心室扩大和优化左心室形状的转速是否会在发病率和（或）死亡率方面进一步改善患者的临床结果，以及轴流泵和离心泵之间对左心室和右心室形态的不同影响在结果方面是否具有临床意义。

第二节　远程监测

左心室辅助装置（LVAD）对患者血流动力学的优化是一项极具挑战性的任务，这主要是由于其很大程度上依赖于患者的各类症状表现、全面的身体评估、详尽的超声心动图结果以及静态泵的各项参数。CardioMEMS 系统作为一种植入肺动脉的无线传感器，在监测心力衰竭患者的肺动脉压方面发挥着重要作用。该系统能够每天为医疗单位提供实时的压力读数，从而使医疗人员能够更为深入地掌握患者的体液状态，实现更为优化的管理，并且具备更早发现并发症的潜在可能。CardioMEMS 系统的核心是一种植入在肺动脉内的微型无线传感器，它通过微创手术植入，并且能够长期留在患者体内。该传感器能够连续、实时地监测肺动脉压力，并将数据无线传输至外部接收设备，再由接收设备将数据发送至云端平台，医疗人员可以通过专用的应用软件随时查看这些数据。这种实时数据的获取，使得医生能够在患者症状明显前及时发现心衰恶化的迹象，从而进行早期干预，减少住院率，提高患者的生活质量。CardioMEMS系统提供的肺动脉压读数，对于优化LVAD患者的管理具有重大临床意义。首先，肺动脉压是反映心脏前负荷和后负荷的重要指标，通过监测这一数据，医生能够更准确地调整LVAD的转速和流量参数，以维持最佳的血流动力学状态。其次，肺动脉压的变化往往先于临床症状的出现，通过CardioMEMS系统，医生可以在患者出现明显症状前采取干预措施，防止病情恶化。这对于心力衰竭患者的管理尤为重要，因为这些患者的病情波动较大，及早发现和处理并发症可以显著改善预后。

在对CardioMEMS CHAMPION试验的LVAD亚组分析中，结果清晰地表明，CardioMEMS能够显著地降低心力衰竭患者的住院率。此外，近期开展的INTELLECT 2试验（该试验纳入了101名HM-Ⅱ和HM3患者）所呈现的结果显示，在经过6个月的时间后，舒张期的肺动脉压（diastolic pulmonary artery pressure，dPAP，其数值为3.5±4.6 mmHg）有了显著的降低，并且这种降低与6分钟步行距离的改善存在着紧密的关联。该研究还进一步发现，当患者达到dPAP值低于20 mmHg时，这与心力衰竭住院率的降低存在着明确的相关性。这些研究成果为未来借助CardioMEMS系统来强化LVAD患者的治疗效果以及改善预后，奠定了坚实的基础，并指明了清晰的方向。

可以合理地预见到，LVAD技术与像CardioMEMS这样的远程监测系统之间，将会逐步发展出更为先进的集成模式，推动设备之间实现无缝的通信与协调配合。如此一来，LVAD泵的转速便能够依据植入式传感器所获取的实时血流动力学读数进行自动调整，这极有可能对患者的管理水平、症状的控制效果以及长期的治疗结果带来积极的改善。

除了CardioMEMS系统之外，还有其他一些技术也在LVAD远程监测中展现了潜在的应用价值。例如，植入型心脏转复除颤器（ICD）和心脏再同步治疗（CRT）装置，这些设备不仅能够提供心电活动的实时监测，还可以记录并分析心律失常的发生情况。通过与LVAD系统的数据整合，医生能够更全面地了解患者的心脏功能状态，制订更加精准的治疗方案。此外，近年来发展迅速的穿戴式设备，如智能手表和心电图贴片，也为LVAD患者的远程监测带来了新的可能性。这些设备能够持续监测心率、血压、心电图等多项生理参数，通过蓝牙或Wi-Fi将数据传输至患者的智能手机，再通过手机应用上传至医疗平台。医生可以根据这些数据进行动态评估，及时调整治疗方案，进一步优化患者的管理。总之，CardioMEMS系统作为一种先进的肺动脉压监测工具，为LVAD患者的管理带来了显著的益处。LVAD通过与其他监测技术的结合，如ICD、CRT和穿戴式设备，医疗人员可以获得更加全面和准确的患者数据，从而在远程监测中实现更高水平的个性化治疗。这些技术的集成应用，不仅提升了心力衰竭患者的生活质量，也为心脏疾病的管理开创了新的局面。未来，随着科技的不断进步和临床经验的积累，这些远程监测技术有望进一步优化和普及，为更多患者带来福音。

第三节　儿童管理

植入左心室辅助装置（LVAD）还是左、右心室联合VAD主要在手术过程中决定。除非术前已充分证明有双心室支持的必要性，否则LVAD植入为主要的植入方案。如出现药物治疗难以纠正的右心衰竭，并且LVAD不能维持心脏功能时，则选择增加植入右心室辅助装置。对患儿进行右心衰竭风险识别是选择适当设备的关键。

一、右心功能监测

术后早期护理的重点是右心支持，并在最初几天谨慎地停止正性肌力药物支持。肺血管扩张剂是常用的，但其并没有被证实会影响右心衰竭的发生。磷酸二酯酶5抑制剂可以改善VAD术前存在较高肺血管阻力患者的肺血管阻力和右心室功能。

二、抗凝管理

①术后 8 ～ 24 h，不给予抗凝治疗，每天监测 2 ～ 4 次凝血功能；②术后 24 ～ 48 h，连续滴注肝素，使 APTT 保持在 60 ～ 80 s，活化凝血时间（ACT）保持在 140 ～ 160 s；③每周复查 2 次血栓弹力图，了解肝素的凝血状态和疗效；④如果 APTT 低于目标水平的 70%，需监测抗凝血酶Ⅲ活性；⑤术后 1 周，使用乙酰水杨酸联合双嘧达莫（假设血小板数量和功能正常）的血小板抑制剂治疗；⑥长期抗凝管理：年龄较大的儿童接受维生素 K 拮抗剂，目标国际标准化比率（INR）水平为 2.5 ～ 3.5；⑦至少每周进行血小板聚集试验，了解花生四烯酸诱导的血小板聚集率的值，目标靶活化率为 30%。水蛭素或阿加曲班用于肝素诱导的Ⅱ型血小板减少症患者；⑧针对携带 VAD 出院的青少年，给予苯丙香豆素治疗，维持目标 INR 为 3 ～ 3.5。

在美国 EXCOR® 儿科批准研究期间，发布了一个系统的抗血栓治疗指南，即为埃德蒙顿方案，该方案成为 EXCOR® 儿童 VAD 患者推荐的抗血栓治疗策略。Rosenthal 等对该抗血栓方案进行了改进，使用 Stanford 改良的抗血栓治疗方案，包括三联抗血小板治疗（阿司匹林，氯吡格雷和双嘧达莫），显示脑卒中发病率降低，且并未增加出现风险。抗凝和抗血小板治疗常用药物及监测指标见表 6-3。

三、每天监测泵的运行情况

必要时进行读数调节，以达到最佳的膈肌运动度。每天对泵腔进行透视是早期发现小血栓形成的重要方法。如存在较大血栓的情况，则需在手术室无菌条件下更换泵。泵更换依据为：左泵或左侧插管内是否有血栓形成，或右泵和插管内是否有大小不等的自由漂浮血栓。

四、异源致敏

细胞免疫系统在 VAD 患者中的作用最早于 1994 年被报道。对 VAD 和全人工心脏植入的患儿进行群体反应性抗体检测，并测量循环抗人类白细胞抗原抗体Ⅰ和Ⅱ类，可以评估致敏风险。VAD 植入后继发的免疫功能障碍导致抗人类白细胞抗原抗体形成和对全身感染的易感性增加。因此，常对接受 VAD 等待心脏移植的儿童患者进行脱敏治疗，以减少心脏移植后排斥反应的发生率，常用治疗手段有治疗性血浆置换、免疫吸附、静注免疫球蛋白、利妥昔单抗减少抗体产生及抑制 T 细胞反应（类固醇等）等。

五、其他

术前、术中和术后立即预防性使用兼顾革兰氏阳性菌的抗生素（如第二代头孢菌素）。严格执行无菌操作，定期更换敷料，检查泵和导管的所

表 6-3 抗凝和抗血小板治疗常用药物及监测指标

抗凝剂 / 抗血小板药物	监测实验	治疗性药物检测
普通肝素	APTT ACT 普通肝素抗Ⅹa 因子水平	APTT：60 ～ 80 s ACT：160 ～ 220 s 抗Ⅹa 因子水平：0.3 ～ 0.7 U/ml
比伐卢定	直接凝血酶抑制剂	直接凝血酶抑制剂：60 ～ 90 s
低分子肝素	低分子肝素抗Ⅹa 因子水平	低分子肝素抗Ⅹa 因子水平：0.5 ～ 1.0 U/ml
华法林	INR	INR：2.0 ～ 3.0
阿司匹林	VerifyNow 血小板绘图	ARU：＜ 550 ＞ 70% 血小板被花生四烯酸抑制
氯吡格雷	VerifyNow 血小板绘图	在标本中加入二磷酸腺苷检测血小板抑制作用 血小板反应单位：＜ 194
双嘧达莫	血小板绘图	＞ 70% 血小板被花生四烯酸抑制

注：ARU，阿司匹林反应单位。

有透明部分是否有血栓形成。

主要参考文献

[1] Nir U, Kerry AM, Arthur RG, et al. Development of a novel echocardiography ramp test for speed optimization and diagnosis of device thrombosis in continuous flow left ventricular assist devices: The Columbia Ramp Study [J]. J Am Coll Cardiol, 2012, 60 (18): 1764-1775.

[2] Uriel N, Sayer G, Addetia K, et al. Hemodynamic Ramp Tests in Patients With Left Ventricular Assist Devices [J]. JACC Heart Fail, 2016, 4 (3): 208-217.

[3] Daniel B, Srihari SN. The science behind percutaneous hemodynamic support: a review and comparison of support strategies [J]. Catheter Cardiovasc Interv, 2012, 80 (5): 816-829.

[4] Karima A, Nir U, Francesco M, et al. 3D Morphological Changes in LV and RV During LVAD Ramp Studies [J]. JACC Cardiovasc Imaging, 2018, 11 (2 Pt 1): 159-169.

[5] Rosenbaum AN, Stulak JM, Clavell AL, et al. Inadequate left ventricular unloading during ramp is associated with hospitalization or death during left ventricular assist device support [J]. Artif Organs, 2021, 45 (2): 115-123.

[6] Brener MI, Kanwar MK, Lander MM, et al. Impact of Interventricular Interaction on Ventricular Function: Insights From Right Ventricular Pressure-Volume Analysis [J]. JACC Heart Fail, 2024, 12 (7): 1179-1192.

[7] Rubinstein G, Moeller CM, Lotan D, et al. Hemodynamic Optimization by Invasive Ramp Test in Patients Supported With HeartMate 3 Left Ventricular Assist Device [J]. ASAIO J, 2024, 70 (8): 641-650.

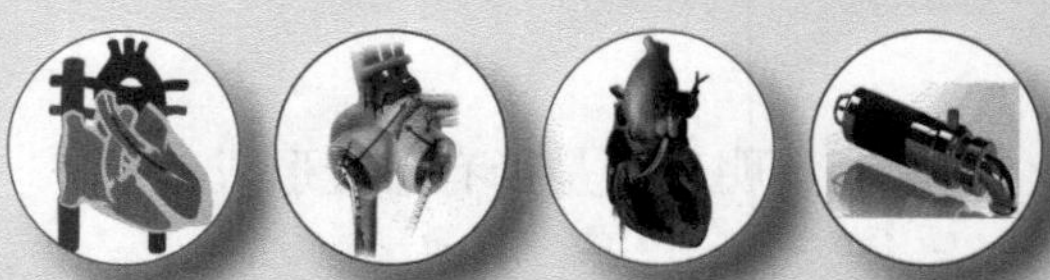

第七章

机械循环辅助装置相关的并发症

机械循环辅助装置相关的并发症是LVAD临床应用中必须重视的问题。尽管该装置在治疗和支持心力衰竭患者方面具有显著效果，但其使用过程中仍然存在诸多风险和挑战。以下将详细讨论一些常见的机械循环辅助装置相关并发症，包括血液相容性相关不良事件、感染、右心功能衰竭、主动脉瓣反流和心律失常。首先，血液相容性相关不良事件是使用机械循环辅助装置过程中最常见的并发症之一。这类事件的发生主要与装置的材料和血液之间的相互作用有关。由于装置的表面材料可能会激活凝血系统，导致血栓形成，从而引发一系列后续问题，如栓塞事件和出血。为了减轻这种风险，患者通常需要长期使用抗凝药物，但这也增加了出血的风险。此外，装置的长期使用还可能引发溶血，即红细胞破裂，导致贫血和其他血液学问题。因此，改善装置材料的生物相容性和优化抗凝治疗方案是降低血液相容性相关不良事件的关键。其次，感染是机械循环辅助装置使用过程中另一常见且严重的并发症。由于装置需要通过手术植入体内，并且部分装置还需要穿透皮肤与外界连接，这给病原体提供了进入体内的机会。一旦发生感染，可能需要进行复杂的治疗，包括使用广谱抗生素和再次手术清除感染源。严重的感染甚至可能导致装置失效或需要移除装置。因此，加强无菌操作、优化手术技术以及定期监测和早期识别感染症状，对于预防和控制感染至关重要。右心功能衰竭也是机械循环辅助装置相关的一个重要并发症。许多机械循环辅助装置主要支持左心功能，而右心功能则可能受到忽视。然而，在左心功能得到改善后，右心负担可能会增加，导致右心功能衰竭。右心功能衰竭的症状包括下肢水肿、腹水和肝功能异常等。因此，在使用机械循环辅助装置时，必须全面评估和监测右心功能，并在必要时给予适当的治疗支持。主动脉瓣反流是指主动脉瓣在心脏舒张期不能完全关闭，导致血液回流到左心室的一种情况。在使用某些类型的机械循环辅助装置时，主动脉瓣的正常功能可能会受到影响，从而增加主动脉瓣反流的风险。主动脉瓣反流的长期存在会导致左心室容量负荷增加，进而引发心脏结构和功能的改变。因此，在装置植入前应进行详细的心脏结构评估，并在装置使用过程中密切监测主动脉瓣功能。最后，心律失常也是机械循环辅助装置相关的常见并发症之一。装置的植入和运行可能会干扰心脏的正常电活动，导致各类心律失常的发生。心律失常不仅会影响装置的正常工作，还可能引发其他严重的心血管事件。因此，患者在使用机械循环辅助装置期间应定期进行心电图监测，并在必要时使用药物或其他治疗手段来控制心律失常。总之，尽管机械循环辅助装置在治疗心力衰竭患者方面具有重要作用，但其相关并发症不容忽视。通过改进装置设计、优化手术和治疗方案以及加强患者监护，可以有效减少这些并发症的发生，提高治疗效果和患者的生活质量。

第一节 血液相容性相关不良事件

出血

尽管 LVAD 在改善血液相容性和降低剪切应力方面取得了进展，但出血仍然是 LVAD 植入后常见的不良事件，对长期 LVAD 辅助治疗构成了重大挑战。围术期后，即使有治疗性或亚治疗性 INR 的检测，胃肠道是出血的主要部位。在近一半的病例中，可能是因为患者有胃肠道血管发育不良（gastrointestinal angiodysplasias，AVMs）。尽管尚未完全了解，但已经提出了两种互补的机制：①低脉压状态导致微循环低灌注，与炎症状态一起刺激血管生成，即血管生长因子（促血管生成素 2）的分泌，交感神经刺激增加血管生成和平滑肌松弛的结合最终导致胃肠道血管发育不良的形成；② LVAD 的持续血液流动会产生更大的剪切应力，导致红细胞和凝血因子（如 von Willebrand 因子，vWF）的破坏，从而发生获得性 von Willebrad 综合征。这导致 vWF 的高分子量多聚体因为酶 ADAMTS13 的切割增加而损失，从而导致胶原蛋白结合活性降低和出血增加。MOMENTUM-3 的 5 年分析显示，HM3 泵的出血相对风险降低了 44%（HM3 组每个患者每年 0.43 次，而 HM-Ⅱ组为 0.76 次），胃肠道出血减少了 40%（HM3 组每个患者每年 0.25 次，HM-Ⅱ组为 0.42 次）。根据对 von Willebrand 因子的高分子量多聚体的分析，HM3 的损失程度低于 HM-Ⅱ泵。有限的证据表明，降低 LVAD 的转速以增加血流搏动可以减少胃肠道血管发育不良的发展。其他需要考虑的药物治疗策略包括使用奥曲肽、血管紧张素转换酶抑制剂或血管紧张素Ⅱ受体拮抗剂、沙利度胺、vWF 输注、吸入去氨加压素，以及其他治疗方法，如基于激素的治疗、地高辛、多西环素、ω3 脂肪酸、抗 TNF α 或抗血管内皮生长因子的抗增殖剂。

胃肠道出血的诊断包括全面评估，以确定上消化道或下消化道出血的可能部位。2023 年国际心肺移植学会（International Society for Heart and Lung Transplantation，ISHLT）指南概述了常规治疗策略，如停止抗凝和抗血小板治疗、必要时逆转抗凝治疗以及补充血制品。其他治疗方法包括质子泵抑制剂、组胺 2 受体阻滞剂或硫糖铝。建议所有胃肠道出血患者行上消化道内镜和结肠镜检查胃肠道。如果出血源未被确定，对小肠的进一步检查可能涉及使用视频胶囊内窥镜，或非侵入性成像方法，如计算机断层成像、磁共振成像或标记红细胞闪烁扫描。如果没有发现出血源，应重新评估和修改抗凝和抗血小板治疗，以更好地平衡出血和血栓形成的风险。MAGENTUM 1 试验表明，在 HM3 患者植入后的前 6 个月内，国际标准化比值（international normalized ratio，INR）范围为 1.5 ～ 1.9 的低强度抗凝方案是安全的。ARIES 试验（NCT04069156）为该领域提供了新的见解，并证明在无任何非手术重大血液相容性相关不良事件（hemocompatibility-related adverse events，HRAE）的生存综合结果方面，单独使用抗凝药物并不亚于抗凝联合阿司匹林。此外，无阿司匹林方案与胃肠道出血减少 40% 相关（相对比为 0.66，95%CI 0.51 ～ 0.85；$P = 0.002$）。

直接作用口服抗凝剂（direct-acting oral anticoagulants，DOAC）在 LVAD 患者中的使用一直是一个有趣的话题，因为 DOAC 比传统的华法林抗凝治疗具有潜在的优势，例如不需要进行治疗水平监测。然而，一项随机临床试验的结果抑制了 LVAD 患者对 DOAC 的最初热情，该试验因 DOAC 组血栓栓塞和出血事件过多而提前终止，该试验是在 30 名患者的小队列中进行的，所有患者都植入了 HeartWare（HVAD）设备，然而该设备已从市场上撤回。

最近一项对 HM3 患者的回顾性非随机分析发现，植入后 6 个月，华法林组和阿哌沙班组在死亡、卒中、出血或其他血栓并发症方面没有显著差异。目前，欧洲进行的一项随机试验（NCT04974684）涉及 45 名接受阿哌沙班治疗的患者，该试验已完成招募，预计将为这一领域提供进一步的见解。此外，另一项正在进行的前瞻性随机对照试验（NCT04865978）旨在评估阿哌沙班与华法林在 HM3 患者中的血液相容性。在中国市场出现的

LVAD，还需要更多的临床研究提供相关的证据。

（一）神经系统事件

尽管HM3的血液相容性相关不良事件有所减少，但缺血性和出血性卒中仍然是一个重大挑战，特别是在装置植入后的最初一个月。MOMENTUM-3的子分析表明，与HM-Ⅱ相比，HM3的卒中率显著降低。在长期（＞6个月）内，这一差异具有统计学意义，其中HM3组的卒中率比HM-Ⅱ组低3.3倍（0.04，0.13；$P=0.01$），血压、抗凝或抗血小板方案没有明显差异。与无卒中患者相比，无论神经损伤的亚型或初始严重程度如何，卒中事件均显著降低了植入后2年的生存率（出血性卒中43%±12%，缺血性卒中57%±9%）。在关于MOMENTUM-3 5年预后的最新报告中，HM3组的卒中率仍低于HM-Ⅱ组（HM3组每个患者每年0.05次，HM-Ⅱ组为0.136次；$P<0.001$）。

神经系统事件也是中国LVAD患者面临的一个重要问题。中国的LVAD患者与西方国家的患者在基础疾病、生活方式及医疗习惯等方面存在显著差异，这可能影响到神经系统事件的发生率和类型。临床数据显示，中国LVAD患者在植入装置后的早期阶段（特别是前一个月）更容易发生缺血性和出血性卒中。与西方国家相比，中国患者的高血压控制不力是一个主要原因，且部分患者在术前未能进行良好的血糖管理，这进一步增加了神经系统事件的风险。其次，中国患者的抗凝和抗血小板治疗方案存在个体化差异，标准化程度较低。中国临床实践中，医生对抗凝剂的使用有时过于谨慎，导致部分患者未能达到理想的抗凝效果，增加了缺血性卒中的发生率。此外，关于神经系统事件的管理和预防，中国仍缺乏系统的随访和管理机制。相比于西方国家，中国的医疗资源相对有限，很多患者在出院后得不到及时和持续的医疗监测。这种情况导致了神经系统事件的早期征兆未能及时发现和处理，从而加重了患者的病情。一些研究建议加强对LVAD患者的随访管理，特别是对于高危患者，应采用个性化的监测方案，以便早期干预。在术后的康复阶段，患者的生活方式和康复训练也对神经系统事件的发生有着重要影响。中国患者普遍对康复训练的重要性认知不足，缺乏系统的康复计划，导致术后恢复效果差。尤其是在卒中发生后，缺乏有效的康复训练会直接影响患者的生活质量和长期生存率。为此，有必要通过多学科团队合作，为患者制订科学的康复训练计划，并在社区层面推广康复知识，提高患者及其家属的认知水平。最后，中国的临床研究和数据积累也相对不足。大部分关于LVAD的研究数据来自西方国家，中国需要开展更多的本土研究，以了解中国LVAD患者的特征和需求，从而制订更加适合的治疗和管理方案。这不仅有助于提高患者的生存率和生活质量，也为全球LVAD治疗提供宝贵的数据支持。

总之，尽管HM3在降低卒中率方面表现出色，但中国LVAD患者仍面临神经系统事件的挑战。通过改进高血压和糖尿病等基础疾病的管理，优化抗凝治疗方案，加强随访和康复管理，以及增加本土临床研究，均可以有效减少神经系统事件的发生，提高患者的整体预后。

（二）泵血栓形成

根据MOMENTUM-3，HM3泵几乎不发生泵血栓形成，每名患者每年仅发生0.01起事件，而HM-Ⅱ则为0.25起事件。鉴于与泵血栓形成相关的高发病率和死亡率，HM3几乎消除了泵血栓形成事件，这是LVAD治疗发展的重要一步。

中国的左心室辅助装置研发和应用虽起步较晚，但在近几年取得了显著进展。特别是在泵血栓形成的预防和管理方面。临床管理LVAD术后的抗凝策略需要考虑以下因素：中国患者的饮食习惯、生活方式以及遗传因素可能会影响LVAD的使用效果；泵的工作原理，国产LVAD在设计上借鉴了国际经验，例如，通过改进泵的流体力学设计，减少血液在泵内的停留时间和涡流，从而降低血栓形成的可能性；同时，使用生物相容性更好的材料，减少血液与泵体接触的摩擦和损伤，也是一种有效的预防措施。对LVAD患者是否需要联合抗血小板药物的治疗策略也需要进一步开展临床随机对照研究来评估必要性和患者人群的选择性。

尽管在技术和临床管理上取得了显著进步，泵血栓形成仍然是LVAD应用中的一大挑战。未来的研究应继续关注泵血栓形成的机制，探索新的预防和治疗策略。例如，应用新型抗凝药物或生物材料，结合先进的监测技术，如实时血液成分分析和泵内压力监测，可以为预防泵血栓形成提供新的思路。总之，中国在LVAD领域的进展为降低泵血栓形成率提供了坚实基础。通过个性化的抗凝治疗、严格的术后管理、先进的泵设计和技术改进，以及持续的科研投入，泵血栓形成问题有望得到进一步控制和解决，从而提升LVAD治疗的整体效果，造福更多心力衰竭患者。

第二节　感染

在LVAD最初植入的三个月后，感染是报告最多的不良事件，发生在50%以上接受LVAD治疗5年的患者中。与其他不利因素不同，两种装置的感染发生率仍然很高，占植入后第一年所有LVAD相关死亡人数的7%，此后占15%。然而，除了死亡率外，LVAD感染还与血栓形成、出血并发症、住院时间延长、需要更换LVAD以及心力衰竭转化为心脏移植的风险增加有关。

随着越来越多的患者长期接受LVAD辅助，制订有效的预防和治疗策略将变得更加重要。为了有效地管理这些并发症，准确的诊断是必要的。仅影响LVAD患者的感染，如涉及传动系统、泵、泵袋或流入/套管的感染，被认为是LVAD特有的。它们可进一步分为早发性（植入后＜1个月）和晚发性感染（＞1个月）。早发性感染通常是由于肺炎或手术部位感染，而晚发性感染更可能与传动系统有关。LVAD相关感染与非LVAD患者的感染具有相同的特征，但在LVAD存在的情况下表现出独特的特征。LVAD相关感染包括导管相关感染、血流感染、心内膜炎或纵隔炎。非LVAD感染在这一人群中最为常见，呼吸道感染、尿路感染和艰难梭菌感染的数量超过LVAD特有的感染，并且在植入后的前3个月内更为常见。

MOMENTUM-3分析显示，与泵部件无关的局部感染最为普遍（56%），其次是与传动系统相关的感染（27%）、脓毒症（16%）和与泵或泵部件相关的感染。细菌病原体是这些事件的主要原因（66%），近50%的患者经历了复发感染。感染的重要预测因素包括性别（女性HR＝1.38，P＝0.003）、植入前使用主动脉内球囊反搏（HR＝1.33，P＝0.02）、心脏手术史（HR＝1.28，P＜0.001）和体重指数（BMI）≥30（HR＝1.40，P＜0.0001）。

LVAD特异性感染

在植入的第一年内，大约1/3的LVAD患者会发生LVAD相关感染，发病率随着支持的持续时间而上升。传动系统感染（driveline infections，DLIs）是最常见的LVAD相关感染。包括INTERMACS、EUROMACS和ISHLT（国际心肺移植学会）机械辅助循环支持注册中心（IMACS）在内的几个大型多中心注册中心报告的发病率为每患者每年9%～11.2%，患病率高达30%。传动系统的经皮和皮肤-传动系界面的存在使患者极易受到微生物污染和感染。这些感染通常始于传动系统出口部位，但随后可能沿着传动系统通道延伸到泵袋或扩散到血液和远处部位。体重指数较高、有传动系统部位创伤史、年龄较小和LVAD治疗时间较长的患者更容易患传动系统感染。另一方面，传动系统出口位置、糖尿病、慢性肾病、性别和营养状况等因素似乎不会显著影响传动系统感染的发生率。不同LVAD患者的传动系统感染发病率也不同。MOMENTUM-3在包括传动系统感染在内的主要感染并发症方面没有差异。相反，两项回顾性研究发现，与HeartWare（HVAD）患者相比，HM3患者患传动系统感染或LVAD特异性感染的可能性较小。不同制造商的VAD之间传动系统感染发生率的差异可能是由于它们在传动系统灵活性或电缆方面的差异：直径越小，传动系统的外径越小，刚度越低，传动系统感染率越低。

泵袋感染（pump pocket infections，PPIs）是HM-Ⅱ等旧设备的典型感染，发生在2%～10%的患者中。由于泵袋的血管化性质较差，泵袋感染比传动系统感染更耐保守治疗。

几十年来，LVAD一直配备外部传动系统，以确保泵的动力。由于传动系统感染率仍然很高，依赖经皮能量转移（transcutaneous energy transfer，

TET）系统为LVAD供电的新技术已经出现（LeviticusCardio，LTd.m Petach Tikva，以色列）。

使用高强度的共振能量供电，并使用额外的可植入电池源提供＞ 6 h 的支持，旨在取代外部传动系统。该技术可用于任何商业上可用的LVAD，2019 年发布了第一次将 TET 系统与 Jarvik 2000 LVAS（Jarvik Heart，Inc，New York，NY）一起使用的人类体验。

MOMENTUM-3 试验显示，患有和不患有传动系统感染的患者的 2 年死亡率没有显著差异（83.7% vs. 84.8%，$P = 0.64$；HR：0.89，95% CI：0.53 ～ 1.48），虽然感染的发生可能是植入后生存率降低的预后因素，但负面结果主要是由与设备无关的局部或全身感染引起的，大多数死亡是由非感染因素引起的。

传动系统感染可能增加移植的管理复杂性（如血管麻痹风险增加），但积极处理不会显著影响移植后的住院时间、感染复发或长期生存率。

未来可能出现完全集成的传动系统，无需外部连接点。Leviticus 无线传输系统是一项突破性的技术，能够将能量从外部传输线圈传输到植入皮肤下的小型接收线圈，无需外部连接点。这种共面能量转移系统是同类系统中的第一个，在最初的使用中显示出前景。

第三节　右心功能衰竭

LVAD 植入后，右心功能衰竭仍然是住院和死亡的主要因素，对确保其长期耐用性构成重大挑战。尽管 MOMENTUM-3 试验表明，由于血液相容性相关不良事件减少，HM3 患者的存活率有所提高，但 HM3 患者的右心衰负担并没有显著减轻。

尽管随着时间的推移，已经提出了右心衰的几个定义，但缺乏标准化使得对发病率的可重复性和有效比较变得具有挑战性。因此，预测模型差异很大，当右心衰被定义为需要术后右心室辅助装置时，发病率估计值为 5%，当定义还包括需要延长使用正性肌力药物时，估计值高达 40%。同时，近年来，人们对晚期右心衰的认识也越来越高。

虽然对其病理生理学仍有不完全的了解，但已经提出了几个因素，包括右心室灌注受损、LVAD 支持期间神经激素激活增强以及右心室几何形状随时间的渐进性改变。晚期右心衰有两个被广泛接受的定义。2017 年，Rich 等人将其定义为在 LVAD 植入后 30 天以上开始需要正性肌力药物支持，而 Takeda 等人（2015）的定义是在初次住院后因心力衰竭再次入院，并且需要药物或机械循环辅助治疗。

一、病理生理学

LVAD 植入前的右心室功能主要依赖于室间隔和纵向运动，右心室游离壁的贡献相对较小。值得注意的是，左心室中的斜向纤维心肌的扭转运动对室间隔运动和右心室功能有显著影响，据估计，左心室对右心室压力的产生贡献高达 50%。然而，植入后，由于泵固定心尖，左心室扭曲减少，泵吸引起的几何形状改变损害了室间隔功能，心包约束的丧失改变了心室间的血流动力学。这导致右心室越来越依赖于右心室自由壁的横向运动。同时，左心室的卸载导致室间隔移位，右心室前负荷增加，右心室收缩性降低，如前文所示的压力-容积环。当面临增加的后负荷时，右心室游离壁可能无法有效补偿室间隔以及左心室心肌纵向收缩功能的丧失。

二、风险因素

许多临床特征、实验室结果、影像学发现和血流动力学测量与 LVAD 后右心衰的发展有关。在一项大型荟萃分析中，女性、主动脉内球囊反搏的使用、机械通气支持和肾脏替代治疗的使用都被发现是早期右心衰的独立预测因素。在几个评分中，更高的 INTERMACS 状态、对正性肌力药物的依赖性、正性肌力药物和升压药的数量及剂量、尿素氮、肌酐水平和肝功能测试等临床指标也被认为是风险标志。

血流动力学结果的评估对于确定右心室功能和适当的风险分层至关重要。预测模型表明，右心房压（RAP）＞ 15 mmHg，RAP/PCWP ＞ 0.63，肺动脉搏动指数（pulmonary artery pulsatility index，PAPi）< 1.85，肺血管阻力（PVR）较高，肺动脉顺应性< 0.89 ml/（mmHg · m^2），肺动脉弹性> 1.16 mmHg/ml，右心室每搏功（RVSWi）< 300 mmHg · ml/m^2 是 LVAD 后右心室功能障碍的重要预测因素。此外，新引入的参数，如血管舒张剂调整后的每搏输出量指数，也显示出有预测价值的前景。

就超声心动图结果而言，中度至重度右心室功能障碍、右心室面积变化减少、右心室 / 左心室比值> 0.75、三尖瓣环 S′ 减少和右心室游离壁应变减少与右心衰的较高风险有关。然而，尚未发现三尖瓣环平面收缩偏移是右心衰的可靠预测因素，因为它受负荷条件的影响，并且不能解释室间隔对右心室功能的贡献。Kiernan 等人的一项研究表明，术前使用三维超声心动图评估右心室容积可以预测植入后右心室颤动的风险。此外，Scott 等人最近的一份报告揭示了一个有趣的发现，即通过对比增强计算机断层成像获得的右心室体积评估对右心室颤动具有强大的预测能力。

晚期右心衰的预测因素不同于早期右心衰，与泵速或早期右心衰的发生无关。Rich 等人发现术前血清尿素氮（serum urea nitrogen，BUN）水平升高和 RAP/PCWP 比值增加是独立的预测因素。Takeda 等人确定糖尿病、BMI > 29 kg/m^2 和 BUN 升高是晚期右心衰的预测因素。最近，一项多中心回顾性分析显示，在多变量分析中，较高的中心静脉压（CVP）、平均 PAP 和 PVR、早期心衰病史、BUN > 35 mg/dl 以及 LVAD 植入后一个月需要利尿剂是晚期右心衰的独立预测因素。主动脉瓣反流和室性心律失常也包括在可能的风险因素范围内。同一组报告称，桥接移植的患者发生晚期右心衰的 5 年生存率明显较低（26% vs. 87%）。

三、管理

术中尽量减少体外循环时间和输血是手术期间的关键干预措施。同时进行三尖瓣修复治疗功能性三尖瓣反流的有效性仍然存在争议。虽然早期的研究表明右心衰的发病率降低，但最近的研究表明，三尖瓣修复没有生存益处，与三尖瓣的高复发率有关，并且是晚期右心衰的独立风险因素。

其他减少右心衰发生的管理技术包括优化泵速，以避免不必要的卸载和过度的右心室前负荷。左心室前负荷的过度降低会导致室间隔的左移和室间隔功能的下降。室间隔功能的降低可能会影响右心室功能，因为左心室扭转收缩是维持右心室室间隔功能的重要因素，依赖于左心室的前负荷。因此，过度的左心室卸载会对右心室功能产生负面影响，应避免。

术后需要考虑的因素包括优化右心室前负荷（RAP 为 10 ～ 12 mmHg 或以下），维持冠状动脉灌注（平均动脉压> 70 mmHg，心排血指数> 2.2 L/min/m^2），减少右心室后负荷（通过使用 iNO、依前列醇、西地那非或扩张剂降低 PVR），通过充分通气限制肺血管收缩（高 FiO_2、增加潮气量和最佳 PEEP），以及保持心率为 90 ～ 100 bpm 或以上（起搏器、异丙肾上腺素、特布他林或正性肌力药物）。

早期识别并迅速实施右心室的机械辅助可以提高存活率，并预防潜在的不可逆多器官衰竭。机械右心室辅助有多种选择，包括 Impella RP（Abiomed）、PROTEK Duo（LivaNova）和 VAECMO。Impella RP 通过股静脉经皮插入，将血液从右心房泵送到肺动脉，但它有一些潜在的缺点，如术后出血和错位。Impella RP flex 是一种更新的设备，允许从颈内静脉植入，但目前仍缺乏相关数据。PROTEK Duo 套管通过颈内静脉将血液从右心房引流到肺动脉。它的好处包括易于置管和操作。中间选择包括手术植入右心室反搏装置，其中对右心房或右心室进行中心插管用于静脉引流，肺动脉用于动脉回流。套管连接到离心流量泵，如 CentriMag 泵（Abbott）、RotaFlow（Maquet CP）或 TandemHeart（LivaNova）。然而，对于 LVAD 后持续右心衰的患者来说，缺乏专门为右心室辅助设计的耐用泵，这目前仍然是临床治疗的一个重大限制。

展望未来，LVAD 植入后右心衰的管理有几个潜在的进展。这些措施包括：更好的术前分层，以确定患右心衰风险较高的患者，这将允许采取预防性右心室支持措施；经皮右心室支持装置的改进，更容易植入、稳定，并允许行走；部分左心室支持，避免过度卸载，保持恢复器官灌注和使心脏充盈压力正常化的最小泵速；微创植入策略，保护并最大限度地发挥右心室功能；慢性晚期右心衰患者口服正性肌力药物，以及开发更好的专用耐用 RVAD 或双心室 VAD。

第四节　主动脉瓣反流

主动脉瓣反流是接受持续血流 LVAD 支持的患者的常见并发症，高达 25% 的患者在植入的第一年内发生新发主动脉瓣反流，随着辅助时间的延长，其发病率也在增加。此外，LVAD 植入前患有轻度主动脉瓣反流的患者比没有主动脉瓣反流的患者更有可能进展为严重主动脉瓣反流，考虑到主动脉瓣反流的预后影响及其在设备辅助期间恶化的趋势，目前的共识指南建议在 LVAD 手术期间治疗轻度以上的预先存在的主动脉瓣反流（ⅠC 类）。

有几个因素可能导致 LVAD 相关的主动脉瓣反流，包括跨瓣压差增加和左心室减压促进主动脉瓣关闭、流出道移植物位置、血流动力学改变和高剪切应力。这些过程可能导致瓣膜退化、瓣叶融合和主动脉壁的重塑，最终导致主动脉瓣的反流。此外，有人认为右心衰也可能通过损害左心室前负荷以及增加左心室和主动脉之间的压力梯度在主动脉瓣反流的发展中发挥作用。当主动脉瓣反流具有临床意义时，血液在泵、主动脉根部和左心室之间呈“闭环”循环。随着逆行流量的增加，左心室卸载效果不佳，导致左心室左侧充盈压力增加和容量过载，最终限制了 LVAD 治疗的有效性。合并有主动脉瓣反流的 LVAD 患者往往比没有主动脉瓣反流的患者具有更高的双心室充盈压（CVP、PCWP）和更低的肺动脉搏动指数（PAPi）。尽管这些发现可以通过提高泵速来解决，但它导致 78% 的患者发生更多的主动脉瓣反流。

最近对 MOMENTUM-3 数据的分析显示，与 HM-Ⅱ泵相比，HM3 的中度至重度新发主动脉瓣反流的发生率较低（5.6%，11.5%，$P < 0.01$）；与老一代 LVAD 的数据相比，HM3 装置合并明显主动脉瓣反流的患者在 2 年随访期内对临床结果没有显著影响。这与欧洲最近的一份报告一致。然而，主动脉瓣反流如何影响这些患者的血流动力学的问题仍未得到解答。虽然这种现象背后的机制尚不完全清楚，但是 HM3 的内在脉动可能有助于在转子速度降低期间更频繁地打开主动脉瓣，从而有效降低瓣叶融合的风险。

当主动脉瓣反流出现临床症状时，可以通过利尿剂、减少后负荷和提高转速来控制左心室容量负荷过重的问题。然而，值得注意的是，更高的转速会加剧主动脉瓣的闭合和退化，导致恶性循环，加剧血流动力学损伤并引发症状复发。如果这些措施失败，患者正在接受移植，应考虑提前他们的移植等待排序。手术干预，如用补片或 Park 针缝合主动脉瓣，或外科手术主动脉瓣置换术（surgical aortic valve replacement，SAVR），通常仅适用于低风险患者；经导管方法，如 Amplatzer 室间隔封堵器或经导管主动脉瓣置换术（transcatheter aortic valve replacement，TAVR），在文献中的支持数据有限。房室间隔封堵的缺点是使患者完全依赖 LVAD 功能。TAVR 由于依赖径向力以及支架框架与房室复合物中钙的相互作用而面临技术挑战，这在生理性主动脉瓣膜存在的情况下是不存在的。

对 2015 年至 2018 年在美国接受 SAVR 或 TAVR 的 LVAD 主动脉瓣反流患者的住院情况进行回顾性分析，确定了 105 例 TAVR 植入和 50 例 SAVR 手术。主要终点包括住院死亡率、卒中、心肌梗死、起搏器植入、主动脉瓣开放手术需求、血管并发症和心脏压塞。与 TAVR 组相比，SAVR 组的主要终点发生率更高（30%，14.3%；$P = 0.001$）；尽管合并症较高，选择性入院的可能性较低（30%，57%，$P = 0.002$），但多变量分析表明 TAVR 与复合结局的概率显著降低相关。

美国人工内脏器官学会（the American Society for Artificial Internal Organs，ASAIO）发表的一项荟萃分析发现，虽然经皮介入干预主动脉瓣能有效减少反流，但并没有为患者带来显著的益处。在接受干预的 29 名患者中，31% 在出院前死亡，干预后的中位生存时间仅为 6 个月。

未来的技术发展方向可能涉及：部分左心室支持以促进左心室固有功能和主动脉瓣打开；LVAD 设计促进脉动的血流；泵的喷射与主动脉瓣膜的同步开启；使用 4D 血流心脏磁共振成像来更好地研究在升主动脉放置移植物流出道的最佳位置；专门针对 LVAD 主动脉瓣反流的新 TAVR 手术。

第五节 心律失常

一、室性心律失常

室性心律失常是一种常见的并发症，发病率为20%～50%，特别是在植入后的第一个月。心电重塑和电解质变化是植入后即刻阶段的主要因素，而晚期则涉及先前存在的心肌瘢痕和流入套管的机械刺激。也有研究表明，室性心律失常频繁地发作可能与预先存在的心内瘢痕和折返机制有关，而不是与流入插管的插入部位有关。虽然植入前心律失常是植入后发生的最强预测因素，其他风险因素，如房颤、非缺血性病因、心力衰竭症状持续时间和之前的心脏手术也与之相关，并被纳入VT-LVAD评分。

VT-LVAD评分是评估LVAD术后发生室性心动过速的风险评估系统。包括六个因素：LVAD后早期（＜30天）室性心律失常的存在（2分）或植入前室性心律失常病史（2分），药物中没有血管紧张素转换酶（ACE）抑制剂（2分），心力衰竭持续时间＞12个月（2分），LVAD植入前房颤的存在（1分）和特发性扩张型心肌病（1分）。LVAD术后室性心律失常的低风险（0～1分）、中等风险（2～4分）、高风险（5～6分）和极高风险（7～10分）。LVAD-VT评分较高也不能预测LVAD术后的生存率较低，该评分在预测高风险和极高风险人群的晚期室性心律失常方面是准确的，而在低风险和中等风险人群之间没有统计学上的显著差异。

虽然患者最初可能对室性心律失常耐受良好，但持续的高负荷可能导致右心室功能障碍、LVAD血流受损和血栓形成。研究表明，LVAD植入后的早期室性心律失常与死亡率增加有关。晚期室性心律失常的发生与更多的心血管死亡有关，心血管死亡原因包括电风暴和右心衰竭，并且考虑心律失常可能影响了右心功能。事实上，一项针对652名患者的多中心研究发现，早期伴有电风暴的室性心律失常是30天死亡率的最强预测因素，死亡率增加了7倍。另一方面，晚期主动脉瓣置换术与较差的长期生存率没有明显关联，而是与右心室衰竭的发展有关。

室性心律失常的管理包括LVAD转速的调整、药物治疗和消融的组合，主要基于对结构性心脏病患者和植入型心脏转复除颤器（implantable cardioverter defibrillator，ICD）的研究推断。

泵吸现象触发心律失常时，最初的方法是调整转速并优化前负荷。β受体阻滞剂通常是一线药物治疗，而胺碘酮或利多卡因则用作二线治疗或用于血流动力学不稳定的情况。长期使用胺碘酮可以密切监测潜在的器官毒性，在某些情况下可以考虑使用美西律。然而，如果存在危及生命的室性心律失常，应该保证桥接移植中的移植状态升级。

由于入路选择有限，在LVAD患者中进行室性心动过速导管消融具有挑战性，由于心包粘连和左心尖LVAD套管限制了心内膜入路，心外膜入路通常也不可行，经室间隔通路成为首选。此外，LVAD引起的磁干扰会给标测系统带来挑战，特别是在左心室靠近心尖的部位。对18项研究的系统综述发现，LVAD患者室性心动过速的导管消融减少了对植入型心脏转复除颤器治疗的需求。然而，在手术后的第一年，室性心动过速复发率很高（44%），需要紧急治疗或死亡的风险很大。并且在HVAD和HM-Ⅱ装置患者进行的心内膜消融手术的过程中，心源性栓塞事件和装置血栓形成的风险增加。如果患者有完整心外膜和LVAD前频发室性心动过速，在LVAD植入期间同期进行心外膜射频或冷冻消融手术可能是一种合适的方法。该方法完全可视化了心外膜的表面，并避免了与标准LVAD经皮室性心动过速消融术相关的技术挑战。

LVAD患者使用植入型心脏转复除颤器，根据国际心肺移植学会（International Society for Heart and Lung Transplantation，ISHLT）2013指南，建议在LVAD植入后重新激活ICD（level of evidence，LOE Ⅰ级），并考虑在没有预植入的患者中重新植入ICD（LOE Ⅱa、B级）。然而，对涉及4000多名匹配患者的INTERMACS注册表的分析显示，植入ICD并没有提供生存优势，反而与死亡风险增加、设备支持期间意外死亡和再住院有关。相比之下，一家欧洲注册机构发现，植入型心脏转复除颤器可使 LVAD 患者的心血管死亡减少 43%。此外，回顾性数据表明，接受 ICD 发生器更换的 LVAD 患者发生囊袋血肿和心脏植入式电子设备感染的概率明显更高。在决定是否进行 ICD 发生器更换时，应考虑这些数据。

心脏再同步治疗（cardiac resynchronization therapy，CRT）在 30 名 LVAD 患者进行的一项前瞻性随机试验，比较了右心室起搏和双心室起搏，发现右心室起搏与患者功能状态改善、生活质量改善、室性快速性心律失常减少和导线阻抗稳定有关。

二、房性心律失常

在 LVAD 患者中很常见。在 MOMENTUM-3 临床试验中，42% 的患者术前有房颤病史。LVAD 植入后出现新的房性心律失常也很常见，其中房颤也最为常见。然而，房性心律失常与死亡率增加、血栓栓塞或卒中无关，节律控制措施与改善预后无关。

LVAD 患者房性心律失常的管理通常涉及使用 β 受体阻滞剂和地高辛进行心率控制。没有临床试验数据支持在该患者群体中使用导管消融治疗或抗心律失常药物进行节律控制。如果存在血流动力学不稳定，可以进行复律。对于血流动力学稳定的患者，复律通常可以延迟，直到达到进一步的血流动力学优化。静脉注射胺碘酮可以提供一定程度的心率控制，并可能药物复律。临床上胺碘酮仅用于房颤患者，若房颤缓解，通常可以在 6 ～ 12 周后停止使用胺碘酮。

缺血性卒中是与 LVAD 辅助相关的最具破坏性的并发症之一。尽管 LVAD 相关卒中的来源是多灶性的，但考虑到该人群中房颤的高发率，左心耳可能起着重要作用。最近的一个小病例系列表明，LVAD 同期行左心耳闭塞（left atrial appendage occlusion，LAAO）可能会减少血栓栓塞事件（Ⅱb C）。

第六节　儿童并发症

一、出血

胃肠道出血是最常见并发症。高危因素包括：抗凝 / 抗血小板治疗、动静脉畸形、VAD 相关性获得性假血友病综合征、胃肠黏膜缺氧等。可调节 VAD 泵速、内镜下治疗等进行治疗。

二、感染

是另一个常见并发症，植入 VAD 后 72 h 内风险最高，2 周后感染发病率可达 21%。常见感染类型：脓毒血症、局部非器械性感染及经皮感染或装置相关性感染。18F-FDG PET/CT 对检测感染及评估治疗效果有重要作用。

三、设备故障 / 泵血栓

泵血栓是更换设备的最常见原因，因其为导致儿科患者卒中的风险因素。尽管泵血栓为一项重要的不良反应，但仅有 13% ～ 15% 的设备故障归因于泵故障。目前暂无针对儿童的因泵功能障碍 / 泵血栓而导致设备置换的统计数据，然而，鉴于儿童使用 VAD 经验的缺乏及设备类型的差异，发病率似乎并不乐观，什么时候再接受肝素治疗，目前尚无定论。目前常用的治疗策略为取栓、溶栓和保守治疗。

四、神经机能障碍

神经系统不良事件的定义和记录在不同的研究中有所不同，大多数研究主要集中在脑血管意外上，还包括癫痫、脑病、无症状的神经影像学表现、意识改变等。缺血性卒中通常是由主动脉瓣、流入管或心内腔的血栓引起的，出血性卒中可能主要继发于高血压或凝血功能障碍。约 11% 的儿科患者发生卒中，脑血管意外是主要死亡原因之一（占死亡人数的 24.17%）。

五、右心室衰竭

（一）原因

LVAD 通过减少左心室舒张末压、左心房压和肺毛细血管楔压降低肺动脉压，减少右心室后负荷，改善左心室功能。但急性左心室压力下降可使得室间隔向左心室移位，室间隔对右心室收缩功能和输出功能的作用减少，同时 LVAD 支持的心排血量增加显著增加了右心室前负荷，这些因素可引起右心衰加剧；另外，心脏手术及体外循环相关肺损伤提高术后肺血管阻力。

（二）预测

右心室衰竭是 VAD 植入后死亡率的重要独立风险因素，应进行彻底评估和管理。成人采用肾、肝功能、心动过速、术前超声心动图指标（包括三尖瓣环面收缩偏移、三尖瓣反流严重程度、中心静脉压升高）进行预测，但儿童中缺乏类似的研究。在 VAD 支持下，通过不同的低心排血量状态进行快速诊断和分类是必不可少的（表 7-1）。

（三）处理

①优化 VAD 设置，减少左心室引流以恢复足够的左心室容积，室间隔可达到中线位置；②改善三尖瓣反流，室间隔向左心室过度移位也可导致三尖瓣反流；③动态复查超声心动图，有助于评价右心室收缩功能及其与室间隔形态的关系；④加强血流动力学监测如 CVP 和肺毛细血管楔压，术后立即维持足够的血容量。

六、心搏骤停 / 心律失常

快速发现设备故障是成功复苏的关键。调节装置参数、容积状态和血管阻力是主要干预措施，同时需快速排除是否存在如设备错位、肺栓塞，心脏压塞等。除颤可以在 LVAD 患者中使用，但对于双心室 VAD 患者无意义。对于 LVAD 患者，提供胸部按压后可导致设备和套管错位的风险增加，但仍应按照儿科高级生命支持 / 高级心脏生命指南进行操作。呼吸支持和急性药物治疗维持右心功能是 LVAD 患儿的主要复苏手段。

七、终末期器官功能障碍

（一）呼吸功能障碍

定义为需要重新插管的呼吸功能障碍或在 VAD 植入后 6 天内无法脱离机械通气。风险因素包括：既往 ECMO 支持，中-重度瓣膜反流及仅 LVAD 支持。

（二）肾功能障碍

大多数患儿一旦植入 VAD 提供足够的心排血量，肾功能通常会改善，但仍有 14% ～ 53% 患者在 VAD 植入后出现肾功能不全。影响因素包括：术前肾功能不全、体外循环时间延长和术中出血增多。可考虑使用腹膜透析进行肾替代治疗。

八、其他并发症

主动脉瓣反流、外周梗死、伤口裂开、异敏化、精神发作和溶血等也是 VAD 植入后观察到的不良事件，但在儿科队列中讨论较少。尽管 VAD 技术有所进步，目前对儿童 VAD 患者的熟悉程度也有所提高，但儿童患者的预后和生存率仍不理想，无法与成人患者进行比较。

表 7-1　左心室辅助装置术中识别及处理

	心率	中心静脉压	超声心动图	处理
右心衰	↑	↑↑	右心功能障碍	肌力药物、肺血管扩张剂、植入右心室 VAD
血栓	–	–	–	肝素或更换泵
延迟性心脏压塞	↑↑	↑↑	左心室充盈受限	穿刺
高血容量	–	↑↑	左心室扩张	利尿，增加转速
低血容量	↑↑	↓	潜在吸入事件	补液，评估右心功能或降低泵速

主要参考文献

[1] Moeller CM, Valledor AF, Oren D, et al. Evolution of Mechanical Circulatory Support for advanced heart failure [J]. J Am Coll Cardiol, 2012, 60 (18): 1764-1775.

[2] Vieira JL, Ventura HO, Mehra MR. Mechanical circulatory support devices in advanced heart failure: 2020 and beyond [J]. Prog Cardiovasc Dis, 2020, 63 (5): 630-639.

[3] Almarzooq ZI, Varshney AS, Vaduganathan M, et al. Expanding the Scope of Multimodality Imaging in Durable Mechanical Circulatory Support [J]. JACC Cardiovasc Imaging, 2020, 13 (4): 1069-1081.

[4] Rame JE, Pagani FD, Kiernan MS, et al. Evolution of Late Right Heart Failure With Left Ventricular Assist Devices and Association With Outcomes [J]. J Am Coll Cardiol, 2021, 78 (23): 2294-2308.

[5] Angeliki D, Arash A, Nikolaos D, et al. Validation of the VT-LVAD Score for Prediction of Late VAs in LVAD Recipients [J]. J Cardiovasc Electrophysiol, 2021, 32 (2): 515-522.

[6] Mandeep RM, Aditi N, Alanna AM, et al. Prediction of Survival After Implantation of a Fully Magnetically Levitated Left Ventricular Assist Device [J]. JACC Heart Fail, 2022, 10 (12): 948-959.

[7] Aditi N, Shelley AH, Nir U, et al. Predictors of 5-Year Mortality in Patients Managed With a Magnetically Levitated Left Ventricular Assist Device [J]. J Am Coll Cardiol, 2023, 82 (9): 771-781.

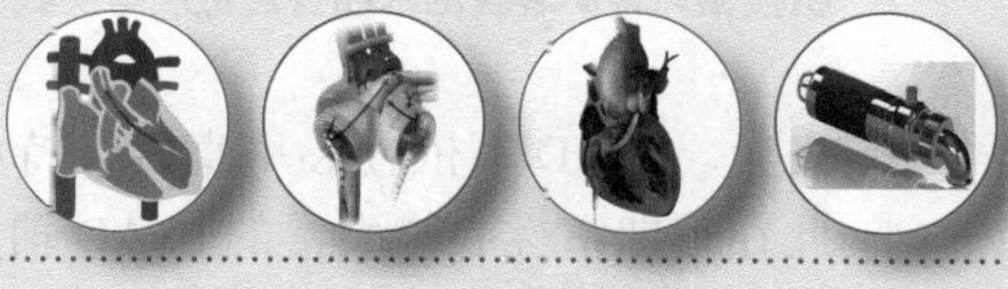

第八章

机械循环辅助装置植入后新出现的室性心律失常

室性心律失常是左心室辅助装置（LVAD）植入之后颇为常见的一种并发症，其中涵盖了室性心动过速以及心室颤动这两种情况。在 LVAD 植入之后，室性心律失常的发生概率处于一个相对较广的范围之内，其发生率为 20% ～ 60%。室性心动过速与心室颤动这两种病症，均有可能致使低心排血量的出现，使得全身循环以及肺循环的灌注无法正常进行，甚至会造成重要组织和器官灌注的暂时停止。虽然 LVAD 辅助的患者在短期内其临床症状或许并不显著，然而，若是持续地出现室性心律失常，那么就有可能引发右心功能出现障碍，对循环流量产生影响，最终致使血流动力学处于不稳定的状态之中。从具体机制层面来看，室性心律失常会干扰心脏的正常节律，影响心肌的收缩和舒张功能。而 LVAD 作为一种机械循环辅助装置，虽然能够在一定程度上弥补心脏功能的不足，但并不能完全消除室性心律失常所带来的潜在风险。在临床实践中，医生们需要密切监测患者的心脏功能和心律失常情况，通过多种检测手段，如心电图、动态心电图等，及时发现并处理室性心律失常。对于 LVAD 植入后的患者，预防室性心律失常的发生也是至关重要的。这需要综合考虑多种因素，包括患者的基础心脏疾病、手术过程中的操作细节、术后的康复护理等。

未来，针对 LVAD 植入后室性心律失常的研究方向可能会集中在如何进一步优化 LVAD 的设计和功能，以减少心律失常的发生；同时，也会更加深入地探讨心律失常的发病机制，为开发更加有效的治疗方法提供理论依据。此外，随着医学技术的不断发展，新的治疗手段和药物也有望为解决这一问题带来新的希望。

第一节　LVAD 植入后室性心律失常的现实世界

一、发生率

LVAD 植入后室性心律失常定义为持续性（超过 30 s）室性心律失常或任何心室颤动发作。

回顾分析 456 名在接受 LVAD 后发生室性心律失常的个体，男性 83%，有糖尿病病史 40%，有高血压病史 58%。使用 HeartMate Ⅱ 的患者占 85%，使用 HeartWare HVAD 的患者仅占 4%，58% 的患者中，LVAD 被用作移植的桥梁，而在 42% 的患者中，它被用作长期的目的治疗。34% 接受 LVAD 治疗的患者在治疗期间发生了室性心律失常。53% 的室性心律失常患者有房颤病史，61% 有室性心律失常病史。39% 的患者在 LVAD 植入后发生新的室性心律失常，这些患者此前没有室性心律失常病史。有 59% 的患者在 LVAD 植入后 30 天内出现了早期室性心律失常。对于室性心律失常的治疗，0.27% 的患者接受了抗心动过速药物治疗，69% 的患者接受了电复律，74% 的患者进行了消融。在 LVAD 植入后，25% 的室性心律失常患者最终接受了移植。

室性心律失常在 LVAD 植入后前 30 天内更为常见，约 1/3 的患者可能发展为终末室性心律失常。LVAD不依赖心率直接维持心排血量，因此在短期室性心律失常的LVAD辅助患者中，临床症状通常较轻，循环相对稳定。个案报道一例50岁的女性患者在LVAD（HeartWare）植入6年后因设备低流量警报和周期性头晕被送入医院发现室颤，予以电复律治疗。LVAD植入后室性心律失常的长期持续或复发与血流动力学衰竭有关。有一名61岁男性患者在使用连续血流LVAD 7年后，出现多次室颤复发，最终死于右心系统衰竭继发的多脏器衰竭。

由于LVAD类型不同，研究人群和随访时间各异，患者心力衰竭的病因也不同。因此，LVAD植入后室性心律失常的发生率在不同医疗中心并不相同，术后室性心律失常的发生率为22%～59%，术后30天内室性心律失常的发生率大约为23.5%。LVAD植入后发生室性心律失常的患者，约60%既往有室性心律失常的病史，近40%则为新发室性心律失常。大多数患者在LVAD植入后的前4周内发生室性心律失常，约一半患者有症状性室性心律失常。

二、死亡风险

在LVAD植入后的一周时间内，若发展出室性心律失常，那么其面临的死亡风险高达54%。而在LVAD后出现室性心律失常的患者中，他们的30天死亡率为4%，总体死亡率则为28%。在LVAD提供支持的这段时间，那些出现室性心律失常的患者，其长期死亡率明显要比未出现室性心律失常的患者高得多。然而，值得注意的是，这两类患者的短期死亡率却是相差无几的。具体来说，LVAD作为一种重要的治疗手段，其在为患者提供心脏支持的过程中，室性心律失常这一并发症的出现，对患者的预后产生了显著的影响。对于出现室性心律失常的患者，尽管在短期内其死亡率与未出现该病症的患者相当，但从长期来看，情况则不容乐观。这种现象提示，在LVAD治疗过程中，对于室性心律失常的监测和防治至关重要，这不仅关系到患者的短期生存状况，更对其长期预后有着深远的影响。未来，我们需要进一步深入研究室性心律失常在LVAD患者中的发生机制，探索更加有效的预防和治疗策略，以提高LVAD治疗的整体效果，降低患者的死亡率，改善他们的生活质量。

三、风险预测因素

左心室辅助装置植入后室性心律失常的风险预测因素的确会因LVAD的具体类型以及研究对象的不同而存在差异。要知道，深入了解室性心律失常的风险因素或者预测因素，这对于临床方面而言，能够在早期更为精准地对疾病进行诊断，并且能够依据实际情况，在必要的时候及时采取相应的干预措施。在众多的研究当中，术前存在室性心律失常病史这一情况，已然成为LVAD植入后室性心律失常的一个重要预测因素，而且在某些特定的情形之下，它甚至是LVAD植入后长期室性心律失常的唯一预测因素。

存在一些颇具争议的风险预测因素，其中就涵盖了缺血性心肌病或者非缺血性心肌病、特发性心肌病、术前室性心律失常病史、术前存在房颤的历史以及房颤的持续时间，亦或者LVAD植入后室性心律失常的发生与心肌病的类型并无关联。LVAD植入后对β受体阻滞剂的使用情况，或者血管紧张素转化酶抑制剂未被使用的状况、术后BNP的水平，以及患者的年龄等方面，或许都能够成为早期术后（即在手术后30天以内）室性心律失常的预测因素。

第二节　LVAD植入后室性心律失常的发生机制

LVAD植入在分子和细胞水平上对心肌产生重要影响，还在全身系统层面引发一系列有益的生理变化。首先，LVAD通过机械辅助方式减轻了左心室的负荷，改善了心室壁的应力分布。这种改变可能降低心肌纤维化的发生率，从而减少了纤维化引起的电传导阻滞，进一步减少了室性心律失常的发生。其次，LVAD植入显著改善了心脏的血流动力学状态，提高了心排血量，改善了器官灌注和氧供。这种全身性的血流动力学改善不仅有助于缓解心力衰竭症状，还能促进心肌的自我修复和重塑。研究表明，LVAD 植入后，心脏的氧化应激水平显著下降，细胞凋亡和坏死的程度得到有效控制，这些改变有助于维持心肌细胞的稳定性和功能完整性。此外，LVAD 植入还对自主神经系统产生了重要影响。心力衰竭患者通常伴有交感神经兴奋和迷走神经抑制的状态，而 LVAD 的机械辅助作用有助于恢复自主神经系统的平衡，降低交感神经的过度激活，增加迷走神经的活动。这种神经系统的调节对减少心律失常的发生具有重要意义。最后，LVAD 植入后的药物管理也需要特别注意。尽管正性肌力药物在早期心力衰竭管理中发挥了重要作用，但其使用需要谨慎，特别是在 LVAD 植入后。合理的药物调整和监控对于优化治疗效果、减少并发症的发生至关重要。总之，LVAD 植入通过多层次、多途径的机制改善了心力衰竭患者的心肌功能和全身状态，为减少室性心律失常的发生提供了重要保障。

然而，LVAD 植入后仍然有部分患者出现室性心律失常。首先，自主神经功能障碍，具体表现为神经系统的调节失衡，使得人体的自主神经无法正常发挥作用；异常的交感神经激活，这种异常的神经兴奋状态，会对身体的正常生理功能产生不良影响；电解质失衡，如钾、钠等电解质的含量出现异常，这些因素都有可能致使重度心力衰竭患者出现室性心律失常的情况。尽管在早期的研究报告中提到，LVAD 辅助对于重度心力衰竭患者心脏自主神经功能的恢复具有一定的帮助作用，然而，术前存在的心肌功能障碍问题，依旧有可能成为术后室性心律失常产生的根源。

目前，关于 LVAD 植入后室性心律失常的机制，可以总结为多个方面。首先，与原发性心肌病存在关联，这种疾病会对心肌的正常结构和功能造成损害。其次，设备的机械刺激也是一个重要因素，LVAD 设备在工作过程中产生的机械力可能对心肌组织产生一定的影响。再者，心肌瘢痕的形成会影响心肌的电传导，从而增加室性心律失常的发生风险。此外，心室位移会改变心脏的正常结构和功能，进而影响心脏的电活动。还有，电解质调节方面的问题，如电解质的失衡，可能会干扰心肌细胞的正常电生理活动。最后，还存在其他一些机制，这些机制可能涉及多种因素的综合作用，需要进一步的研究和探讨。

一、机械效应

LVAD 因工作原理不同产生两种不同的血流方式，分为脉动血流泵与连续血流泵。脉动血流泵的工作原理模拟了心脏的自然搏动，产生周期性的压力波动，从而推动血液流动。这种泵的机械效应主要体现在其对血流动力学的影响，以及对血管壁的周期性机械刺激。首先，脉动血流泵能够更接近自然的心脏收缩和舒张过程，维持动脉血管的弹性和顺应性，减少血管硬化的风险。其次，由于脉动血流泵产生的压力波动，它可以促进内皮细胞的功能和健康，减少血栓形成的风险。然而，脉动血流泵也存在一些潜在的机械效应问题。例如，周期性的压力波动可能加剧已有的动脉瘤或其他血管病变，增加血管破裂的风险。此外，脉动血流泵的机械运动部件可能存在磨损和故障的风险，增加了长期使用中的维护和更换成本。相比之下，连续血流泵通过提供稳定的血流来支持循环系统。它的工作原理依赖于持续的转子旋转，产生稳定的血流输出。连续血流泵的一个主要优势在于其能够实现更小的体积和更高的能效，这使得其在植入手术中更具优势。然而，连续血流泵的血流稳定性也带来了一些独特的机械效应问题。由于连续血流泵提供恒定的血流，动脉血管缺乏周期性的压力波动，这可能导致血管的弹性和顺应性下降，增加动脉硬化的风险。此外，连续的血流可能导致血液停滞和血栓形成的风险增加。为了应对这些挑战，临床上通常会使用抗凝药物，但这也带来了出血风险的增加。在生理影响方面，连续血流泵的机械刺激可能导致心脏和血管结构的重塑。例如，持续的血流可能导致左心室壁的逐渐变薄和扩张，使心脏更易于发生心力衰竭。此外，连续血流可能干扰冠状动脉的血液供应，导致心肌缺血和进一步的心脏损伤。总结而言，脉动血流泵和连续血流泵在机械效应机制上有显著差异。脉动血流泵更接近自然生理状态，能够维持血管的弹性和内皮功能，但其周期性压力波动可能带来血管病变的风险。连续血流泵提供稳定的血流，有助于减少设备磨损和提高能效，但其恒定的血流可能导致动脉硬化、血栓形成和心脏结构的重塑。未来的研究和技术创新需要进一步优化这两种血流方式的机械效应，以提高 LVAD 的临床应用效果和患者的生活质量。

目前产生连续血流的磁悬浮技术泵成为临床应用的首选。与脉动血流泵相比，LVAD 对前负荷的依赖性较小；然而，当前负荷显著降低或泵转速增加时，流入道的负压可能会将心室间隔或左心室自由壁吸入设备，导致“吸引事件”，从而引发心肌机械刺激和室性心律失常。与“吸引事件”相关的室性心律失常发生突然，并在前负荷恢复或泵速降低时缓解。此外，设备的机械刺激可能导致心脏结构的改变，导致心肌细胞再极化异常。QTc 间期（校正 QT 间期）延长通常表明心肌细胞再极化异常。

研究显示，在 LVAD 植入后第一天，QTc 间期较长与术后室性心律失常的发生率较高相关（RR = 3.3，$P = 0.01$）；在 LVAD 植入后第一周，QTc 间期从 479 ms 增加到 504 ms，第二周降至 445 ms。目前的研究结果均提示，QTc 间期随着 LVAD 支持时间的延长而逐渐降低，这可能解释了室性心律失常通常在 LVAD 植入后早期发生的原因。

二、瘢痕相关的折返性心律失常

LVAD 植入后潜在的心肌病通常伴随明显的瘢痕形成，这可能是折返性心律失常的原因。一项荟萃分析显示，瘢痕相关的折返性心律失常是 LVAD 植入后室性心动过速的主要机制。手术中使用的缝合线可能导致心肌纤维化。病理研究表明，稳定的肌肉纤维化通过改变心肌细胞的兴奋性和增加异位活动来增加心律失常的可能性。对 LVAD 流入道的病理分析显示，心肌纤维化可能进展为心尖瘢痕形成，导致室性心律失常。同时，穿透左心室壁的 LVAD 流入通道形成了一种特殊的屏障，可能导致折返性心律失常。

此外，LVAD 植入后心肌纤维化的进展不仅限于心尖区域，还可能扩展至心室其他部位，进一步增加了心律失常的发生风险。心肌纤维化的程度和分布与患者的个体差异有关，这意味着不同患者在 LVAD 植入后的心律失常风险也不尽相同。对这些风险因素的深入研究有助于制订个性化的治疗方案，以减少术后并发症。在管理 LVAD 植入后心律失常时，电生理学检查和标测技术被广泛应用。这些技术可以帮助识别心律失常的具体来源和机制，从而为进一步的治疗提供依据。例如，心内膜标测可以定位瘢痕组织和心律失常的折返通路，指导消融治疗的实施。射频消融作为一种有效的方法，可以破坏心律失常的折返通路，减少室性心动过速的发生。然而，消融治疗在 LVAD 患者中的应用仍然具有挑战性，需要考虑 LVAD 设备的干扰和患者的整体健康状况。

因此，预防 LVAD 心肌纤维化是一个关键的研究方向。研究者们正在探索各种可能的途径来减缓或逆转 LVAD 植入后心肌纤维化的发展。一些研究表明，抗纤维化药物如螺内酯和依普利酮可能具有一定的效果。此外，基因治疗和干细胞治疗也被认为是未来可能的治疗策略，通过修复受损的心肌组织来改善心脏功能和减少心律失常的发生。未来的研究应继续致力于揭示心肌纤维化的机制，开发新的治疗方法，并优化现有的治疗策略。

三、电解质调节

调节心肌电解质浓度对维持正常心脏功能至关重要。慢性心力衰竭患者由于神经体液调节和自我调节的变化，以及使用利尿药（如呋塞米）和补钾药物（如氯化钾）而常常出现电解质失衡。然而，随着 LVAD 植入后组织和器官灌注的增加，各种身体调节系统发生变化，可能引起电解质转移。患者在 LVAD 植入后电解质平衡的快速变化增加了术后室性心律失常的风险。

因此，了解 LVAD 植入对心肌电解质的具体影响及其潜在机制至关重要。首先，LVAD 植入后，心脏灌注量显著增加，这种变化可能导致电解质重新分布。例如，钾离子和钠离子的浓度可能会在细胞内外发生显著变化，从而影响到心肌细胞的兴奋性和传导性。钾离子的变化尤其重要，因为它直接影响到心肌细胞的复极过程，其浓度的波动可能引发室性心律失常。此外，钙离子在心肌细胞中的作用同样不容忽视。钙离子在心肌收缩过程中扮演着关键角色，其浓度变化对心脏功能有着直接影响。在 LVAD 植入后，随着心排血量增加，钙离子的内流和外流可能会发生显著变化，从而影响心肌收缩的强度和节律。这些变化不仅仅局限于心脏，还可能影响到全身其他器官和系统的电解质平衡。除了钾和钙，镁离子也在心肌电解质平衡中具有重要作用。镁离子是许多酶促反应的辅酶，参与调节细胞膜的稳定性和心肌细胞的兴奋性。研究表明，低镁血症可能增加心律失常的风险，尤其是在LVAD植入后。因此，监测和调节游离镁离子浓度，对于减少术后并发症具有重要意义。另一方面，LVAD植入对肾功能的影响也是不可忽视的。肾是调节体内电解质平衡的主要器官，LVAD植入后心排血量的增加可能改善肾灌注，从而影响肾小管对钠、钾、钙等电解质的重吸收和排泄。这种变化可能会导致电解质平衡的重新调整，进一步影响全身的电解质状态。

未来的研究应进一步探讨LVAD植入对电解质平衡的长远影响，包括对心肌细胞电解质运输机制的研究，以及对不同患者群体（如老年患者、合并肾功能不全患者等）的特定影响。

四、其他

室性心律失常与心肌细胞去极化延迟、钠钙交换增加和钙浓度变化有关。LVAD植入改善了心力衰竭者的正常钙稳态，并减少了心肌中异常钙通道的调节。除了上述原因外，LVAD植入可能改变与室性心律失常相关的各种基因的表达，例如上调肌动蛋白和Ca^{2+}调节基因，下调连接蛋白43和Na^+/K^+-ATP酶的表达。同时，LVAD植入后不久使用的正性肌力药物治疗被认为与早期室性心律失常有关。

此外，LVAD植入后心肌重构的改变也可能对心律失常的发生产生影响。心肌重构不仅仅是心肌细胞的形态和大小的变化，还包括细胞外基质的重塑、心肌纤维化的程度以及血管密度的变化。这些变化可能会影响心脏的电传导路径，增加发生心律失常的风险。研究表明，LVAD植入后心肌纤维化的减轻和血管生成的改善有助于恢复心脏的电稳定性，从而减少心律失常的发生。然而，心肌重构的过程是复杂的，可能受到多种因素的影响，例如炎症反应、氧化应激和细胞凋亡等。

LVAD植入还能够通过机械卸载心脏，减少心肌的氧需求，理论上也能改善心肌的能量代谢。这种能量代谢的改善不仅有助于恢复心肌细胞的功能，还能够减少心肌细胞的损伤和死亡。心肌细胞的损伤和死亡是心律失常的重要诱因，那么，LVAD植入后是否能通过改善心肌能量代谢从而间接减少心律失常的发生仍然是一个需要探讨的问题。

从基因表达的角度来看，LVAD植入可能通过机械应力的变化，调节多种与心肌细胞功能相关的基因。例如，某些与细胞增殖和分化，以及与细胞凋亡和炎症反应相关的基因表达变化。这些基因表达的变化可能影响LVAD术后心律失常的发生。

LVAD植入对自主神经系统的调节也可能影响心律失常的发生。心力衰竭患者常常伴有交感神经活性增加和迷走神经活性降低的现象，这种自主神经失衡是心律失常的重要诱因之一。LVAD植入后自主神经功能障碍，神经系统的调节失衡，异常的交感神经激活，例如患者会出现自主出汗增加，精神兴奋性增高，这种异常的神经兴奋状态，会对身体的正常生理功能产生不良影响。尽管LVAD植入在改善心力衰竭患者的预后方面具有显著的优势，但其长期效果和潜在风险仍需要进一步研究。

第三节　LVAD植入后室性心律失常的治疗策略

在长期LVAD辅助患者中，预防和治疗术后室性心律失常应考虑多种机制和因素。首先，药物治疗是控制室性心律失常的重要手段之一。常用的药物包括β受体阻滞剂、抗心律失常药物如胺碘酮等。这些药物能够有效地减少心律失常的发生频率和严重程度，从而改善患者的预后。然而，药物治疗的选择和剂量需根据患者的具体情况进行个体化调整，以最大限度减少副作用和药物相互作用的风险。预防“吸入事件”也是防治术后室性心律失常的关键措施之一。LVAD辅助装置本身可能导致血流动力学的改变，从而增加心律失常的风险。因此，优化LVAD的操作参数，确保血流的稳定性和有效性，减少血栓形成和“吸入事件”的发生，对于预防室性心律失常具有重要意义。对于一些药物治疗效果不佳或药物副作用较大的患者，消融治疗是一种有效的替代方案。射频消融可以通过破坏异常的心肌组织，消除心律失常的源头，从而达到治疗的目的。消融治疗在LVAD辅助患者中的应用已有较多研究，显示其在控制难治性室性心律失常方面具有良好的效果。植入型心脏转复除颤器（ICD）是另一种重要的治疗手段，特别适用于高危患者。ICD能够实时监测心脏的电活动，当检测到危险的室性心律失常时，自动给予电击，恢复正常心律。尽管ICD的植入和长期使用可能伴随一些并发症，但其在预防猝死和改善长期生存率方面的作用已得到广泛认可。交感神经去神经化是一种新兴的治疗策略，通过减少交感神经对心脏的影响，从而降低心律失常的发生率。该技术的应用尚处于探索阶段，但已有初步证据显示其在某些难治性心律失常患者中具有潜在的临床价值。

因此，术后室性心律失常的预防和治疗需要综合考虑多种因素和机制，采取个体化、多层次的综合疗法，以达到最佳的治疗效果。药物治疗、预防“吸入事件”、消融、植入型心脏转复除颤器和交感神经去神经化等策略各有其优缺点，需根据患者的具体情况进行选择。在临床实践中，医护人员应密切监测患者的病情变化，及时调整治疗方案，以实现最优的治疗效果和长期预后。

一、药物治疗

临床上，药物治疗是术后室性心律失常管理的关键环节。目前缺乏关于使用β受体阻滞剂治疗LVAD术后室性心律失常的随机和前瞻性研究的信息，但在没有显著禁忌证（如右心室功能障碍）的患者中，可以基于个体化治疗的综合考虑使用β受体阻滞剂。除了使用常规药物（如β受体阻滞剂、胺碘酮、利多卡因等），临床医生应密切关注电解质水平的变化，纠正电解质紊乱，并全面分析血流动力学变化和室性心律失常的原因。应实施有效的监测或针对病因的治疗。

二、预防“吸入事件”

“吸入事件”已被确定为LVAD植入后室性心律失常的常见原因。在监测和治疗过程中，“吸入事件”通常表现为流量减少、特征性流量曲线和血泵操作功率增加等，应尽快纠正。身体位置可能影响流入道与室间隔和心室自由壁的空间位置关系，尤其是术前营养不良的消瘦患者。围术期使用超声心动图实时评估左心室几何形状对于避免因机械刺激导致的术后室性心律失常至关重要。一旦发生“吸入事件”，调整泵速有助于恢复左心室的容量状态，减少室性心律失常发生的可能性。如果泵速或容量状态的变化不足以纠正因LVAD流入道与心肌接触引起的室性心律失常，则应考虑重新手术以调整通道位置。

三、消融

在对患者情况进行全面评估后，对于术前有室性心律失常的患者，应在LVAD植入前进行消融治疗，以提高患者在LVAD植入后的生存率。如果患者的术前条件不允许在植入前进行消融，则应考虑在同一时期进行LVAD植入时进行外科消融。LVAD植入后，室性心律失常消融将会受到限制。一方面，LVAD植入后会产生心包粘连，基本上限制了心外膜消融；另一方面，LVAD导管限制了心内消融的使用。然而，对于LVAD植入后药物控制不佳的室性心律失常患者，心内消融仍然是一个选择。在34名HeartMate Ⅱ植入后发生室性心律失常的患者中，经过（25±15）个月的随访，有13名患者未再出现室性心律失常。在21名患者（15名HeartMate Ⅱ®，6名HeartWare®）LVAD植入后发生室性心律失常，64%的患者在消融后未再出现室性心律失常，非复发患者的1年生存率为67%，复发患者为29%（$P=0.049$）。

目前，国内外中心正在进行LVAD植入术同期行消融手术治疗，临床疗效值得期待。

四、植入型心脏转复除颤器

植入型心脏转复除颤器（ICD）目前被认为是心力衰竭患者突发心脏性死亡的主要和次要预

防手段，但对其在LVAD植入后患者中的疗效还不确定。有ICD与LVAD互相电磁干扰影响两种功能的个案报道。据目前的研究显示LVAD和ICD设备之间的相互作用并不常见。在76名患者（HeartMate Ⅱ®）中仅有2例经历了这种相互作用；一项单中心回顾性研究分析了86名接受LVAD和ICD植入的患者的临床数据（46名患者植入HeartMate Ⅱ®，40名患者植入HeartMate Ⅲ®），植入HeartMate Ⅱ®和ICD或HeartMate Ⅲ®和ICD的患者中，电磁干扰的发生率分别为15%和11%。

五、交感神经去神经化

通过降低交感神经活动，交感神经去神经化已被证明可以减少持续性室性心动过速或ICD的使用。有个案报道LVAD植入后出现间歇性室性心律失常的女性患者进行了交感神经去神经化，术后8个月随访未观察到复发。这可能意味着常规临床治疗（药物、消融治疗或ICD治疗）无反应的LVAD植入患者，可以考虑交感神经去神经化治疗。

综上所述，LVAD植入后室性心律失常已成为一种常见的临床并发症。虽然在许多个体患者中，LVAD术后室性心律失常对短期血流动力学没有影响，但其长期持续或复发仍会增加术后死亡率和再住院的风险。通过既往不同中心的病例数据，我们发现即使发生严重的室性心律失常（如心室颤动），患者在LVAD支持下仍可能维持血流动力学稳定，但维持循环的能力仍不确切。所以在LVAD植入之前，应评估心律失常的风险，因为术前的室性心律失常是强预测因子。然而，术后室性心律失常会显著增加长期死亡率。在治疗方面，消融手术是常规治疗术后室性心律失常的策略，同时应预防“吸入事件”。

主要参考文献

［1］Sciomer S，Rellini C，Agostoni P，et al. A new pathophysiology in heart failure patients［J］. Artif Organs，2020，44（12）：1303-1305.

［2］Gordon JS，Maynes EJ，Choi JH，et al. Ventricular arrhythmias following continuous-flow left ventricular assist device implantation：A systematic review［J］. Artif Organs，2020，44（8）：E313-E325.

［3］Viola F，Jermy E，Warnock T，et al. Left Ventricular Hemodynamics with an Implanted Assist Device：An In Vitro Fluid Dynamics Study［J］. Ann Biomed Eng，2019，47（8）：1799-1814.

［4］Shi J，Yu X，Liu ZA. Review of New-Onset Ventricular Arrhythmia after Left Ventricular Assist Device Implantation［J］. Cardiology，2022，147（3）：315-327.

防手段，但对其在 LVAD 植入后患者中的疗效还不确定。有 ICD 与 LVAD 互相电磁干扰影响两种功能的个案报道。据目前的研究显示 LVAD 和 ICD 设备之间的相互作用并不常见。在 76 名患者（HeartMate Ⅱ®）中仅有 2 例经历了这种相互作用；一项单中心回顾性研究分析了 86 名接受 LVAD 和 ICD 植入的患者的临床数据（46 名患者植入 HeartMate Ⅱ®，40 名患者植入 HeartMate Ⅲ®），植入 HeartMate Ⅱ® 和 ICD 或 HeartMate Ⅲ® 和 ICD 的患者中，电磁干扰的发生率分别为 15% 和 11%。

五、交感神经去神经化

通过降低交感神经活动，交感神经去神经化已被证明可以减少持续性室性心动过速或 ICD 的使用。有个案报道 LVAD 植入后出现间歇性室性心律失常的女性患者进行了交感神经去神经化，术后 8 个月随访未观察到复发。这可能意味着常规临床治疗（药物、消融治疗或 ICD 治疗）无反应的 LVAD 植入患者，可以考虑交感神经去神经化治疗。

综上所述，LVAD 植入后室性心律失常已成为一种常见的临床并发症。虽然在许多个体患者中，LVAD 术后室性心律失常对短期血流动力学没有影响，但其长期持续或复发仍会增加术后死亡率和再住院的风险。通过既往不同中心的病例数据，我们发现即使发生严重的室性心律失常（如心室颤动），患者在 LVAD 支持下仍可能维持血流动力学稳定，但维持循环的能力仍不确切。所以在 LVAD 植入之前，应评估心律失常的风险，因为术前的室性心律失常是强预测因子。然而，术后室性心律失常会显著增加长期死亡率。在治疗方面，消融手术是常规治疗术后室性心律失常的策略，同时应预防“吸入事件”。

主要参考文献

［1］Sciomer S，Rellini C，Agostoni P，et al. A new pathophysiology in heart failure patients［J］. Artif Organs，2020，44（12）：1303-1305.

［2］Gordon JS，Maynes EJ，Choi JH，et al. Ventricular arrhythmias following continuous-flow left ventricular assist device implantation：A systematic review［J］. Artif Organs，2020，44（8）：E313-E325.

［3］Viola F，Jermy E，Warnock T，et al. Left Ventricular Hemodynamics with an Implanted Assist Device：An In Vitro Fluid Dynamics Study［J］. Ann Biomed Eng，2019，47（8）：1799-1814.

［4］Shi J，Yu X，Liu ZA. Review of New-Onset Ventricular Arrhythmia after Left Ventricular Assist Device Implantation［J］. Cardiology，2022，147（3）：315-327.

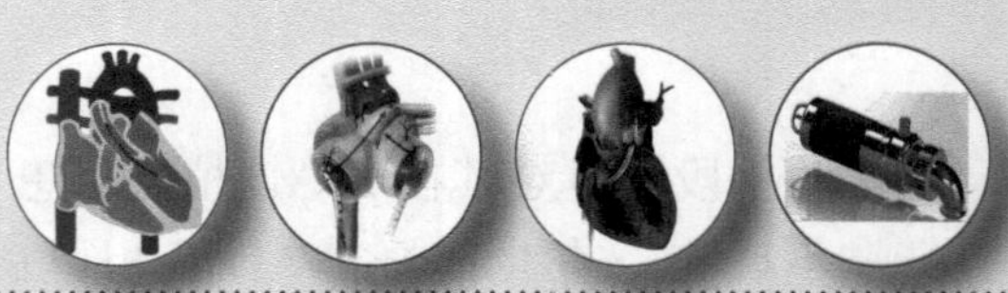

第九章

机械循环辅助装置对肾功能的影响

晚期心力衰竭往往合并肾功能不全，心肾综合征（cardiorenal syndrome，CRS）就描述了这两种疾病间复杂的相互作用。心肾综合征指的是心脏和肾之间的一系列复杂相互作用，导致两者功能同时受损。根据心肾综合征的类型，可以分为原发性心脏疾病引起的继发性肾功能障碍，或原发性肾病引发的心功能障碍。然而，在临床实践中，常常难以明确这种区分，因为心脏和肾功能损伤通常是相互影响、相互加剧的，且许多病理机制尚未完全理清。肾功能的优化管理对晚期心力衰竭患者的综合治疗、改善临床预后和生活质量至关重要。

晚期心力衰竭的特征是左右心房压力升高，心排血量减少，引起肾小球压力升高，进而导致滤过率降低。肾功能异常无论是慢性肾病还是急性肾损伤都会升高尿毒症毒素（uremic solutes），有直接的心脏毒性。近期数据发现超过2/3的终末期心衰患者存在肾功能异常，这部分是因为共存基础疾病，血流动力学不稳定，神经体液通路失调，以及其他在肾病和心衰中共存的生理病理异常。伴随心衰疾病进展的其他系统性侵扰会进一步加剧该进程（如低血压、低氧、毒性物质暴露）。

肾供血不足会激活RAAS轴、交感神经系统和精氨酸加压素的分泌，导致液体潴留、前负荷增加以及加重泵衰竭。然而，低流量状态的存在只能部分解释CRS的病理生理学。美国急性失代偿性心力衰竭国家登记处（Acute Decompenstated Heart Failure National Registry，ADHERE）指出，血肌酐升高（肾功能损伤）的发生在AHF患者中普遍存在，且与患者的心脏收缩功能状态（如射血分数降低的或保留的心力衰竭）无关。此外，许多证据表明急性CRS住院的患者血压正常或升高，左心室射血分数（LVEF）正常。肾并不是输送含氧血液的首选器官，但因其为低阻力回路，它们获得了不成比例的大部分心排血量（CO）（25%）。动脉驱动压和静脉流出压之间的差值必须保持足够大，才能保证足够的肾血流量和肾小球滤过。

在此背景下，中心静脉压（CVP）升高导致肾静脉高压、肾阻力增加，并最终损害肾内血流的概念已经在早期实验模型中得到证明，在AHF患者中使用更多现代有创血流动力学监测的研究中，Merrill证明了失代偿性心力衰竭（HF）受试者肾血流量显著减少，肾小球滤过率（GFR）相对稳定。这是由于肾素水平升高引起的传出小动脉收缩，引起的肾小球内压升高导致的滤过分数的增加。然而，在严重失代偿性HF患者，肾静脉压显著升高，肾血流量减少，滤过分数的代偿性增加丢失，导致GFR下降。在这种情况下，肾小球内压的下降和GFR的降低是由肾小球前血管收缩和神经体液激活引起的。此外，神经体液轴的增强激活导致近端肾小管钠和水的重吸收增加，以维持有效的血容量，最终导致少尿和恶化的充血。这些肾血流动力学调节机制也是使用RAAS抑制剂后肾小球液压降低导致血清肌酐升高的原因，肾血流本身几乎没有变化，只有当平均动脉压降低超过肾自身调节能力时，才会转化为真正的肾功能恶化。最后，肾血管和实质的低阻力性质以及外髓中非常低的氧分压也解释了肾对低血压诱导的损伤的独特敏感性。因此，在对发展中的CRS患者进行咨询评估时，应同时考虑血流动力学不稳定和既往低血压。

右心房（RA）压是与基线肾功能障碍相关的唯一血流动力学参数，CVP增加与GFR减少和全因死亡率相关。同样，急性心力衰竭患者腹内压（IAP）升高可能导致肾受压和血流灌注减少，从而导致肾功能障碍。反映右心室（RV）功能的血流动力学指标，如RV每搏做功指数，可能对HF患者（包括射血分数保留的HF患者）的肾功能的预后有影响，从而强调RV功能对肾血流动力学的影响。然而，在人类RV故障模型中，关于神经体液波动以及钠和水滞留的数据很少。其他研究人员已经证明，尽管存在肺压力感受器，但当CO保持不变时，肺动脉（PA）扩张对肾血流动力学没有直接影响。因此，在PA高血压患者中观察到的肾血流动力学变化以及水钠潴留的状态可能是由全身压力感受器而不是PA压力感受器介导的，正如在其他水肿性状态中所显示的那样。因此，在CRS的临床背景下，RV功能下降和RV后负荷增加对肾血流动力学的相对影响不太清楚。起源于PA循环或RV的心肾神经反射尚未被很好地描述，伴随PA高血压/RV功能障碍的利尿钠肽水平升高并不能解释RV衰竭时出现的钠饥饿状态，尽管它们具有负面的预后意义。RV功能障碍对肾血流动力学的直接影响的其他机制包括室间不同步和心包介导的RV-LV相互作用。这是右心室游离壁长时间收缩的结果，在舒张期早期，右心室压力超负荷高于左心室压，导致室间隔的矛盾运动，使得左心室舒张末期充盈减少。最后，尽管右心室功能是CRS血流动力学的中心决定因素，但外科模型，如Fontan手术，证明了在存在正常的LV功能和无肺血管疾病的情况下，通过绕过RV来维持CO和功能容量的能力。

CRS患者存在多种加重心脏或肾损伤的非血流动力学途径，这些途径的核心是交感神经系统的激活、慢性炎症、活性氧/NO生成比例的失衡以及RAAS的持续激活。循环中肿瘤坏死因子α（TNF-α）、白介素-1（IL-1）和白介素-6（IL-6）的循环水平在急性心肌梗死实验模型中升高，具有直接的心脏抑制作用，如降低左心室射血分数。尿毒症心肌病（4型CRS）以左心室肥厚为特征，成纤维细胞生长因子-23（FGF-23）最近被证明与其有独立的因果关系。由于左心室肥厚与毛细血管密度降低有关，特别是在中央心内膜，微血管缺血在尿毒症心脏病的进展中起作用。外周静脉充血引起的血管内皮细胞伸展导致血管内皮细胞从静止的表型转变为促炎表型，这突显了CRS患者除血流动力学影响外，减少充血的重要性。最后，关于心脏和肾的树突状细胞之间的相互作用的数据逐步证实，这些细胞在CRS背景下的先天性和获得性免疫反应中发挥核心作用。

第一节　临时经皮心室辅助装置对肾功能的影响

像Impella/CorVad或者IABP这类经皮心室辅助装置，常常被应用于心源性休克的患者群体之中，其目的在于推动重要脏器的血液灌注，同时，它们也会被用于那些患有严重冠状动脉疾病的患者，旨在降低心肌的耗氧量。有研究结果显示，Impella所提供的支持能够有效地降低接受高风险PCI患者出现急性肾损伤（acute kidney injury，AKI）的概率；但是，有关IABP的相关数据却并未得出明确的结论。在文献记载中，关于心源性休克患者运用经皮机械循环辅助装置对肾损伤所产生的影响存在着差异，这是由于极少有研究针对不同设备之间所导致的肾损伤结果进行比较。在2018年所开展的一项荟萃分析中，对四项随机对照试验进行了对比，这些试验涵盖了在高风险PCI或者心源性休克患者中对IABP和Impella的使用情况。分析结果表明，这两种设备在短期或者长期死亡率的结果方面并未呈现出差异。与使用IABP的患者相比，使用Impella的患者出现设备相关并发症的风险要更高一些，其中包含了急性肾损伤、肢体缺血、感染、大出血以及血管损伤等（固定效应相对风险为1.65；95%置信区间为1.14～2.39；$P = 0.008$）。然而，在一项回顾性研究中，在有无机械循环辅助的情况下对心源性休克患者肾功能的状况进行了比较，研究结果显示，使用Impella的急性肾损伤患者的肾功能得到了一定程度的改善，并且这种改善的效果要优于IABP。

第二节 长期心室辅助装置对肾功能的影响

肾功能不全作为左心室心力衰竭患者颇为常见的一种并发症，其主要成因在于心肾综合征（CRS）。心肾综合征是指心脏和肾之间存在的复杂相互作用，导致两者功能的相互损害和恶化。这种综合征可以根据病因和临床表现分为五种类型。第一类是急性心肾综合征，表现为急性心功能不全导致急性肾功能损害；第二类是慢性心肾综合征，表现为慢性心功能不全导致慢性肾功能损害；第三类是急性肾心综合征，表现为急性肾功能不全导致急性心功能损害；第四类是慢性肾心综合征，表现为慢性肾功能不全导致慢性心功能损害；第五类是次级心肾综合征，表现为系统性疾病同时影响心脏和肾的功能。心肾综合征的病理生理特点主要包括以下几个方面：首先，血流动力学变化在心肾综合征中扮演重要角色。心功能不全时，心排血量减少，导致肾灌注不足，进而激活肾素-血管紧张素-醛固酮系统（renin-angiotensin-aldosterone system，RAAS），引起血管收缩、水钠潴留和血压升高，这些变化进一步加重心脏负担，形成恶性循环。同样，肾功能不全时，水钠潴留导致血容量增加，加重心脏负担，导致心力衰竭的恶化。其次，神经内分泌系统的激活也是心肾综合征的重要机制之一。心功能不全时，交感神经系统过度激活，导致血管收缩、心率加快和心肌耗氧量增加，同时抑制肾血流，减少肾小球滤过率，导致肾功能进一步恶化。RAAS和交感神经系统的相互作用，加剧了心肾功能的双向损害。此外，炎症反应和氧化应激在心肾综合征的发生发展中也起着重要作用。心功能不全和肾功能不全时，全身性炎症反应增强，释放大量炎症因子，如C反应蛋白、肿瘤坏死因子-α和白细胞介素-6等，这些因子通过多种途径损害心肌细胞和肾小管上皮细胞，导致组织纤维化和功能障碍。氧化应激增加，导致细胞损伤和凋亡，加重心肾功能的恶化。心肾的交互机制复杂且多方面。心脏和肾通过血流动力学、神经内分泌、炎症反应和氧化应激等途径相互影响。心功能不全导致肾灌注不足和肾功能损害，而肾功能不全又通过水钠潴留和血容量增加而加重心脏负担，形成恶性循环。此外，心肾综合征患者常伴有高血压、糖尿病等代谢性疾病，这些疾病通过多种机制进一步加剧心肾功能的损害。在临床管理中，尤其是慢性心肾综合征的治疗策略应综合考虑心脏和肾的功能状态，避免单纯针对某一器官的治疗。治疗措施包括优化血流动力学状态、控制体液平衡、抑制神经内分泌过度激活、减轻炎症反应和氧化应激等。合理使用利尿剂、RAAS抑制剂、β受体阻滞剂和抗氧化药物等，可以改善心肾功能，减轻症状，提高患者的生活质量和预后。

随着医疗技术的不断发展，左心室辅助装置（LVAD）的应用愈发广泛，植入数量呈现出逐步上升的趋势。在此情况下，伴随急性肾病和慢性肾病（chronic kidney disease，CKD）的患者数量也势必会随之增加。已有许多研究证实LVAD术前的肾功能障碍与LVAD植入后患者的生存率降低有关。肾功能不全是LVAD预后的一个重要指标，肾功能不全的程度越高，患者生存率越低；尤其是术前患有终末期肾病（end-stage renal disease，ESRD）者，其中位生存期仅为16天。虽然不同中心的情况有所不同，但通常都会因过高的早期死亡率，将终末期器官功能障碍（譬如ESRD）患者排除在LVAD植入适应证之外。INTERMACS（The Interagency Registry for Mechanically Assisted Circulatory Support）数据分析显示，HF患者术前肌酐清除率与LVAD后的预后紧密相关，需要依赖透析或估算肾小球滤过率（estimated glomerular filtration rate，eGFR）< 30 ml/（min · 1.73 m^2）的患者，也即终末期肾病（ESRD），其生存率是最低的。现阶段有关严重肾功能不全的患者植入LVAD的数据是有限的。同时也有部分研究显示，对合并ESRD的晚期心衰患者，进行积极的术前肾优化治疗和围术期管理，植入LVAD作为移植桥接（bridge-to-transplant，BTT）或终点治疗（destination therapy，DT），并不会增加这部分患者的死亡率。当前，针对这一复杂的决策过程，也开发出了多个风险评分系统，如Destination Therapy Risk（DTRS）、HeartMate

Ⅱ Risk Score（HMRS）、End-stage liver disease excluding INR 模型（MELD-XI）等。HMRS 结合了年龄、肌酐、INR、白蛋白和 LVAD 中心手术量（＜15 台 / 年会增加风险），对接受 HM-Ⅱ的患者进行风险分层。MELD-XI 则结合了胆红素和肌酐，相对忽略 INR。但这些结果，现在并无法在高手术量的中心，以及新一代的泵如 HM3 上复制。另一方面，对相对禁忌证的术前肾功能不全患者分层管理，并对精心筛选后的患者相对安全地植入 LVAD，可帮助这类人群进行 BTT 或 DT。在 2022 年的一篇荟萃分析中，研究者们发现 ESRD-LVAD 组的住院死亡率和非 ESRD 组相似。因此，对特定肾功能障碍的 HF 患者，可考虑植入 LVAD，并不会增加他们的术后发病率和死亡率。

如前文所述，LVAD 植入后部分心力衰竭患者的肾功能可能有所改善，但并非所有患者如此，有些甚至可能恶化。LVAD 植入后，进展性心衰患者可能因心排血量和肾灌注量的增加，肾静脉充血的减少，显著改善了肾功能。然而，LVAD 对肾功能的影响非常复杂，小部分患者也可能在机械循环的支持下出现急性肾损伤（AKI），和（或）肾功能障碍的复发。急性肾功能不全是 LVAD 植入患者中常见且严重的并发症，发生率为 25% ～ 35%，其中 10% ～ 15% 的患者需要血液透析治疗。也有文献指出，LVAD 植入后发生右心衰的患者，20% ～ 50% 会出现 AKI。LVAD 植入后右心衰与围术期死亡率增加、住院时间延长及心脏移植后更低的生存率相关。严重肾功能不全估算肾小球滤过率［eGFR＜30 ml/（min·1.73 m^2）］是不良结局的强预测因子，可显著增加术后早期肾脏替代治疗、右心功能衰竭、感染及死亡风险。

一些单中心报道显示，年龄较低、既往 eGFR 较低和不合并糖尿病的患者，LVAD 植入后 1 个月内更易出现 eGFR 改善。然而，对大多数患者来说，这种改善是短暂的，LVAD 植入术后 1 个月，患者的 eGFR 水平会快速回升，但术后 1 个月后肾功能会呈下降趋势，1 年左右可降至术前水平；1 年随访时，术前无肾功能障碍的 LVAD 者也可能出现 eGFR 的下降。

据 INTERMACS 报告所述，在 LVAD 手术后，有 12% 的患者需要接受透析治疗，或者出现肾功能显著下降的情况（肾功能的衡量是通过对血清肌酐值的测量来实现的）。在 MOMENTUM-3 研究中，HM3 全磁悬浮离心泵组中有 15% 的患者出现了肾功能不全（其定义为肌酐增加 2 mg/dl 及以上，或需持续血液透析 90 天）。在 2016—2020 年间 INTERMACS 数据库的 14 226 例 LVAD 患者中，早期（≤ 90 天）和晚期肾功能不全的发生率分别为 9.1% 和 4.9%。尽管就 LVAD 植入后肾衰竭的长期结果而言，相关数据较为匮乏，但依据一系列的观察性研究结果表明，由心肾综合征所引发的肾功能问题，或许会在 LVAD 血流动力学经过优化后的数月时间里得到一定程度的改善。然而，需要特别加以关注的是，那些发生了急性肾损伤（AKI）并且在术后需要进行肾替代治疗的患者，其 1 年的死亡率高达 29%。

研究者们已提出几种假说来解释 LVAD 植入后肾功能恶化的原因，其中之一认为这与右心室功能障碍有关。LVAD 植入后左心室输出量正常化会导致血液回流右心的血液量急剧增加，从而加重右心衰竭和肾静脉高压，导致肾功能下降。这也是 LVAD 术前的 CVP：PCWP 升高，同时亦为 LVAD 后右心衰竭预测因素之一的原因。LVAD 后血清肌酐升高的另一个可能机制为，泵植入后自身动脉系统因缺乏搏动而出现的结构变化。2015 年美国研究者针对 LVAD 植入者主动脉壁组织样本的分析显示，与非 LVAD 植入的心脏捐赠者相比，LVAD 植入者主动脉壁硬度增加、壁厚增加。这一结论也在实验动物身上得到了验证。但是虽然存在这些证据，临床上并未发现持续血流泵和脉动泵，这两种不同的血流方式对肾功能存在不同影响的报道。第三个可能的原因是 LVAD 相关溶血所引起的肾小管损伤。当红细胞通过 LVAD 时，由于机械应力引发持续的低水平溶血，释放血红蛋白和铁进入全身循环，即可通过炎症或沉淀来损伤肾，可能导致色素肾病。最后一个可能的解释是，由于这些患者的肌酐水平被低估了，因此基线的 eGFR 可能是被高估了的结果。心衰患者因虚弱和肌肉减少，使得肌酐生成减少，而基线 eGFR 多是通过肌酐计算公式得出的，如年龄因素，体重因素（图 9-1）。当 LVAD 植入后，患者的整体健康状况改善、食欲增强、肌肉含量增加，反映在公式上反而出现了 eGFR 一定程度的下降。但这需要进一步的研究证实。

Estimation of GFR

▸ Cockcroft-Gault Formula

$$\text{CrCl (ml/min)}=\frac{(140-\text{age})\times \text{Weight in Kg}}{72\times \text{Serum Creat (mg/dl)}}\times(0.85\text{ if female})$$

▸ MDRD Study Equation

$$\text{GFR (mil/min/1.73 m}^2\text{)}=186\times(S_{Cr})^{-1.154}\times(\text{age})^{-20.3}\times(0.724\text{ if female})\times(1.210\text{ if African American})$$

图 9-1 肾小球滤过率 GFR 的计算公式。Scr，血清肌酐（来源：https://www.calculatorall.com/gfr-calculator）

一部分 LVAD 术后的患者因肾功能障碍可能需要肾脏替代治疗（renal replacement therapy，RRT）。Columbia University Medical Center 的研究者们对 2004—2015 年间植入连续血流 LVAD 的患者，根据术后是否接受 RRT 治疗分为两组，发现在 11.6% 的 RRT 患者中，他们的基线肾功能明显较差、血红蛋白较低、蛋白尿增多。其中 GFR ＜ 40 ml/（min · 1.73 m²），尿蛋白 / 肌酐≥ 0.55 mg/mg 是连续血流 LVAD 植入后需要 RRT 的重要预测因素。

RRT 的选择策略方面，腹膜透析（peritoneal dialysis，PD）在对利尿剂无效的晚期心衰和容量超负荷患者的治疗过程中，表现出有希望的效果。且相比血液透析（hemodialysis），PD 无需反复进入血管床，降低了血液感染的可能性，尤其对于易感的 LVAD 患者。并且，由于液体是在较长的时间范围内逐步被去除的，所以在血流动力学方面会更为稳定。然而，必须对与驱动线或者早期 LVAD 模型相关的潜在感染并发症予以考虑，如腹膜受到了侵害，因此在临床上还需要通过开展试验研究来更进一步的评估。目前 LVAD 后腹透相关的临床证据仍很欠缺。

LVAD 患者在透析方面面临着诸多重大挑战，不管是在急诊环境中，还是在门诊环境下。血液透析仍是目前 LVAD 患者最常用的透析策略。在针对 LVAD 患者的治疗中，使用中心静脉导管来进行血液透析乃是首要的选择方案。不过，这些患者需要面对透析导管相关的血流感染风险，这种风险有可能会进一步造成对 LVAD 相关感染，进而引发慢性感染，最终对患者的移植资格产生不利影响。

在 LVAD 患者群体中，有关动静脉瘘的创建以及将其作为血液透析通路的可能性，已经在病例报告中有所提及，并且显示出了瘘管在成熟过程以及维持透析方面的成功性。当然，为了能够确切地判定非搏动血流对于 LVAD 患者瘘管成熟度以及预后所产生的影响，仍然需要开展进一步的研究工作以及规模更为宏大的试验。

CKD 阶段Ⅳ和Ⅴ的患者在接受 LVAD 植入后与增加的并发症和死亡率相关。术前需进行血液透析的患者预后不佳，术前对于拟行 LVAD 植入患者的肾功能不全评估和优化非常重要，特别是在有 CKD 或需要血液透析的患者中。监测和优化肾功能可提高手术成功率并减少术后并发症。

针对 LVAD 植入前肾功能管理的推荐包括：①一级推荐：所有患者在 LVAD 植入前应密切监测肾功能；有失代偿性心衰和肾功能不全的患者术前血流动力学优化［如正性肌力药物和（或）临时性机械循环辅助］，以达到容量优化为目标；在患者血流动力学优化后，应对患者进行血清肌酐、血尿素氮以及 24 h 肌酐清除率和尿蛋白的评估。②二级推荐：对于 CKD 阶段Ⅳ和Ⅴ的患者应慎重选择 LVAD；如果考虑 LVAD 作为心肾移植的桥接支持，需要在有经验的中心进行长期血液透析。③三级推荐：预期永久性透析是不建议行 LVAD 作为终点治疗的措施。

针对 LVAD 植入后肾功能管理推荐包括：①应维持高 MAP 和冠状动脉灌注率；②必要时可使用正性肌力药物支持，避免使用肾毒性药物，监测 MAP 并通过利尿剂或体外超滤将中心静脉压维持在 8 ～ 12 mmHg；③在严重 RHF 患者中，RVAD 植入可帮助减少静脉充血，改善肾灌注。

总之，在接受 LVAD 治疗的晚期心衰患者中，肾功能障碍很常见。由于基线肾功能障碍与不良预后相关，因此对肾功能受损的心衰患者，要在 LVAD 前仔细地评估与筛选。另一方面，虽然 LVAD 植入后可出现肾功能受损，但 LVAD 本身对终末器官灌注和肾血流存在有益影响，大多数的患者的 eGFR 也会有所改善，因而需要综合考虑。LVAD 后的 RTT 中，血液透析最常见，但此时血压和容量负荷程度较难评估，透析人员的操作很有挑战性。总而言之，肾功能对心衰患者的影响是巨大的，特别是需要长期 RRT 的患者，往往需要多学科联合团队来进行最佳决策与管理。

第三节 体外膜肺氧合对肾功能的影响

体外膜肺氧合作为一种具有高度侵入性的治疗手段，旨在为那些饱受顽固性心脏、肺或心肺衰竭折磨的患者给予至关重要的生命支持。然而，需要注意的是，VA ECMO 和 VV ECMO 并非毫无风险的良性治疗方式。在诸多文献中，常见的器官功能障碍问题，特别是急性肾损伤（AKI）屡有提及。有关文献中 AKI 的发生率呈现出较大的波动性，在 ECMO 患者中，发生 AKI 的概率范围从 30% 至 80% 不等，而这主要归咎于定义 AKI 的标准存在差异，常用的标准有 RIFLE，AKIN 和 KDIGO。

ECMO 支持的新生儿与儿科患者 AKI 患病率为 60% ～ 74%，而其中 51% ～ 64% 的 AKI 在 ECMO 启动时出现，86% ～ 93% 的 AKI 在 ECMO 启动后 48 h 内出现。AKI 是 ECMO 患者死亡的风险因素，有报道在 ECMO 建立 48 h 内需要 CRRT 辅助的患者中，住院病死率是非需要 CRRT 组的 3 倍。Fleming 等报告合并 AKI 的 ECMO 治疗患儿死亡风险比是未合并 AKI 的 1.7 ～ 2.5 倍。VA ECMO 治疗严重 ARDS 肺损伤试验（EOLIA）和常规呼吸支持与 VV ECMO 治疗严重成人呼吸衰竭试验（CESAR）比较显示，VV ECMO 患者的 AKI 发生率和肾脏替代治疗使用率都较低。

据相关数据显示，大约 50% 的 ECMO 成人患者在发生 AKI 后需要接受肾替代治疗，通过荟萃分析可知，持续性肾脏替代治疗是最为常见的一种治疗方式。除了心源性休克或顽固性缺氧等作为主要的病前诱因之外，致使这些患者出现 AKI 的因素实则是多维度的。在启动 ECMO 前，血流动力学不稳定、低心排血量、高胸腔压力、肾毒性药物暴露、严重低氧血症、高碳酸血症、全身炎症 / 免疫反应和神经激素失调可导致 AKI。在心力衰竭患者中，心功能不全、腹内压升高和肾充血会导致肾血流障碍和心肾综合征。AKI 也可能发生在其他危重疾病相关并发症的背景下，例如出血、肢体缺血、感染和凝血障碍等。有创机械通气与血流动力学改变及促炎细胞因子（例如，肿瘤坏死因子 -α、白细胞介素 -1β、白细胞介素 -6 和白细胞介素 -8）的释放有关。血浆细胞因子浓度可预测 AKI 的发展和肾的可恢复性。呼气末正压的应用对肺复张及降低左心室前、后负荷有益。然而，增加呼气末正压或潮气量可能会升高胸膜腔内压、减少静脉回流、减少心排血量和增加右心室后负荷，导致全身静脉压升高、静脉充血和肾灌注减少。此外，由于交感神经系统和肾素–血管紧张素–醛固酮系统的激活以及心房利尿钠肽的释放受到抑制，可能会导致液体潴留。肺保护性通气可限制肺损伤并有可能降低 AKI 的风险。然而，随之而来的可能是允许性低氧血症和高碳酸血症，从而减少肾血流量。接受 VV ECMO 支持呼吸衰竭并接受肺保护性通气的患者通常存在长期高碳酸血症。尽管通过 ECMO 进行校正，但仍可显著改变血流动力学和肾血流。这可能导致酸中毒、缺氧、肺顺应性差和肺动脉高压，可进展为肺心病、休克和器官功能障碍。原发疾病过程伴有持续性肺损伤和通气引起的血流动力学改变，可能进一步加重器官损伤并增加 AKI 的风险。为此，及时开始 ECMO 可以减轻 ECMO 前器官功能障碍和 AKI 的风险因素。

ECMO 置管后，氧合的改善有助于恢复先前缺氧和低灌注的器官和组织的微循环，这通常与一定程度的缺血–再灌注损伤和活性氧的产生有关。VA ECMO 期间持续的血流减少了血流的搏动，这可能会损害肾皮质血流量并上调肾素–血管紧张素–醛固酮系统，从而导致全身血管收缩。导致 AKI 发生的回路相关因素包括溶血、局部缺血引起的横纹肌溶解、出血、肾微血栓形成和置管相关并发症（例如，置管位置不当导致静脉阻塞、置管后胆固醇栓塞、主动脉夹层）。ECMO 管路剪切应力诱发的溶血和溶血下损伤（导致红细胞变形）也可能通过氧化 / 亚硝化应激导致 AKI。在其他变量中，剪切应力可能与管路压力直接相关。ECMO 诱导的溶血导致肾功能损害会增加 ECMO 患者的总死亡率。氧、一氧化氮和活性氧稳态对于维持正常的肾信号传导、免疫 / 细胞防御、微血管功能和细胞呼吸至关重要。ECMO 期间的溶血通过游离循环红细胞成分水平升高伴结合珠蛋白和转铁蛋白相对缺乏的影响来破坏这种体内平衡。无血浆血红蛋白和游离铁是这一过程的主要贡献者，对肾造成促氧化剂 / 亚硝基损伤。无血浆血红蛋白与过氧化氢反应并清除一氧化氮，一氧化氮经历氧化还原循环形成有毒自由基。无血浆血红蛋白也可转化为高铁血红蛋白，随后在肾小管内沉淀。配体不良的游离铁具有肾毒性，因为它会形成活性氧，如羟基自由基和超氧阴离子，特别是在酸性环境中，如肾小管尿。此外，ECMO 回路产生的超生理氧含量在溶血存在下通过产生超氧化物导致这些活性氧的形成。最终，由 ECMO 诱导的溶血引起的稳态失衡通过改变微血管系统和破坏糖萼引起氧化 / 亚硝基介导的肾损伤。如前所述，这促进白细胞黏附，破坏内皮屏障和肾小球滤过功能障碍。此外，活性氧引起弥漫性微循环血管收缩、血小板聚集、脂质过氧化和肾小管细胞极性丧失。反应介质对重要肾细胞和亚细胞结构的损伤会损伤正常的肾功能并导致进展为 AKI。静脉给予结合珠蛋白在降低 AKI 发生率方面显示出预防和治疗益处，突出了溶血对肾功能的影响。

已报道的 ECMO 期间发生 AKI 的风险因素包括高龄、有并存疾病（如肝硬化）、心脏切开术后休克（ECMO 指征）、ECMO 植入较晚、左心室射血分数（LVEF）降低、术中输血、高乳酸、高血浆游离血红蛋白、胆红素升高以及高中性粒细胞 / 淋巴细胞比率。红细胞分布宽度 > 14.1% 是炎症和贫血的标志，也被发现与严重急性肾损伤的风险增加有关。在 ECMO 期间，高肌力当量、ECMO 泵速和 ECMO 持续时间与 AKI 的发展有关。较高的泵速与溶血、白细胞和血小板破坏以及补体激活有关。为防止血红素色素相关的 AKI，泵转速应限制在安全水平，以避免过高的负压。在接受 ECMO 时需要肾脏替代治疗的 AKI 患者更多采用 VA-ECMO 治疗，上 ECMO 治疗时存在更多器官功能障碍，而且需要更多输血。长期的 ECMO 辅助使 ECMO 管路和血液的接触时间得以延长，从而进一步增大血栓、溶血、出血等并发症产生的风险是 AKI 的独立风险因素。赵腊梅的研究结果显示，相较于非 AKI 组，AKI 组患者存在高血压的概率更高，多因素 logistic 回归分析发现 ECMO 相关 AKI 产生的独立风险因素之一是高血压病史，由此反映出多数合并高血压患者的肾储备功能相对较差，较非高血压患者面临更高的 AKI 风险。同时，该研究还发现伴发感染是 ECMO 相关 AKI 的独立风险因素，肾病理改变的基础之一是由感染而引发的全身免疫炎症反应，其堆积的免疫复合物、微生物感染所引起的机体炎症反应以及类细胞浸润等导致肾受损。

肾脏替代治疗是治疗 ECMO 相关 AKI 的有效手段，连续缓慢清除水分和溶质的治疗方式。肾脏替代治疗能够降低机体容量负荷、清除患者体内的炎症介质以及毒素，并使水电解质紊乱的情况得以及时纠正，从而使患者的肾功能得以有效改善，有 20% ～ 100% 的 AKI 患者在 ECMO 治疗之前或期间接受肾脏替代治疗。与以往的血液净化模式相比，可以更稳定、持续地清除患者的免疫炎症介质和体内的代谢废物，有效改善病情。ECMO 患者联合肾脏替代治疗的适应证与其他危重患者相似，包括酸中毒、电解质异常、中毒、液体超负荷和尿毒症。根据最近的一项调查，液体过负荷管理（43%）或预防（16%）是 ECMO 期间启动肾脏替代治疗的主要触发因素，其次是 AKI（35%）和电解质紊乱（4%）。对儿童与新生儿中心做了类似的调查，结果显示治疗或预防液体超负荷是 ECMO 患儿启动肾脏替代治疗的主要原因，液体超负荷会增加死亡率，延长 ECMO 辅助时间。这些结果表明在 ECMO 辅助治疗的过程中，液体超负荷是启动 RRT 的重要指征。

理论上，在 ECMO 患者中，早期开始肾脏替代治疗可能有助于更快地解决液体过负荷，并实现比利尿剂更好的单位体积钠排出。但是目前肾脏替代治疗启动的最佳时机尚不明确，研究显示，相比 AKI 出现 12 h 内开始 CRRT，延迟启动策略，CRRT 的启动时间推迟到强制性适应证（明显的高钾血症或代谢性酸中毒或肺水肿）或直到血尿素氮浓度达到 140 mg/dl，延迟 CRRT 的启动时机并没有获益更大，反而潜在危害更大。Kielstein 等研究发现需要肾脏替代治疗的 ECMO 患者病死率明显增加，且肾脏替代治疗持续时间越长，病死率越高。在 ECMO 管理中，排出过量液体是进行 CRRT 最常见的原因，其次是纠正电解质紊乱。对于危重患者，CRRT 的启动应根据患者疾病背景、肾功能评估及风险事件的预判进行个体化判断。作为指导原则，在利尿剂治疗无效的成年 ECMO 患者和 AKI 导致代谢紊乱，阻碍心肺衰竭恢复的情况下，应考虑肾脏替代治疗。最近的随机对照试验不仅没有证明早期超标准启动策略的生存益处，而且还显示早期启动组的危害增加，包括 90 天后透析依赖的风险增加和不良事件。一项 ARDS 的肾损伤替代治疗试验的事后亚分析也显示了早期启动策略和标准启动策略之间的相似结果。另一项使用倾向-评分匹配的研究比较了 ECMO 后 CRRT 的早期和晚期启动（从 ECMO 到 CRRT 启动的中位时间分别为 1 天和 15 天），发现生存率没有差异。

鉴于血肌酐、AKI 分期和尿量不是启动肾脏替代治疗的有效指征，有学者提出了需求-容量概念来指导 RRT 的决策过程。因此，如果液体过负荷和 AKI 相关代谢紊乱的程度可能超过肾的补偿能力，并且药物措施（利尿剂治疗、碳酸氢钠）不太可能有效，则应考虑启动 RRT。第 21 届急性透析质量倡议（ADQI）会议的专家委员会得出结论，没有证据表明在接受 ECMO 治疗的患者中预防性使用 RRT 有益处。因此，在接受 ECMO 治疗的患者中，启动 RRT 的决定应该基于危重患者是否有绝对和相对适应证。

连续性肾脏替代治疗（CRRT）和腹膜透析适用于血流动力学不稳定的患者，但 CRRT 可以进行更精确的液体和电解质管理。CRRT 可以通过串联 ECMO 装置或并行 ECMO 系统的方法来予以启动。其中，串联 ECMO 装置系统指的是将透析机与体外膜肺氧合插管的通路进行连接，而并行系统则是涉及一个与体外膜肺氧合相互分离的透析回路。毋庸置疑，这两种方法均具有各自的优势与不足之处。

CRRT 串联 ECMO 装置的方法是将 CRRT 设备直接连接到 ECMO 循环系统中。此方法的基本原理是 ECMO 泵将血液从患者静脉引流到 ECMO 回路中，在经过 ECMO 膜肺氧合后，直接进入 CRRT 系统进行清除废物和调节电解质及液体平衡再返回 ECMO 通路回到患者静脉或者动脉系统。这一方法的优势在于减少了患者血管穿刺的次数，并且由于 ECMO 本身已经建立了稳定的血流动力学支持，CRRT 设备的血流需求也相对较低。串联系统可以使两套装置的操作更为简便，减少了独立操作可能引起的复杂性和风险。此外，这种方法减少了额外的抗凝剂使用，因为 ECMO 已经需要抗凝处理，从而降低了出血风险。然而，由于受 ECMO 管路血流泵速的限制以及因此产生 ECMO 管路的压差，限制了 CRRT 的血流泵速，因此 CRRT 的滤过分数会受到一定程度的限制，不能最大限度地发挥血液滤过的效能。所以，临床上不建议在严重的酸碱电解质紊乱和体液过负荷的患者中使用。

有几种方法可以将 RRT 设备串联到 ECMO 管路中。血泵前压力为负压（范围：－20 至－100 mmHg），泵后压力为正压（范围：＋150 至－350 mmHg），这可能会干扰 RRT 管路运行。目前 ECMO 血泵大多是离心泵，所以建议 RRT 接入管路应放置在泵后（氧合器之前或之后），以避免空气滞留。RRT 回流管路应连接在氧合器之前（泵前或泵后），以避免空气栓塞、血凝块形成和静脉混合。应特别注意来自不同制造商的 ECMO 管路和 RRT 设备固有的压力限制。RRT 机器的默认泵前压力通常为负值。尽管当前的 RRT 机器可以承受更高的压力或允许调整高达＋350 至＋500 mmHg 的警报设置，泵后压力过高可能会触发 RRT 机器入口处的压力警报。为了克服 RRT 机器的警报限制，在 RRT 进入管上连接一条长长的监测延长线或降低血流速度可以帮助降低 ECMO 回路的压力。另一种选择是在管外部的接头或限流器上使用夹子来调整入口或回流管路上的 RRT 回路压力，以避免极端压力。然而，这可能会导致血液流动紊乱，并引发溶血或血栓形成。在给氧合器后抽血并在泵前回血时，可能会出现 RRT 回路中的再循环和 RRT 剂量不足。或者，可以通过紧接在氧合器的前后安全地连接进入和回流管道，以避免压力警报。将 RRT 结合到 ECMO 电路中有几个好处：不需要额外的血管通路，避免了与插管相关的并发症发生。这种方法比使用直插式血液过滤器更有效，并提供更精确的超滤控制和任何选择的溶质清除。CRRT 设备上加热器的使用是可选的。也不需要常规的额外抗凝治疗。然而，每一次连接和断开都需要 ECMO 专家 / 灌注师的支持，以应对可能对两种设备造成空气栓塞 / 血凝块形成的风险。

并行 ECMO 系统的方法则是将 CRRT 设备独立连接到患者的血管系统中，与 ECMO 系统并行运行。这种方法的基本原理是通过在患者深静脉内植入单独的血管通路，将患者血液引入 CRRT 设备进行处理，然后再回输到患者体内。这种安排的优势在于 CRRT 和 ECMO 系统的操作相对独立，便于各自的调整和管理。并行系统可以根据患者的具体需求，分别调整 CRRT 和 ECMO 的参数，例如可以在不影响 ECMO 的情况下，灵活调整 CRRT 的超滤率和透析剂量。此外，并行系统在某些情况下可能更适合重症患者，因为它允许更大范围的个性化治疗和更精确的血流控制。然而，需要在全身抗凝的同时置入单独的血管通路，这就带来了与管路相关的机械和感染并发症的风险，同时并行 CRRT 还需要额外的体外血容量，这可能会干扰 ECMO 的运行。

无论使用串联还是并行方法，CRRT 在与 ECMO 联合应用时都应关注几个关键问题。首先是抗凝管理。由于 ECMO 和 CRRT 都需要抗凝剂，合理的抗凝策略至关重要，以防止血栓形成和出血风险。其次是血流动力学监测。CRRT 和 ECMO 的联合作用会对患者的血流动力学产生叠加效应，因此需要密切监测和调整，以维持稳定的血流动力学和器官灌注。此外，电解质和酸碱平衡的管理也非常重要。ECMO 和 CRRT 在调节电解质和酸碱平衡方面都有显著作用，联合使用时必须仔细监控和调整，以防止医源性的代谢紊乱。

在临床实践中，选择串联还是并行方法取决于具体的临床情况和患者需求。串联方法适用于需要简化操作和减少穿刺的患者，而并行方法则适合需要高度个性化治疗和精确控制的患者。无论选择哪种方法，关键在于团队的熟练操作和对患者情况的准确评估。除了串联和并联 CRRT 设备，还可以直接在 ECMO 回路内使用血液过滤器。2013 年对 65 个 ECMO 中心的调查显示，50.8% 的中心使用独立的 CRRT 回路，而 21.5% 的中心使用串联血液过滤器。

血液过滤器被放置在泵的膜肺氧合器之后，以便氧合器能够捕获气体和血凝块。ECMO 泵驱动产生回路的正压将使血液流经血液过滤器。然后，血液从过滤器返回到泵之前的 ECMO 回路。血液滤过器中的血流量是 ECMO 总血流量与输送给患者的实际血流量之间的差值，可通过在 ECMO 回路的动脉回流管路上放置超声探头来测量。该技术主要用于慢速连续超滤模式下的超滤。如果需要应用连续性静脉-静脉血液滤过或连续性静脉-静脉血液透析模式可通过标准输液泵添加置换液或透析液进行输送。通过将标准输液装置连接到血液过滤器的流出端口来调节超滤率。但是，移除液体的量不太准确，容易出现高达 800 ml/d 的误差。一种更精确的方法是使用天平或体积测量装置来称量超滤的实际容量，但这种方法需要耗费大量的人力。由于血液过滤器不是为高压系统设计的，输液泵的最大容积被限制在 1 L/h，对流和扩散清除效果不如使用传统膜的 CRRT。血液滤器的血流速度可以通过旋塞或限流器来调节。然而，产生的湍流可能会导致溶血并引发血栓形成。最重要的是，这项技术没有压力监测系统，这可能导致溶血、滤器破裂或凝块形成的发现和检测延迟。

目前比较不同技术之间的疗效的研究很少。与串联血液滤过技术相比，将 RRT 机器串联到 ECMO 回路中可以提供更精确的液体管理。最近的一项研究得出结论，与串联系统相比，独立的 RRT 接入与更短的过滤器寿命相关。ECMO 患者标准溶质清除剂量通常为 20 ～ 25 ml/（kg · h），RRT 回路中的血流量通常维持在 100～250 ml/min。然而，RRT 的平均处方剂量为 40 ml/（kg · h），高于目前推荐的剂量。此外，连续性静脉-静脉血液滤过使用 33% 的置换液进行预过滤，未使用局部枸橼酸盐抗凝，这可能会导致相对较高的过滤分数。另一项研究也报告说，与并行技术相比，串联系统的过滤器寿命更长。关于清除率，最近的一项研究表明，并联系统和串联系统在溶质清除和超滤方面的效果相似。

虽然已经证实接受 ECMO 治疗的 AKI 患者细胞因子浓度升高，可能与多器官功能障碍有关，但没有足够的证据建议接受 ECMO 的 AKI 患者接受 ECMO 以外的血液净化治疗。因此，不推荐仅仅因为清除促炎或抗炎介质在 ECMO 中使用 RRT 或血液吸附。

除非有禁忌证，静脉输注普通肝素是接受 RRT 和 ECMO 患者的标准抗凝方法。然而，严重的凝血或大量出血排除了全身肝素的使用，可能需要添加局部枸橼酸盐抗凝以确保有效的 RRT 输送。然而，可能会出现明显的柠檬酸盐稀释现象。如果 RRT 通路从后氧合器支路连接而返回管线连接到预氧合器支路，则输注的枸橼酸盐将被部分输送并与预氧合器血液混合。这可能会减少氧合器中的凝血。钙离子应该通过单独的中心静脉通路注入，以减少系统中的凝血。当有肝衰竭、缺氧，严重休克的情况时谨慎使用枸橼酸抗凝，以避免出现枸橼酸蓄积。此外，直接凝血酶抑制剂比伐卢定相比肝素可能提供生存益处。现有研究发现出血高风险ECMO患者采用甲磺酸萘莫司他（nafamostat mesylate，NM）抗凝可能是一种备选方案。NM是一种人工合成的超短效丝氨酸蛋白酶抑制剂，可以通过灭活凝血酶、抑制凝血因子激活起到抗凝的作用，NM相对分子质量小（539.58），能被CRRT清除，仅在体外循环回路局部抗凝，降低全身反应。ECMO联合CRRT应用NM抗凝的效果目前还不清楚。监测凝血功能非常重要，有研究显示监测抗Xa活性相比监测活化凝血时间（activated clotting time，ACT）更有价值。

ECMO和RRT可以显著改变抗生素和镇静剂等药物的药代动力学，但对同时接受RRT和ECMO治疗的患者的最佳方案知之甚少。一般来说，ECMO增加了药物的分布容积，减少了药物清除率。ECMO回路可能起到储存库的作用，将暂时隔离的药物重新分配回患者体内，从而导致长期效应，特别是亲脂性药物（如伏立康唑、异丙酚、芬太尼、咪达唑仑）。相反，ECMO膜和管道可能会吸附一些药物并降低血浆浓度。RRT的存在进一步增加了剂量不足和过量的风险。初步分析表明，标准剂量的美罗培南（1 g，q8h）可能维持足够的谷浓度（＞2 mg/L）来治疗高度敏感的革兰氏阴性病原体，但可能不足以治疗更高的谷靶浓度。建议尽可能使用治疗性药物，监测对同时接受ECMO和RRT的患者进行个体化用药方案，直到获得更多的药代动力学数据。

AKI和RRT已被证明与死亡率独立相关，但不确定它们是直接增加死亡风险还是仅代表疾病的严重程度。ECMO期间需要RRT的AKI和重度AKI患者的合并估计住院和90天死亡率分别为62.0%和68.4%。接受RRT的ECMO患者在医院死亡的可能性是未接受RRT患者的3倍。重要的是，与2015年之前的数据相比，2016年以来死亡率下降了20%以上，这可能是由于更好的患者选择、时机选择和临床应用。

需要RRT的AKI还与其他并发症相关，包括脓毒症、需要切开筋膜或截肢、呼吸衰竭、使用主动脉内球囊反搏（IABP）、大量输血以及ECMO下机失败。AKI后由于液体过负荷、肺水肿、炎性介质增加以及并发脓毒症风险增加，急性呼吸衰竭也会加重。死亡的其他风险因素包括年龄、少尿、AKI 3期、RRT持续时间、高碳酸血症、高序贯器官衰竭评估（SOFA）评分、失血、需要输血、血流动力学不稳定、肝功能衰竭、低格拉斯哥昏迷评分和液体过负荷。

ECMO幸存者的长期肾预后尚不确定。尽管先前研究表明患者出院时透析下机率很高，但AKI 3期幸存者中只有42%的人肾完全恢复。在接受VA-ECMO治疗的心脏切开术后心源性休克患者队列中，除2名患者外，其余患者在6个月后均从AKI 3级恢复。然而，需要注意的是，出院时肌酐可能会由于长时间住院后肌肉消耗和营养不良而假性降低。因此，低血清肌酐水平可能会导致错误的肾小球滤过率结果，误导临床医生，导致药物剂量不适当和随访不充分。

已经证实，AKI幸存者的长期死亡率、终末期肾病、慢性肾病（CKD）和生活质量差的风险增加。然而，只有少数研究探讨了ECMO合并AKI患者的长期预后。在儿童中，两项大型ECMO研究独立报告了20年的经验，表明在没有原发性肾病的情况下没有终末期肾病的发生。相反，对成人VA-ECMO队列的分析显示，包括死亡、终末期肾病和1年后eGFR降低的主要不良肾事件的发生率为85%。1年主要不良肾事件的风险因素包括基线eGFR较低，ECMO插管时AKI分期较高，以及红细胞输注次数。此外，中位eGFR下降幅度为20 ml/（min · 1.73 m^2），半数AKI幸存者的肾小球滤过率下降超过30%。eGFR下降＞30%与终末期肾病风险增加＞5倍相关。因此，不应低估患有AKI的ECMO患者出现严重长期不良肾后果的风险。对3200名接受ECMO治疗的成年患者以及长达10年的随访数据的数据库的分析显示，与不需要透析的AKI患者相比，需要RRT的AKI患者的全因死亡率、终末期肾病和慢性肾病的发生率更高。延长CRRT使用时间（＞7天与≤6天）与终末期肾病、呼吸依赖性和再住院率增加相关，但与出院后生存率无关。

AKI在接受ECMO治疗的患者中极为常见，并且与较差的短期和长期结果相关，尤其是在需要进行RRT时。这些患者启动RRT最常见的指征是液体管理。当液体过负荷和代谢紊乱的预期需求超过肾的代偿能力时，应启动RRT。在ECMO患者中提供RRT的方式和技术取决于各地的实践和专业知识。将 RRT 作为多器官支持治疗的设备需要多学科团队的参与（例如重症医生、肾病学家、心脏病学家、心胸外科和血管外科医生、灌注师、专职护士、药剂师、营养师等），从入院到 ECMO 插管和 RRT 启动，直到出院后。ECMO 和 RRT 联合应用的最佳技术、最佳用药剂量和长期肾脏预后有待进一步研究。

通过合理的选择和优化，CRRT 与 ECMO 的联合应用可以显著改善急性肾损伤患者的预后，提高生存率和生活质量。然而，对于那些在体外膜肺氧合期间发生 AKI 并随后需要持续性肾脏替代治疗的患者而言，他们或许会面临更高的 90 天死亡风险。至于在体外膜肺氧合期间进行持续性肾脏替代治疗的长期整体效果，目前尚不明确，尚需深入开展进一步的研究。

主要参考文献

[1] Walther CP，Civitello AB，Liao KK，et al. Nephrology Considerations in the Management of Durable and Temporary Mechanical Circulatory Support [J]. Kidney360，2022，3（3）：569-579.

[2] Christopher WT，Liang S，Amanda DZ，et al. Mechanical Circulatory Support Primer for Consultant Specialist [J]. Clin J Am Soc Nephrol，2022，17（6）：890-901.

[3] Patel AR，Patel AR，Singh S，et al. Applied uses of extracorporeal membrane oxygenation therapy [J]. Cureus，2019，11（7）：e5163.

[4] Gorga SM，Sahay RD，Askenazi DJ，et al. Fluid overload and fluid removal in pediatric patients on extracorporeal membrane oxygenation requiring continuous renal replacement therapy：a multicenter retrospective cohort study [J]. Pediatr Nephrol，2020，35（5）：871-882.

[5] Karkar A，Ronco C. Prescription of CRRT：a pathway to optimize therapy [J]. Ann Intensive Care，2020，10（1）：32.

[6] Thongprayoon C，Cheungpasitporn W，Lertjitbanjong P，et al.Incidence and impact of acute kidney injury in patients receiving extracorporeal membrane oxygenation：a meta-analysis [J]. J Clin Med，2019，8（7）：981.

[7] Chen SW，Lu YA，Lee CC，et al. Long-term outcomes after extracorporeal membrane oxygenation in patients with dialysis-requiring acute kidney injury：a cohort study [J]. PLoS One，2019，14（3）：e0212352.

[8] Joannidis M，Forni LG，Klein SJ，et al. Lung-kidney interactions in critically ill patients：consensus report of the Acute Disease Quality Initiative（ADQI）21 Workgroup [J]. Intensive Care Med，2020，46（4）：654-672.

[9] Lannemyr L，Bragadottir G，Krumbholz V，et al. Effects of cardiopulmonary bypass on renal perfusion，filtration，and oxygenation in patients undergoing cardiac surgery [J]. Anesthesiology，2017，126（2）：205-213.

[10] Millar JE，Fanning JP，McDonald CI，et al. The inflammatory response to extracorporeal membrane oxygenation（ECMO）：a review of the pathophysiology [J]. Crit Care，2016，20（1）：387.

[11] Fleming GM，Askenazi DJ，Bridges BC，et al. A multicenter international survey of renal supportive therapy during ECMO：the kidney intervention during extracorporeal membrane oxygenation group [J]. ASAIO J，2012，58（4）：407-414.

[12] Gorga SM，Lima L，Askenazi DJ，et al. Fluid balance management informs renal replacement therapy use during pediatric extracorporeal membrane oxygenation：a survey report from the kidney intervention during extracorporeal membrane oxygenation group [J]. ASAIO J，2022，68（3）：407-412.

[13] Thomas JM，Dado DN，Basel AP，et al. Adjunct use of continuous renal replacement therapy with extracorporeal membrane oxygenation achieves negative fluid balance and enhances oxygenation which improves survival in critically ill patients without kidney failure [J]. Blood Purif，2022，51（6）：477-484.

[14] Han SS，Kim HJ，Lee SJ，et al. Effects of renal replacement therapy in patients receiving extracorporeal membrane oxygenation：a meta-analysis [J]. Ann Thorac Surg，2015，100（4）：1485-1495.

[15] Murphy HJ，Cahill JB，Twombley KE，et al. Early continuous renal replacement therapy improves nutrition delivery in neonates during extracorporeal life support [J]. J Ren Nutr，2018，28（1）：64-70.

[16] Paek JH，Park S，Lee A，et al. Timing for initiation of sequential continuous renal replacement therapy in patients on extracorporeal membrane oxygenation [J]. Kidney Res Clin Pract，2018，37（3）：239-247.

[17] Zarbock A，Kellum JA，Schmidt C，et al. Effect of Early vs delayed initiation of renal replacement therapy on mortality in critically ill patients with acute kidney injury：The ELAIN randomized clinical trial [J]. JAMA，2016，315（20）：2190-2199.

[18] Clark EG，Bagshaw SM. Unnecessary renal replacement therapy for acute kidney injury is harmful for renal recovery [J]. Semin Dial，2015，28（1）：6-11.

[19] 刘森森，郭锋伟，曹先通，等. 体外膜肺氧合合并急性肾损伤患者联合不同肾替代治疗模式的临床疗效研究 [J]. 中国体外循环杂志，2022，20（3）：138-142.

[20] Antonucci E，Lamanna I，Fagnoul D，et al. The impact of renal failure and renal replacement therapy on outcome during extracorporeal membrane oxygenation therapy

[J]. Artif Organs, 2016, 40 (8): 746-754.
[21] Liu M, Yan Y, Li G, et al. Comparison of clinical outcomes of different connection modes of extracorporeal membrane oxygenation combine with continuous renal replacement therapy [J]. Heart Surg Forum, 2021, 24 (6): E1018-E1022.
[22] Kashani K, Ostermann M. Optimizing renal replacement therapy for patients who need extracorporeal membrane oxygenation: cross-talk between two organ support machines [J]. BMC Nephrol, 2019; 20 (1): 404.
[23] Deatrick KB, Mazzeffi MA, Galvagno SM, et al. Breathing life back into the kidney-continuous renal replacement therapy and veno-venous extracorporeal membrane oxygenation [J]. ASAIO J, 2021, 67 (2): 208-212.
[24] Haneya A, Diez C, Philipp A, et al. Impact of acute kidney injury on outcome in patients with severe acute respiratory failure receiving extracorporeal membrane oxygenation [J]. Crit Care Med, 2015, 43 (9): 1898-1906.
[25] Li C, Wang H, Liu N, et al. The effect of simultaneous renal replacement therapy on extracorporeal membrane oxygenation support for postcardiotomy patients with cardiogenic shock: A pilot randomized controlled trial [J]. J Cardiothorac Vasc Anesth, 2019, 33 (11): 3063-3072.
[26] Mitra S, Ling R R, Tan CS, et al. Concurrent use of renal replacement therapy during extracorporeal membrane oxygenation support: A systematic review and Meta-analysis [J]. J Clin Med, 2021, 10 (2): 241.
[27] Bridges BC, Dhar A, Ramanathan K, et al. Extracorporeal life support organization guidelines for fluid overload, acute kidney injury, and electrolyte management [J]. ASAIO J, 2022, 68 (5): 611-618.
[28] Osterman M, Lumlertgul N. Acute kidney injury in ECMO patients [J]. Crit Care, 2021, 25 (1): 313.
[29] Ostermann M, Connor JR, Kashani K. Continuous renal replacement therapy during extracorporeal membrane oxygenation: Why, when and how [J]? Curr Opin Crit Care, 2018, 24 (6): 493-503.